Für die Nichtbesitzer der ersten Abtheilung ist dieser Titel überflüssig.

ORTHOPAEDIE

oder

Werth der Mechanik

zur

Heilung der Verkrümmungen

am

menschlichen Leibe.

Von

F. W. HEIDENREICH,

praktischem Arzte zu Ansbach.

Zweite Abtheilung,

die

Verkrümmungen der Wirbelsäule und des Rumpfes enthaltend.

Mit fünf Tafeln Abbildungen.

Berlin bei Reimer.

1831.

ORTHOPAEDIE

oder die

Verkrümmungen

der

Wirbelsäule und des Rumpfes

und

deren Heilung.

Von

Dr. Heidenreich

zu

Ansbach.

Mit fünf Tafeln Abbildungen.

Berlin bei Reimer.

1831.

Druck und Papier von Brügel in Ansbach.

Vorrede.

Die Heilkunde in ihrer praktischen Tendenz hat alle Wissenschaften sich untergeordnet und ihrem Zwecke dienstbar gemacht.

In dieser Beziehung erscheint nun hier auch die Mechanik.

Nur dann, wann der Mechanismus des menschlichen Leibes entwickelt, in seinen anatomischen und physiologischen Beziehungen nachgewiesen und eine Lehre des mechanischen Erkrankens aufgestellt ist, wird auch eine mechanische Therapie möglich werden.

Da aber der Mechanismus in der gesammten thierischen Organisation nur eine untergeordnete Rolle spielt, so werden auch alle diese Beziehungen eine gleiche Stufe des Ranges einnehmen müssen.

Da aber wiederum das Chemische, Dynamische, überhaupt das Höhere in der Organisation so unendlich oft schon behandelt, betrachtet, beleuchtet und beschrieben worden ist, so hat es sich der Verfasser hier zur Aufgabe gemacht, das Mechanische hervorzuheben.

Dass aber dieser physische Mechanismus kein geistiger sei, wird wohl kaum der Erinnerung bedürfen.

Die erste Abtheilung dieses Werkes, die vor ungefähr vier Jahren erschien, hatte es sich zur Aufgabe gemacht, im Allgemeinen die Bedeutung des Mechanismus in der menschlichen Natur nachzuweisen und seine Stufe festzustellen.

Sie hat auch wirklich den Mechanismus in der Anatomie, Physiologie, Pathologie und Therapie hervorgehoben und in seinen gegenseitigen Beziehungen betrachtet.

Die vorliegende Abtheilung ist rein praktisch, und auch unabhängig von der ersten als selbstständiges Werk zu betrachten.

Sie behandelt die Lehre von den Verkrümmungen der Wirbelsäule und des Rumpfes, wie es auf nebenstehendem Inhaltsverzeichnisse angegeben ist.

Inhalt.

	Seite
I. Mechanik des menschlichen Leibes	1
1. Anatomische Beschreibung . . .	9
A. Wirbel und ihre Fortsätze . . .	9
B. Bänder und Verbindung der Wirbel .	14
2. Wirkende Kräfte . . , .	22
A. Druck der Schwere . . .	24
B. Zug der Muskeln . .	34
Mechanik der Verkrümmungen . . .	47
II. Pathologie der einzelnen Formen .	56
Nackenkrümmung	61
Schlangenkrümmnng	75
Winkelkrümmung : . . .	100
Kreuzbein- und Beckenverkrümmung . .	129
Missstaltung der Rippen	142
Missstaltung des Brustbeins . . .	147
Missstaltung der Schlüsselbeine . .	150
Missstaltung der Schultern . . .	151
III. Varietäten	157
Krümmung von Haltung und Stellung . .	160
Krümmung von Muskelwirkung . .	174
Krümmung von Knochenleiden , . .	184
Krümmung von eigenthümlichen Krankheiten	198
Untersuchungsweise orthopädischer Kranken	106

	Seite
IV. Behandlung	213
1. Therapeutisch-diätetische Behandlung der Varietäten	223
Behandlung der Krümmung von Haltung .	223
Behandlung der Krümmung von Muskelwirkung	232
Behandlung der Krümmung von Knochenleiden	247
Behandlung der Krümmung von eigenthümlichen Krankheiten	255
2. Mechanisch-gymnastische Behandlung der Formveränderungen	257
Mechanische Behandlung . . .	258
Gymnastik	310

Mechanismus des menschlichen Leibes.

Die Wirbelsäule ist die Längenachse des thierischen Leibes, die die Haupttheile des Skelettes verbindet, und steht bei dem Menschen allein aufrecht unter allen übrigen Geschöpfen der Erde.

Um Beweglichkeit mit Stärke zu vereinigen ist die Wirbelsäule in sich selbst gebrochen, aber die einzelnen Bruchstücke sind auf das Innigste verbunden, und je geringer die Beweglichkeit eines jeden einzelnen Wirbels ist, um so beweglicher ist das ganze Rückgrath. Man hat diese Wirbelsäule mit dem Kiele eines Schiffes verglichen, an welchem sich die einzelnen Theile des Fahrzeugs befestigen, so dass derselbe seine Gestaltung nicht ändern kann, ohne die anhängenden Theile in Mitleidenschaft zu ziehen.

Die Grundfeste des thierischen Körpers muss aber stark und kräftig sein, wie der Kiel des Fahrzeugs, daher auch das Rückgrath, das den gesammten Rumpf trägt, eine säulenförmige Gestalt erhalten hat; ganz den Gesetzen des Gleichgewichts angemessen unten dicker als oben. Da aber der thierische Körper beweglich und nicht starr sein soll, so durfte auch dieser Kiel oder diese Säule nicht aus einem Stücke bestehen, sondern ist in deren mehrere getheilt und gebrochen.

Das Rückgrath besteht also aus einzelnen Theilen, die je ihrem natürlichen Zwecke entsprechen, und man unterscheidet vorerst vier Hauptgegenden: den Nacken, den Rücken, die Lenden und die Kreuzgegend. Diese Gegenden sind aber wieder getheilt, der Nacken in sieben Halswirbel, der Rücken in zwölf Rückenwirbel, die Lenden in fünf Lendenwirbel, und das Kreuzbein besteht aus fünf in einander verschmolzenen Wirbeln.

Das Rückgrath bildet also eine starke, gegliederte, bewegliche Säule, ist eine Reihe aufeinander geschichteter Zylinder, so wie ein Säulenschaft aus mehreren über einander gestellten zylindrischen Stücken besteht, nur dass diese Wirbel-Zylinder vielfache Fortsätze und Ansätze theils um der Festigkeit und Beweglichkeit willen, theils zur Anheftung des Rumpfes und Befestigung der Extremitäten besitzen.

Die Wirbel nehmen, je tiefer sie liegen, an Höhe, Breite, Dicke und Rundung zu, so wie auch die dazwischen liegenden Knorpelscheiben, daher an jedem einzelnen Wirbel der Umfang seiner untern Fläche grösser ist, als der seiner obern, wodurch denn auch die Säule kegelförmig und um so mehr geeignet wird, die Last des Körpers zu tragen.

Im Ganzen nehmen die Wirbel dieser Säule vom dritten Halswirbel bis zum Kreuzbein an Grösse immer zu, vom Kreuzbein an nimmt die Grösse der Wirbel wieder ab; der erste und zweite Halswirbel stellen einen Säulenknauf vor, dann wird sie vom dritten bis siebenten Halswirbel breiter, dann bis zum dritten

Rückenwirbel schmäler, dann aber wieder regelmässig bis zum Kreuzbein breiter.

Von der Seite angesehen werden die Wirbelkörper vom dritten Hals- bis fünften Rückenwirbel breiter, an den übrigen Rücken- und Lendenwirbeln aber sind sie fast gleichbreit, oder nehmen nur wenig zu, ihre Höhe nimmt gleichfalls gegen unten zu, ausser dass sie an den untern Halswirbeln gleich ist.

Die Basis dieser Säule ist das Becken, es ist dieses der Untersatz, das Postament, auf dem der Säulenschaft ruht, das Kreuzbein ist nun der Pfeiler, die Stütze, auf dem die kegelförmige Wirbelsäule ruht, die die Last des ganzen Körpers trägt.

Das Becken selbst bildet gleichsam ein Gewölbe, von dem das Kreuzbein der Schlussstein ist, auf dem nun wieder die Last ruht; die Hüftknochen sind in dieser Hinsicht die Widerlager dieses Gewölbes, und es bilden im Sitzen die Sitzknochen, im Stehen die Schenkel die Pfeiler, auf denen die Widerlager und das ganze Gewölbe ruhen.

In aufrechter Stellung ruht also der gesammte Rumpf mittelst der Hüftknochen und des Pfannengelenkes auf den Köpfen der Oberschenkel, und es wird dadurch die Stellung des Beckens von grösstem Einfluss auf die Stellung der Wirbelsäule und Haltung des ganzen Rumpfes sein.

Das Becken balançirt nämlich auf seiner Queerachse, die durch die Mittelpunkte der Pfannengelenke geht, da nun aber seine Längenachse den Horizont unter einem spitzen Winkel schneidet, so wird von der Grösse dieses Winkels, d. h. von der Neigung des Beckens, die Stellung der Wirbelsäule abhängig werden, weil sie am obersten Kreuzbeinwirbel und seiner Fläche keine senkrechte, sondern eine veränderlich schiefe Stützungsfläche findet, über der sie selbst sich aufrecht erhalten muss — umgekehrt wird die Last des Rumpfes bei der Beweglichkeit der Lendenwirbel unter sich und mit dem Kreuzbein unter Mitwirkung der Muskelkräfte auch auf die Richtung des Beckens Einfluss äussern.

Die Wirbelsäule steht aber nicht ganz senkrecht, sondern von der Seite angesehen ist sie sanft gewölbt, und in einer Wellenlinie gebogen, und zwar ist dieselbe mit den Halswirbeln sanft nach Vornen gewölbt und etwas vorwärts strebend, mit den Rückenwirbeln dagegen nach Hinten ausgebogen, so dass die Wölbung des Bogens nach Hinten gerichtet ist, allmählich wird die Richtung wieder umgekehrt, so dass die Lendenwirbel mit der Wölbung ihres Bogens sich wieder vorwärts neigen, bis endlich das Kreuzbein diese Richtung abermals aufhebt und seine Wölbung nach Hinten kehrt.

Die grösste Höhe der Ausschweifung liegt bei der ersten Wölbung nach Vornen in der Gegend des vierten Halswirbels; die Mitte der zweiten Ausschweifung nach Hinten in der Gegend des siebenten bis achten Rückenwirbels, dem untern Brustbein gegenüber; die Mitte der dritten Abweichung in der Gegend des lezten Lendenwirbels abermals nach Vornen, und endlich die vierte in der Mitte des Kreuzbeins wieder nach Hinten.

Diese natürlichen Ausbiegungen steigern sich häufig zu krankhaften, und so wird die natürliche Beugung der Rückenwirbel nach Hinten, krankhaft gesteigert, Rückwärts- die natürliche Neigung der Lendenwirbel nach Vornen, krankhaft vermehrt, Vorwärts-Krümmung.

Diese Beugungen des Rückgrathes werden nicht nur nothwendig durch die Funktion der Wirbelsäule, wie sogleich gezeigt werden soll, sondern die stumpfen Winkel der Beugungen sind auch erforderlich für das im Innern des Wirbelkanals enthaltene Rückenmark, das bei den Bewegungen des Leibes keinen Druck erleiden darf, den es von einem spitzigen Beugungswinkel erfahren würde. Bei dem bestehenden Baue bilden aber je zwei Wirbel immer nur einen sehr stumpfen Winkel, und das Rückgrath geht in die nöthigen Bewegungen ein, ohne das Mark zu drücken. Daher auch bei der Winkelkrümmung grösseres Rückenmarksleiden entsteht, als bei der Schlangenkrümmung.

Die nächste Ursache der natürlichen Rückgrathskrümmungen liegt aber in der Neigung des Beckens und Entwicklung des Stehens und Gehens, und fällt mit dieser zusammen.

Man hat die Wirbelsäule und ihre natürlichen Krümmungen mit einer Feder verglichen, deren Widerstand gegen die drückenden Kräfte im Quadrat der Zahl der Biegungen zunimmt, und aus diesem Grunde die Krümmungen ableiten wollen; so wie man aus der Erfahrung, dass an einer Säule mehrere aufeinander geschichtete Kuben oder Zylinder eine grössere Last tragen, als der einfache Schaft, die Gliederung des Rückgraths in die einzelnen Wirbel entwickeln wollte. Man hat darüber kunstreiche Berechnungen angestellt, es sind aber dieses wohl Uebertreibungen in der Anwendung des mathematischen Calculs auf organische Kräfte.

Besser erklären sich die Biegungen der Wirbelsäule, die sie sich bei der Entwicklung der aufrechten Haltung als natürlich aneignet, folgendermassen:

Das Gleichgewicht der Wirbelsäule so wie des ganzen Körpers in Bewegung und Ruhe hängt von dem Umfange der Stützungsfläche und dem senkrechten Abstande des Schwerpunktes von derselben ab, so dass nämlich der Mensch nur stehen und gehen kann, wenn die Neigungslinie seiner Schwere noch innerhalb der Stützungsfläche fällt. Da die Wirbelsäule sich nun hinter den Schenkelpfannen auf das Becken stüzt, so würde, wenn sie gerade auf demselben stünde, die Senkrechte, die vom Schwerpunkte des Körpers den Boden trifft, ausser der Stützungsfläche oder nahe an ihre Gränze fallen, und dadurch das Gleichgewicht beeinträchtigen.

Diese natürlichen Krümmungen begünstigen das Sitzen, Stehen und Gehen, überhaupt die aufrechte Haltung des Rumpfes nun dadurch, dass sie die Neigungslinie der Schwere mehr nach Vornen setzen, und für die Muskeln, die sich an das Becken heften, einen Hebel unter einem weniger spitzigen Winkel bilden.

Aus diesem Grunde, und weil die obere Fläche des Kreuzbeins selbst nicht horizontal ist, sondern mit der Conjugata mehr oder weniger parallel laufend den Horizont unter einem spitzen Winkel schneidet, so muss der untere Theil der Wirbelsäule nach Vornen drängen, also die natürliche Lendenkrümmung nach Vornen veranlassen; da aber diese den ganzen Rumpf zu weit nach Vornen schieben würde, so dass der Körper vorwärts fiele, so muss die natürliche

Rückenkrümmung diesem Vorwärtsdrängen das Gleichgewicht zu halten und den Schwerpunkt rückwärts zu schieben suchen; zumal da der Kopf, der durch seine Einlenkung an der Wirbelsäule den grössten Theil seiner Schwere nach Vornen äussert, das Uebergewicht zu sehr vergrössern würde. Die natürliche Rückenkrümmung ist also die Vermittlerin zwischen den verschiedenen Schwerpunkten der einzelnen Parthieen des Rumpfes.

Es ergiebt sich von selbst, dass diese Krümmungen um so auffallender und hervorstechender sein werden, je grösser die Neigung des Beckens ist, oder je mehr eine Abweichung in der Gestaltung und Schwere des Rumpfes selbst Statt findet.

Endlich fernere und Nebenbedeutungen haben die Beugungen der Wirbelsäule noch, z. B. dass die der Rückenwirbel nach Hinten die Brust erweitert und dem Herzen und den Lungen grössere Freiheit gewährt; dass die der Lendenwirbel nach Vornen den Muskeln, die das Rückgrath strecken, grössern Raum gestattet; dass die Wölbung des Kreuzbeins, die Eingeweide des kleinen Beckens aufnehme, und die Ausschweifung der Halswirbel den Nackenmuskeln Platz gewähre.

Bei Menschen, die anstrengende Arbeiten verrichten müssen, als Taglöhnern, Lastträgern, sind diese Krümmungen grösser, besonders dort, wo einförmige Haltung ohne Wechsel der Muskelthätigkeit Statt findet, bei Kindern und Menschen, die mehr im einfachen Naturzustande leben, und wenig arbeiten, sind sie geringer.

Bei Kindern, die noch nicht stehen und gehen können, findet man nur eine einzige Krümmung nach

Rückwärts, durch das Vorwärtshängen des Kopfes und Oberleibes veranlasst; die übrigen bilden sich erst nach und nach während des Stehens und Gehens, und das Stehen- und Laufenlernen selbst besteht vielleicht nicht weniger in der Uebung der Muskeln, deren Festigkeit und Kraft; als in der allmählig zu erwerbenden Krümmung der Wirbelsäule, um dieselbe in aufrechter Stellung über der Stützungsfläche erhalten zu können.

Auch scheinen diese Krümmungen am männlichen Geschlechte mehr hervorzutreten als am weiblichen, daher bei Männern die Winkelkrümmungen, bei Weibern die Seitenkrümmungen häufiger sind. Die Art der Beschäftigung hat natürlich vielen Einfluss darauf.

Die Wirbelsäule ist also eine konische, bewegliche, gebogene Säule, gleichsam ein Winkelhebel, der durch seine Biegung die Tragung und Unterstützung der auf ihm liegenden Last allerdings erleichtern hilft.

Das ganze Rückgrath ist nun von der Seite angesehen auf die angegebene Weise vierfach ausgeschweift, in der Regel aber von Hinten angesehen gerade, und lässt sich durch eine Senkrechte in zwei ganz gleiche Hälften theilen.

Häufig ist aber auch die Wirbelsäule etwas nach der einen oder der andern Seite, nach Rechts oder Links gebogen, am Meisten nach Rechts, zwischen dem dritten und fünften Rückenwirbel, und es liegen in diesem Falle auch die Spitzen der Dornfortsätze nicht in einer geraden Linie.

Man glaubte diese Wölbung nach Rechts von der Bewegung der Aorta ableiten zu müssen, und hat noch mehrere Meinungen darüber aufgestellt. Es kommt aber wohl diese Krümmung nur vom häufigern Gebrauch des rechten Armes, der, theils durch die Stellung, theils durch die Anstrengung der ihn mit Rumpf und Rückgrath verbindenden Muskeln, die Wirbel nach sich zieht.

Und die Erfahrung hat gelehrt, dass diese Seitenkrümmung mit der Wölbung nach Links bei solchen Individuen gefunden werde, die die linken Gliedmassen mehr gebrauchen als die rechten.

Es rührt diese natürliche Seitenkrümmung also blos von überwiegender Kraft der am Meisten gebrauchten Muskeln her, und ist so häufig, dass sie auch für normal gehalten werden kann.

Es giebt diese Wahrnehmung einen deutlichen Fingerzeig zur Erklärung der Entstehung mehrerer Arten von Misstaltungen, besonders der, wo die konvexe Seite auch die volleren und stärkeren Muskeln hat, und die Krümmung nicht auf Kontraktur der konkaven, sondern auf grösserer Entwicklung und Energie der konvexen Seite beruht.

Der weitere Verfolg der Mechanik der Wirbelsäule ist umfasst

1) durch anatomische Beschreibung der Wirbel und Bänder,
2) durch die wirkenden Kräfte, den Druck der Schwere und Zug der Muskeln.

1. Anatomische Beschreibung.

A. Wirbel und ihre Fortsätze.

Alle Wirbel bestehen aus dem Körper, den Bogen, den Queerfortsätzen, den Dornfortsätzen und den schiefen oder Gelenkfortsätzen.

Halswirbel.

Die Halswirbel sind die kleinsten von allen, die Körper klein niedrig, die Gelenkfortsätze oben flach unten schüsselförmig, die Dornfortsätze gespalten, die Queerfortsätze kurz, durchbohrt.

An den Halswirbeln findet die meiste Beweglichkeit der ganzen Wirbelsäule Statt, die Beweglichkeit der Wirbel unter sich ist grösser als an dem Rücken und den Lenden, denn die Halswirbel vereinigen alle Arten der Bewegung in sich.

Die Gelenkflächen sind fast eben und sehr nach dem Horizonte geneigt, so dass die drehende Bewegung hier leichter ist, als irgendwo. Durch die vordere Konvexität und Kleinheit der Körper bildet sich auch die Achse der Drehung gleichsam als um eine eingebildete Angel, vorzüglich wird diese grosse Beweglichkeit begünstigt durch die Kleinheit der Wirbelkörper, durch die Dicke der Zwischenknorpel und Bänder, durch Kürze der Queerfortsätze, Richtung und Kürze der Dornfortsätze, und am Meisten wird die Drehung befördert durch Bau und Richtung der Gelenkfortsätze.

Der erste Halswirbel, der Träger, ist zur Artikulation mit dem Kopfe bestimmt, bildet mit den Gelenkfortsätzen des Kopfes das Gelenk zur Vorwärts- und Rückwärtsbeugung, und selbst an den Kopf befestigt dreht er sich um den Zahn des

zweiten Halswirbels oder Umdrehers wie um seine Achse, so dass zwischen dem Hinterhauptsbein und dem Träger die Bewegung nach Vorwärts und Rückwärts, zwischen dem Träger und Umdreher die drehende Bewegung nach Rechts oder Links Statt findet.

Der siebente Halswirbel ist durch seinen längern,

gespaltenen, mehr gerade nach Hinten stehenden Dornfortsatz ausgezeichnet, die übrigen Halswirbel haben nichts Besonderes.

Dass die Einlenkung des Kopfes nicht in dessen Mitte, sondern mehr gegen Hinten Statt finde, und sowohl die natürlichen Krümmungen der Wirbelsäule als grosse Muskelkraft erforderlich sei, denselben aufrecht zu halten und seinem Vorwärtssinken zu begegnen, ist schon angedeutet worden.

Rückenwirbel.

Hier ist die Beweglichkeit mehr beschränkt, das allmählige Zunehmen der Grösse der Wirbelkörper, die schuppenartig auf einander liegenden Dornfortsätze und die dünnern Zwischenknorpelscheiben beschränken die Beweglichkeit. Dazu kommen straffere Bänder und die Anheftung der Rippen, die die Beweglichkeit noch mehr erschweren. Dagegen begünstigt aber die Stellung der Gelenkfortsätze die Drehung nach der Seite, gleichsam um die Achse der Wirbelsäule.

Die Rückenwirbel sind unbeweglicher als andere wahre Wirbel, und zwar hinsichtlich der Bewegung nach Vornen und Hinten, nach Rechts und Links; keineswegs aber hinsichtlich der Drehung der grössern Zahl um ihre eigene senkrechte Achse.

In der Rückengegend zeigen nämlich die Gelenkflächen der schiefen oder Gelenkfortsätze einen sehr spitzen Winkel mit der Transversalfläche der Körper, und ihre Richtung von Innen nach Aussen und Hinten nach Vornen begünstigt mehr die seitliche, am meisten die drehende Bewegung.

Die Körper dieser Wirbel werden immer grösser

und höher je tiefer sie liegen, an den Queerfortsätzen artikuliren die Rippen, die Dornfortsätze liegen schuppenförmig, die Gelenkfortsätze verlaufen aber so ziemlich in der Richtung von Innen nach Aussen, die sich aber unten immer mehr in die von Hinten nach Vornen umwandelt.

Lendenwirbel.

Diese sind wieder beweglicher, sie sind aufrechtstehende Zylinder, die sich mit ihren Fortsätzen gegenseitig aufnehmen. Hier sind dickere Zwischenknorpelscheiben, weniger straffe Ligamente, kürzere, gerade stehende Dornfortsätze, längere Queerfortsätze. Die Richtung der Gelenkfortsätze ist von Hinten nach Vornen, die obern des untern Wirbels nehmen die untern des obern Wirbels auf. Die längern Queerfortsätze unterstützen die Festigkeit, die kürzern Dornfortsätze die Beweglichkeit, die Gelenkfortsätze verhindern aber die Drehung völlig, und beschränken die Seitenbewegung in Etwas.

Die Lendenwirbel können also Vorwärts und Rückwärts bewegt, auch etwas Rechts und Links gebogen, keineswegs aber um ihre Längenachse gedreht werden.

Das Kreuzbein.

Das Kreuzbein ist fest und unbeweglich zwischen den Hüftbeinen eingekeilt, verschiebt sich aber, wenn die auf ihm ruhenden Wirbel sich verschieben, und mit sich die Richtung des Beckens, so dass das eine Hüftbein höher wird, als das andere, oder das Becken Vorwärts oder Rückwärts geneigt, oder, der Drehung der Wirbelsaule folgend, verdreht und das eine, meistens das niedere Hüftbein nach Vornen gedrängt wird.

In Hinsicht der Bewegungen nach Vorwärts und Rückwärts und Rechts und Links ist in der Gegend zwischen den Rückenwirbeln und Lendenwirbeln eine Stelle, und eine zweite zwischen dem Kreuzbein und den Lendenwirbeln, in der die Bewegung vorzüglich stark geschieht, und zwischen diesen zwei Stellen liegen Wirbel, die zwar auch beweglich verbunden, aber doch beträchtlich weniger beweglich sind, als die an jenen zwei Stellen verbundenen.

Die obere biegsame Stelle ist an dem Orte, wo der unterste Rücken- und oberste Lendenwirbel liegen, und besteht häufig selbst wieder aus zwei beweglichen Stellen, die durch einen unbeweglichen Wirbel getrennt wird.

Anderweitige Untersuchungen wollen zwei neue Gelenke an der Wirbelsäule entdeckt haben, das eine soll jedesmal zwischen zwei Dornfortsätzen der Lendenwirbel, das zweite an einigen Rückenwirbeln, namentlich am neunten, zehnten, eilften, deutlicher in der Regel am zwölften und sodann an den ersten zwei Lendenwirbeln mit zwei kleinen Gelenkflächen und Gelenkköpfchen Statt haben.

An einem nackenden Körper, der rückwärts gekrümmt ist, bemerkt man, wenn er von Hinten betrachtet wird, dass die Wirbelsäule an den untersten Rückenwirbeln und den Lendenwirbeln nicht gleichförmig gebogen ist, sondern dass sie an den bestimmten Stellen stumpfe Winkel bildet. Bei Verkrümmung aus übler Haltung besonders zu beachten.

Dass zwischen dem eilften Rücken- und erstem Lendenwirbel die Berührungsflächen der Wirbelkörper selbst mehr konkav ausgehöhlt seien, um mehr Knorpelsubstanz aufzunehmen und freiere Bewegung zu gestatten, finde ich unter drei vor mir liegenden Skeletten nur an einem angedeutet.

Im Ganzen ist das Resultat der bisherigen Untersuchung der Wirbel:

1) Die Rückenwirbel sind beschränkter in der Vorwärts- und Rückwärts-, Rechts- und Linksbewegung, aber geneigter zur Drehung um ihre senkrechte Achse;

2) die Halswirbel sind die beweglichsten, denn sie vereinigen alle Arten der Bewegung in sich;

3) die Lendenwirbel können Vorwärts, Rückwärts und Seitwärts gebogen, aber nicht um ihre senkrechte Achse gedreht werden.

B. Bänder und Verbindung der Wirbel.

Die Bänder oder der ligamentöse Apparat, wodurch die Wirbel und deren Fortsätze vereinigt werden, theilen sich in

1) die Verbindung der Wirbelkörper, diese geschieht wie folgt:

Die vordere Wirbelbinde verlauft auf der vordern Seite der Wirbelsäule vom zweiten Halswirbel bis zum Kreuzbein, als flaches faseriges Bändchen, schmal und dünn am Nacken, breiter und dicker am Rücken und den Lenden; ihre hintere Fläche liegt auf den Wirbelkörpern und Faserknorpeln.

Die hintere Wirbelbinde verlauft an der hintern Fläche der Wirbelkörper im Rückenmarkskanale vom zweiten Halswirbel bis zum Kreuzbein, als langes Bändchen, schmäler als die vordere.

Die faserigen Zwischenwirbelknorpel sind gleichsam geschmeidige elastische Kissen zwischen den Wirbelkörpern in den Zwischenräumen, die die Wirbel trennen, vom zweiten und dritten Halswirbel bis zur Verbindung des lezten Lendenwirbels mit dem Kreuzbein. Ihre Gestalt ist in jeder Gegend mit der der Wirbel, zwischen denen sie liegen, genau übereinkommend, sie wachsen an Grösse und Dicke vom Nacken an, wo sie ziemlich dünn sind, bis zu den Lenden, wo sie am dicksten sind. Im Nacken und an den Lenden sind sie Vornen dicker als Hinten, am Rücken Hinten dicker als Vornen. Sie hängen mit ihrer obern und untern Seite fest an den entsprechenden Flächen der Wirbel, ihr vorderes Ende vereinigt sich mit der vordern, ihr hinteres mit der hintern Wirbelbinde. Die Zwischenwirbelknorpel sind an ihrer Aussenseite von faserigen Bändern eingeschlossen. Sie sind fest, haben einen gemeinschaftlichen Mittelpunkt und die Fasern liegen schräg kreuzweise gegeneinander. Diese Fasern weniger an der Zahl Hinten als Vornen, lassen Räume zwischen sich, die gegen die Mitte jedes Knorpels zunehmen. Man findet in den Zwischenräumen eine saftige klebrige Masse, die in ihnen eingeschlossen ist. Diese Faserknorpel geben der Wirbelsäule ihre Biegsamkeit und Schnellkraft.

2) Die Verbindung der schrägen oder Gelenkfortsätze.

Die Oberflächen der Gelenkfortsätze sind mit Knorpelscheibchen überkleidet, und durch starke Bänder, die aus kurzen Fasern bestehen, zusammengehalten, und im Rücken und den Lenden durch die gelblichten Bänder verstärkt.

3) Die Verbindung der Wirbelbogen.

Die gelblichten Bänder erfüllen den Raum zwischen den Wirbelbogen vom zweiten Nacken- bis lezten Lendenwirbel. Es sind eigene, starke, feste, sehr elastische, gelbliche Bänder, am Halse dünn und schmal, gegen Unten zu immer dicker und stärker.

4) Verbindung der Dornfortsätze.

Die Zwischendornbänder füllen die Räume zwischen den Dornfortsätzen im Rücken und den Lenden aus. Im Nacken sind sie durch Muskeln verstärkt. Sie gleichen schmalen, häutigen Bändern, und erhalten ihre Gestaltung nach den Räumen, in denen sie liegen. Sie sind zarter am Rücken, derber an den Lenden. Hieher gehören noch

5) die Bänder zwischen den Spitzen der Dornfortsätze, die die Spitzen der Dornfortsätze hinten vom siebenten Halswirbel bis zum Kreuzbein verbinden, und endlich

6) die Verbindung der Queerfortsätze, die durch bandartige Fasern an den untern Rückenwirbeln bewirkt wird.

Von den grossen Band-Apparaten, die einerseits den Kopf, anderseits das Becken mit dem Rückgrathe vereinigen, wird an seinem Orte die Rede sein.

Von den Bandscheiben, die wie ein zusammendrückbares und ausdehnbares Polster zwischen den Wirbelkörpern liegen, hängt die Beweglichkeit der Wirbelsäule ab. Die Höhe der Bandscheiben scheint den Grad der Beweglichkeit zu bestimmen. Die unbeugsamsten Wirbel haben die niedrigsten Bandscheiben; die Lendenwirbel die höchsten. Die Bandscheibe zwischen dem zweiten und dritten Halswirbel ist sehr dünn, und diese beiden Wirbel können auch kaum aufeinander gebogen werden, weil sonst der Zahn des zweiten das Rückenmark drücken würde.

Am Halse und an den Lenden sind diese Bandscheiben Vornen dicker als Hinten, am Rücken ist es umgekehrt.

Obwohl die Bandscheiben der Halswirbel bei Weitem nicht so hoch sind, als die der Lendenwirbel, so kann die Beweglichkeit der erstern dennoch grösser sein, weil ihre Verbindungsflächen klein, und die Körper selbst niedrig sind.

Das Mittel der Höhe aller Bandscheiben Vornen, in der Mitte, wo sie am höchsten, und Hinten, wo sie am niedrigsten sind, gemessen, beträgt ungefähr ein Fünftheil des senkrechten Abstandes des obersten und untersten Punktes der Säule der wahren Wirbel, die Höhe der in der Mitte gemessenen Bandscheiben etwas mehr als ein Vierzehntheil der Höhe des ganzen Körpers. Durch den Druck der Last des Körpers auf diese Knorpelscheiben verliert die Wirbelsäule am Tage während der aufrechten Haltung des Körpers einige Linien von ihrer Höhe, die sich während der Nacht wieder ersetzen.

Die Schnellkraft der Bänder mässigt den Stoss, der auf die Achse der Wirbelsäule trifft, sie sind die Kraft, um die gerade Stellung wieder herzustellen, wenn das Rückgrath gebogen war.

Die Zwischenwirbelknorpel sind einer Art von Angel zu vergleichen, um die die Bewegung Statt findet.

Ueber die Kraft, mit der diese Bänder wirken, sagt schon Borelli:

Wenn ein Knorpelband, das die Fläche zweier Wirbel verbindet, schief vom obenliegenden Wirbel zusammengedrückt wird, so wird ein Theil des Knorpels zusammengedrängt, ein anderer auseinandergezogen, und da derselbe die Natur eines elastischen Bogens hat, so muss er, je mehr er auseinander gedehnt wird, um so mehr auch nach Zusammenziehung streben, und auf diese Weise den obern entfernten Theil des Knochens gegen den andern ziehen; und der allzusehr gedrückte Theil des Knorpels strebt sich auszudehnen, und strebt die zu sehr genäherten Knochen von einander zu entfernen.

Dieses muss nothwendig geschehen, weil die Substanz der Knorpel fest und zähe ist, ob sie gleich mitunter auch weich erscheint, daher sie die Wirkung eines elastischen Bogens äussert, wie auch die Erfahrung lehrt.

Da nun die Fasern der Knorpel auch in ausgedehntem Zustande stärker sind als die Fasern der Rückenmuskeln, sogar nach ihrer Zusammenziehung, so folgt, dass wenn Wirbelknorpel und Rückenmuskeln mit gesammten Kräften zur Unterstützung einer Last zusammentreten, diese mit grösserer Kraft von den Knorpeln gestüzt werde, und die Muskeln nur geringere Wirkung dabei äussern als diese.

Da die Festigkeit und Haltbarkeit der Knorpel grösser ist, als die der Muskeln von gleicher Dicke; (denn die Knorpel tragen ein schwereres Gewicht) und die Kraft der Muskeln ihre Zähigkeit und Haltbarkeit nicht überschreitet, denn sonst würden sie zerreissen, so ist die Wirksamkeit der Knorpelfasern auch grösser, als die der Muskelfibern. Die Kraft der

Knorpelfasern stüzt also in der Ruhe eine grössere Last, als die der Muskeln; da nun die Muskeln, die das Rückgrath bewegen, schlaffe und weniger gedrängt liegende Fasern haben, und die Dicke der Bänder, die die Wirbel vereinigen, kaum überschreiten, so kann man annehmen, dass die Kraft der Bänder, indem sie der Beugung und Ausdehnung der Wirbelsäule widerstreben, das Dreifache sei von der Kraft, die die Rückenmuskeln üben.

Da aber die Rückenmuskeln sich an die Spitzen der Dornfortsätze heften, die Knorpel aber ihre Kraft nur auf der ganzen Fläche der Wirbel äussern, und es scheint, dass der Raum vom Mittelpunkt des Wirbels bis zum Wirkungspunkt des Muskels um das Dreifache grösser sei, als die Linie, in der die Ligamente wirken, so werden dadurch die Kräfte der Muskeln ersezt, und das Moment der Wirkung der Knorpelbänder und Muskeln kann als gleich angenommen werden.

So viel Borelli.

Wenn gleich auf organischem Boden der mathematische Kalkul allein nicht fruchtbringend sein mag, da es gar viele unberechenbare Potenzen giebt, so resultirt doch auch hieraus die Wichtigkeit der ligamentösen Apparate.

Aus dieser kurzen anatomischen Beschreibung erhellt, dass jeder Wirbel mit sechs besondern Gelenkverbindungen versehen sei, unabhängig noch von der Verbindung der Bogen, der Queer- und Dornfortsätze. Es artikuliren immer die zwei Flächen jedes Wirbelkörpers mit der je obern und untern Fläche der zunächst liegenden Wirbel, dann die vier schiefen Fortsätze, davon je zwei obere mit den untern des oberhalb liegenden, und die untern mit den obern des unterhalb liegenden Wirbels in genauester Gelenkverbindung stehen.

Ein solches so sehr zusammengeseztes Gebilde ist auch bei aller Sorgfalt, die die Natur zu seinem Schutze verwendete, während seiner Funktion vielen Unbilden und Misshelligkeiten ausgesezt.

Wenn kräftige Männer durch ihre Arbeit und Beschäftigung angegriffen werden, so ist es um so erklärlicher bei zarten Weibern, die in unnatürlichen Stellungen, Kleidern, Moden, täglich viele Stunden aushalten müssen oder wollen.

Die Bewegung der menschlichen Wirbelsäule ist aber einer ausdehnenden Bewegung nach Vorwärts, Rückwärts, nach Rechts und Links, und einer Drehung um ihre senkrechte Achse fähig.

Um diese vielen Bewegungen zu erklären, müssen wir nur betrachten, dass jeder Wirbel sechs bewegliche festvereinigte Gelenkverbindungen habe. Die Gelenke der schrägen Fortsätze sind sehr frei beweglich, die Knochenflächen sind schmal, die Kapselligamente dünn, die umgebenden Muskelfasern wenig, und die Artikulation ist aller Richtungen fähig. Die faserigen Knorpelscheiben zwischen den Wirbelkörpern sind grosser Ausdehnung fähig, und können zusammengedrückt werden, während ihr mittlerer Theil keiner oder nur weniger Zusammendrückung fähig ist. Dadurch werden sie die Stütze, durch welche sich die Wirbelsäule mit gradweisem Nachgeben der ligamentösen Substanz in jeder Richtung bewegen kann, so dass das Rückgrath vor den Folgen von Erschütterungen und Stössen gesichert ist.

Es ist klar, dass das Zentrum der Bewegung bei den verschiedenen Stellungen geändert werde.

Wenn wir uns Vorwärts neigen, so drückt der aufwärts bewegte Theil auf die Wirbelkörper, die sich dadurch näher gerückt und an einander gedrängt werden. Wenn wir uns Rückwärts neigen, tragen die Gelenkfortsätze die ganze Last. Wenn wir uns Seitwärts neigen, so ruhen wir theils auf den Gelenkfortsätzen, theils auf der Seite der Wirbelkörper. Wenn wir gerade stehen, haben alle Wirbelkörper und Gelenkfortsätze gleichen Antheil an unserer Unterstützung.

Die Beschränkung der Beugungen und Ausdehnungen liegt mehr in den gelben Bändern, als den Kapselligamenten, die das Gelenk unmittelbar umgeben, die erstern sind stark und widerstehen mit grosser Kraft. So lange sie ihre Spannkraft erhalten, entsteht keine Ausweichung, wenn aber durch heftige und wiederholte Anstrengungen, oder anhaltender, wenn auch geringer, Verdrehung ausgesezt, ihre Spannkraft nachlässt, so geben sie nach, verlängern sich, und lassen die Wirbel ausgleiten in einer oder der andern Richtung. Die Krümmung ist erst klein, unscheinbar, wächst aber nach und nach zur grössten Misstaltung.

Die Krümmung folgt nicht ihrer eigenen Richtung, sondern die Wirbel werden Rückwärts, Vorwärts, Seitwärts getrieben, oder verdreht, nach der Richtung der veranlassenden Ursachen.

So ist es wenn die Wirbel selbst gesund sind, sind diese krank, dann ist es anders.

2. Wirkende Kräfte.

Bei den Kräften im Allgemeinen, die das Rückgrath bewegen, muss man unterscheiden diejenigen, die der Wirbelsäule eigen sind, und diejenigen, die ihr von Aussen kommen.

Eigen sind der Wirbelsäule der Druck ihrer eigenen Schwere und der Zug ihrer eigenen Muskeln.

Diese Kräfte lassen sich auf die Grundkräfte der Mechanik zurückbringen oder sind diese eigentlich selbst, nämlich Druck und Zug.

Der Druck der Schwere der Wirbelsäule selbst und der ihr angehefteten Theile des Körpers ist ihr eigenthümlich, und wirkt unmittelbar; das Heben schwerer Körper, Tragen von Lasten, kommt ihr von Aussen, und wirkt mittelbar; die Muskeln, die Rückgrath und Rumpf bewegen, wirken unmittelbar, und deren Kraft und Wirkung ist dem Rückgrathe eigenthümlich; mittelbar wirken diejenigen Muskeln, die z. B. die Extremitäten mit dem Rumpfe und Rückgrath verbinden, und wenn diese durch Beschäftigung fixirt und dirigirt sind, so kommt diese Kraft der Wirbelsäule von Aussen.

Die Schwere wirkt in ihrer natürlichen Eigenschaft, die jeden Körper zur Erde zieht, und jeden Körper, der nicht unterstüzt ist, fallen lässt, so dass er in jedem Falle sich den tiefsten Standpunkt wählt, der ihm möglich ist; die Muskeln wirken nach dem Gesetze des Hebels, sie heften sich an die knöchernen Hervorragungen der Wirbel und ihrer Fortsätze; Grösse und Richtung ist je nach der Stelle des Rückgraths und dem zu beabsichtigenden Zwecke verschieden.

Jeder Wirbel ist ein Hebel ersterer Gattung, dessen Stützpunkt der Wirbelkörper ist, und der Zwischenknorpel bildet den Untersatz, auf dem er beweglich ruht. Wo die Bewegung grösser sein soll, sind die Hebelarme verlängert, und treten der Muskelkraft unter einem weniger schiefen Winkel entgegen, daher sind an den Lenden, wo die Bewegung nach Vornen und die Wiederaufrichtung des gebogenen Rückgraths erleichtert sein soll, die Dornfortsätze lang und horizontal. In der Rückengegend stehen sie schief von Oben nach Unten, weil das Rückgrath in dieser Gegend wenig von Hinten nach Vornen beugsam sein soll; hier ist es daher auch genug, dass die Muskeln sich an die schuppenförmig abwärts laufenden Dornfortsätze heften, um die allgemeine Bewegung nach Vornen aufzuhalten.

Am Halse sind die Dornfortsätze kurz und weniger schief, dieses begünstigt die drehende Bewegung, und die Spaltung der Dornfortsätze giebt den Muskeln noch Raum genug zur Anheftung, um den Vorwärts sinkenden Kopf zurück zu ziehen. Aber hiezu befinden sich hier eine grosse Zahl von Muskeln, und als eigenthümliches Band das Nackenband vom Hinterhaupt zu den sieben Halswirbeln.

Die Queerfortsätze sind an den Lenden weit länger, als an dem Rücken, und mehr nach Vornen gerichtet. Diese Struktur bietet den Kräften, die an der Seite wirken, einen längern Hebelarm, und ersezt was am Rücken die Rippen gewähren. In der Rückengegend sind die Queerfortsätze kürzer, aber die Muskeln, die sich Hinten und Seitwärts an die Rippen heften, dienen zur Ausgleichung der Kräfte.

Die Queerfortsätze des Halses sind kurz, weil diese Wirbel durch den Bau ihrer Gelenkfortsätze und der Anheftung so vieler Muskeln zur drehenden Bewegung bestimmt sind.

A. Druck der Schwere.

Der Druck der Schwere ist im mechanischen Sinne eine todte Kraft, im Organismus äussert sie aber eine lebendige Wirkung.

Sehr einfach ist diese Lehre, wenn unter dem Einflusse der Schwere blos die gewöhnliche Neigung jedes Körpers zum Fallen verstanden, und das Streben jedes nicht unterstüzten Körpers, die niedrigst mögliche Stellung einzunehmen, gemeint ist. In diesem Falle erklärt sich sehr leicht das Vorwärtssinken des Kopfes und die Krümmung des Rückgraths in früher Jugend und spätem Alter, wo die Muskeln das Rückgrath nicht zu tragen und aufzurichten vermögen.

Eben so leicht erklärt sich daraus das Abweichen der Wirbelsäule bei Schwäche der Muskeln und Bänder nach einer oder der andern Seite; auch das Ineinandersinken der einzelnen Wirbel bei rhachitischer Knochenerweichung ist eine sehr einfache Folge davon, indem die nicht genugsam befestigten Wirbel nach der niedrigst möglichen Stelle sinken.

Mehr aber, als diese einfachsten Ursachen sind es die verschiedenen Stellungen und Beschäftigungen, in denen der Einfluss der Schwere sich auf den Körper äussert. Meistens treten hier zusammengeseztere Zustände ein, die hier in ein etwas helleres Licht gesezt werden sollen.

Dupin hat in seiner Mechanik bei der Lehre vom

Schwerpunkte auch den des menschlichen Körpers berührt, und auf einer Tafel, die durch veränderten Schwerpunkt bedingten Stellungen bezeichnet. Ich erlaube mir, diese Tafel (besser als im Original) hier wieder zu geben, und die angedeutete Idee zu einer Lehre von der Wirkung der Schwere auf die menschliche Stellung auszuführen.

Der Schwerpunkt des menschlichen Leibes fällt in das kleine Becken, so dass er sich zwischen dem lezten Lendenwirbel und der Schoosfuge und beiden Hüftgelenkpfannen Mitten innen befindet.

Dieser Schwerpunkt ändert seine Lage wenn der Mensch eines seiner Glieder bewegt, oder eine Last trägt, dann haben die Last, die der Mensch trägt, und der Körper selbst zusammengeworfen, einen gemeinschaftlichen Schwerpunkt, durch welchen die Neigungslinie als mittlere Kraft der vereinigten Schwere des Leibes und der Last senkrecht zu Boden fällt.

Wenn der Mensch gerade aufrecht steht, so kann man seine Fusssohlen als Anlegungspunkte von Kräften betrachten, die gleichlaufend von Unten nach Oben wirken, und die Widerstandskraft des Bodens darstellen, auf dem der Mensch steht. Alle diese Widerstandskräfte haben eine einzige lothrecht wirkende mittlere Kraft in einem gewissen Punkte A. Erste Tafel.

Damit das Gleichgewicht bestehe, muss diese mittlere Kraft durch den Schwerpunkt unseres Körpers gehen, sonst wird der Körper auf die Seite gezogen, auf der der Schwerpunkt sich befindet, und wir müssten unfehlbar fallen, wenn wir nicht eilten diesen Schwerpunkt gerade in die Scheitellinie der mittlern Kraft der Widerstandskräfte zurück zu bringen, z. B. durch Ausstrecken einiger unserer Glieder nach der entgegengesezten Seite, als nach der wir anfangen zu fallen.

Der Schwerpunkt unseres Körpers muss also betrachtet werden, als jeden Augenblick wechselnd durch die verschiedenen Bewegungen, welche unsere Bedürfnisse nöthig machen.

Man vergleiche nun die erste Tafel. B ist der Schwerpunkt des Menschen, C der Schwerpunkt der Last, D der gemeinschaftliche Schwerpunkt des Körpers und der Last.

Figur 1 und 2 stehen, Figur 3 wird fallen, weil der gemeinschaftliche Schwerpunkt D, mit seiner Neigungslinie a noch hinter die Senkrechte von der Unterstützungsfläche A fällt; denn das Gleichgewicht erfordert, dass der vereinigte Schwerpunkt des Menschen und der Last auf derselben Scheitellinie sei, wie der Widerstand, den die Fusssohle des Menschen erleidet.

Würde der Lastträger Figur 3 nun gerade stehen bleiben, so läge der gemeinschaftliche Schwerpunkt D und seine Neigungslinie D a hinter den Sohlen, der Mann müsste also Rückwärts fallen.

Der Lastträger muss also, sobald er eine Last auf seinen Rücken nimmt, den Obertheil seines Leibes vorwärts beugen, damit der gemeinschaftliche Schwerpunkt des Körpers und der Last auf die gehörige lothrechte Linie gebracht werde.

Die gehörige Lothrechte ist aber hier diejenige, die die Neigung des gemeinschaftlichen Schwerpunktes stüzt, und heisst hier in der Figur 4 D a. Dieser Packträger wird also stehen und gehen, so lange der Punkt D oder seine Neigungslinie innerhalb der Stützungsfläche fällt.

Bei einer hinten befindlichen Last wird also der Körper nach Vornen gebogen, und zwar so lange und so viel, als bis der gemeinschaftliche Schwerpunkt über der Unterstützungsfläche senkrecht steht.

Figur 5. Die Aufwärterin wird fallen, und zwar Vorwärts, weil der Schwerpunkt ihres Waarenbrettes C vom Schwerpunkte des Körpers B so weit absteht, dass der gemeinschaftliche Schwerpunkt D und seine Neigungslinie noch vor die Stützungsfläche fällt.

Figur 6. Das Fischerweib wird stehen, sie beugt den Obertheil des Körpers zurück, um durch dieses Zurückziehen des Schwerpunktes ihrer Last den gemeinschaftlichen unter die Stützungsfläche der Fusssohlen zu bringen. Oft stemmt sie die Hände auf die Hüften und hält die Ellenbogen rückwärts, um die Stellung des Gleichgewichts zu befördern.

Um ein beträchtliches Gewicht Vornen tragen zu können, muss man die Füsse weit Vorwärts stellen und die Mitte des Körpers Rückwärts beugen, um den Schwerpunkt des Körpers so weit Rückwärts zu schieben, dass der gemeinschaftliche, noch über die Stützungsfläche kommt. Auf diese Weise kann die Wäscherin Figur 7 ihren Krug füllen.

Diese Zeichnungen geben recht anschaulich das Bild der Veränderung des Schwerpunktes und der jedesmal dadurch bedingten Stellung und zwar in vorübergehenden Fällen und in einfacher Gestalt, indem hier eine körperliche Bewegung, eine Aenderung der Stellung hinreicht, für kurze Zeit das durch äussere Einwirkung gestörte Gleichgewicht des Körpers herzustellen.

Der Lastträger trägt aber seinen Pack nicht immer,

die Aufwärterin, das Fischweib, die Wäscherin bringen nur kurze Zeit in der bezeichneten Stellung zu, in denen ihre Last sie zwingt, durch Veränderung der Stellung und Haltung das Gleichgewicht herzustellen.

Ganz anders ist es aber wenn ein solches Verhältniss, das Veränderung der Stellung nöthig macht, immer fort oder wenigstens sehr lange dauert.

Bei den angegebenen Stellungen des Lastträgers, der Aufwärterin und Wäscherin, reicht eine abwechselnde Bewegung und andere Stellung hin, den Eindruck der durch die Last erzwungenen Stellung zu verwischen.

Ganz anders ist es aber, wenn die Nothwendigkeit die Stellung zu verändern, immer fort dauert. Hier werden endlich im Bau der Wirbelsäule gewisse Verhältnisse fixirt, die zur Erhaltung des Gleichgewichts nothwendig geworden sind. Wie die natürlichen Krümmungen des Rückgrathes zur Tragung des Kopfes und Rumpfes sich beim Beginnen des Stehens und Gehens entwickeln, so entwickeln sich hier auch die unnatürlichen bleibend.

Der dicke Herr Figur 8 wird durch das Gewicht seines Unterleibes nach Vornen gezogen und geräth in Gefahr leicht dahin zu fallen, daher zieht er seinen Oberleib zurück, um den Schwerpunkt seines Körpers wenigstens noch etwas zu stützen, da aber diese Haltung im Stehen und Gehen immer währen muss, so tritt durch die lange Gewohnheit am Rückgrath auch eine entsprechende Veränderung ein, die ebenfalls bleibend wird.

Eben so die schwangere Frau Figur 9. Wenn ihre Schwangerschaft zunimmt, so zwingt sie die schwerere Last, die sie Vornen trägt, den Obertheil des Leibes mehr zurückzuhalten, um das Vorwärtsfallen zu vermeiden."

Wenn nun Veranlassungen, die eine solche fortgesezte Haltung für immer oder längere Zeit nothwendig machen, eintreten, so bilden sich auch die entsprechenden Veränderungen im Bau und der Gestaltung des Rückgraths.

Hält ein Mädchen durch üble Gewohnheit, Kleidung oder Beschäftigung veranlasst, ihren Körper längere Zeit in einer eigenthümlichen unnatürlichen Stellung, so ändert sich die Struktur ihrer Wirbelsäule, und der Fehler wird bleibend.

Bisher zeigte ich den Einfluss der Schwere auf Vorwärts- und Rückwärtskrümmung, er äussert sich aber eben so auf Seitenkrümmung.

Denken wir uns einen auf beiden Füssen gerade stehenden Menschen, der sich plötzlich auf einen Fuss stellt, so wird er, wenn sein Körper gerade bleibt, unvermeidlich auf die Seite des erhobenen Fusses fallen. Um aber den Fall zu verhüten, rückt der Mensch seinen Körper etwas nach der Seite des auf dem Boden stehenden Fusses, und der Schwerpunkt befindet sich auf der Scheitellinie, die in den Theil des Bodens geht, den der stehende Fuss bedeckt.

Durch dieses einfache Experiment erklärt sich der Anfang jeder Seitenkrümmung, und wieder am Einfachsten die Seitenkrümmung bei Ungleichheit der untern Extremitäten, z. B. Verkürzung eines Fusses. Uebrigens darf man sich aber nur Statt der aufgehobenen Stützung eine Last auf die eine Seite denken, so wird das Gleichgewicht ebenfalls gestört, der Schwerpunkt verändert, und die Wirbelsäule, die grössere Stützung sucht, verkrümmt werden.

Wenn ein Wasserträger nur einen Eimer in der Hand trägt, so ist der Schwerpunkt des Eimers und Körpers nicht nach Vornen und Hinten, sondern nach der Seite verschoben. Figur 11. Er muss sich auf die Seite neigen, was immer mühsam ist.

Dauert dieses Verhältniss sehr lange, oder zwingt überhaupt ein Schmerz, kurzer Fuss oder irgend eine Veranlassung zu langer Fortsetzung dieser Haltung, so wird dieser Einfluss bleibend werden, und eine Veränderung in der Wirbelsäule eintreten.

Am deutlichsten sieht man dieses an dem Kindermädchen Figur 10. Ihre Muskelfasern sind noch schwach, die Ausbildung ihres Körpers noch nicht vollendet, um so eher ist sie zur Aufnahme bleibender Eindrücke geeignet.

Das Kind, das sie auf dem linken Arme trägt, zieht den Schwerpunkt ihres Oberleibes nach Links, sie beugt also, um sich in aufrechtem Stand zu erhalten, Kopf und Oberleib nach Rechts, und an der Wirbelsäule entsteht eine Krümmung mit der Konkavität nach Rechts. Diese Krümmung sucht sich nun wieder zu stützen; denn sobald eine Krümmung mit der Konkavität nach Rechts und Konvexität nach Links in den Rückenwirbeln entstanden und bleibend geworden ist, würde das Mädchen, so bald sie ihr Kind nicht trägt, nach Rechts fallen, weil ihrer Stellung das Gleichgewicht in der Schwere des Kindes fehlt, um sich nun vor dem Rechtsfallen zu verwahren, tritt die Wirbelsäule in den Lenden konvex nach Rechts, um den darüber stehenden Oberleib und Kopf unter die Stützungslinie zu bringen, und so erzeugt sich nun eine zweite Krümmung, von der alsbald die Rede sein wird.

Die Kindsfrau mit zwei Kindern Fig. 12, der Gärtner mit zwei Eimern Figur 13, das Gärtnermädchen mit einem Korbe auf dem Kopfe Figur 14, der Trödler mit dem Queersack Figur 15, bleiben im Gleichgewicht.

Diese Verschiebungen des Schwerpunktes geschehen aber an der Wirbelsäule, und je mehr solche Beugungen habituell werden, oder der Körper dafür empfänglich ist, um so mehr erzeugen sich die Verkrümmungen.

Jede Krümmung ist im Anfange einfach, sie sei nun auf die angegebene oder eine andere Weise entstanden. Sobald sie aber einen etwas bedeutenderen Grad erreicht hat, bleibt sie nicht mehr einfach, es tritt eine neue hinzu. Es ist auf diese Art die einfache Krümmuug als das erste. die zweite als das zweite Studium zu betrachten, und es ist anfangs blos die erste ursprüngliche Krümmung bleibend, und die zweite sekundäre vorübergehend, bis auch diese fixirt und bleibend wird.

Ist nämlich eine Krümmung eingetreten und bleibend geworden, so erregt das Streben nach Gleichgewicht eine zweite ihr entgegengesezte, und heisst die erstere die ursprüngliche oder Urkrümmung, so nenne ich die zweite die sekundäre oder Gegenkrümmung.

Ist die Wirbelsäule einmal nach einer oder der anderen Seite abgewichen, so würde der Mensch nach der Seite, auf der die Wölbung sich befindet, fallen, wenn die Natur nicht Vorkehrungen träfe, diesem Falle vorzubeugen. Diese Vorkehrungen bestehen aber darin, dass die Wirbelsäule sich nach der entgegengesezten Seite über oder unter der Urkrümmung wölbt, um der Neigung des Schwerpunktes nach der einen Seite ein Gleichgewicht durch die Neigung auf die andere zu bieten, um den Schwerpunkt dadurch von der Seite der ursprünglichen Krümmung auf die Stützungslinie zurückzuführen, und durch Niedrigerwerden des Rückgraths die Last des Körpers leichter zu tragen.

Dieser Hergang ist abermals ganz analog der Bildung der natürlichen Krümmungen des Rückgraths bei der Entwicklung des Stehens und Gehens.

Nach dem Gesetz der Schwere erklärt sich die Sache ungefähr so:

Es sei eine Krümmung anfangs nach Rückwärts, so tritt der Schwerpunkt zurück nach Hinten, und die Wirbelsäule krümmt sich an einer andern Stelle nach Vorwärts, um das verlorne Gleichgewicht wieder herzustellen. Eben so, war die erste Krümmung nach Vorwärts, bildet sich die zweite nach Rückwärts.

Noch häufiger ist dieses bei der Seitenkrümmung, so, dass auf die primäre Krümmung nach Rechts die sekundäre nach Links; auf die Urkrümmung nach Links die Gegenkrümmung nach Rechts erfolgt.

Es sei, wie im ersten Theile Seite 211 und auf der ersten Tafel Figur 16 nachgewiesen — man vergleiche auch jezt der ersten Tafel 16te Figur — der Bogen a h c g b die ursprüngliche Krümmung der Rückengegend nach Hinten, und c der verschobene Schwerpunkt dieser Parthie von Wirbeln, so drückt die Neigung der Schwere dieses Punktes nach der schiefen Ebene c b auf den unten liegenden zur Zeit noch unverrückten Lendenwirbel b. Die Richtung aber, in der der nach Hinten verschobene Schwerpunkt den Wirbel c nach der schiefen Ebene c b drückt, besteht aus zwei Kräften, nämlich der Kraft c d von Oben nach Unten, und der Kraft b d = i c von Hinten nach Vornen von denen c b die Diagonale ist.

Die Richtung c d stört die Lage des Stützungspunktes b nicht, weil er selbst unterstützt ist durch das Becken, er weicht aber der Kraft d b weil er in dieser Richtung nicht befestigt ist. Die Kraft c b wirkt aber als aus den Kräften c d und b d zusammengesezt, von Oben nach Unten und Hinten nach Vornen.

Der Wirbel b und die unter ihm liegenden werden also durch den Druck von b c im Verhältniss von c d von Oben nach Unten, und im Verhältniss von d b von Hinten nach Vornen geschoben, und da sie unter einander selbst fest vereinigt sind und sich nicht trennen, bilden sie die neue Krümmung b e f.

Bedenkt man nun, dass der Schwerpunkt c mit einer Kraft auf b wirkt, die der Schwere der Masse des ganzen über c liegenden Rumpfes gleich ist, so kann man sich auch leicht vorstellen, dass die Entstehung der zweiten Krümmung der ersten bald folgen werde.

Wäre nun die ursprüngliche Krümmung Unten und nach Vornen z. B. b e f, so würde der Schwerpunkt des Körpers zu weit nach Vornen gegen e fallen, der über diesem Bogen liegende Körper würde sich also nach Rückwärts neigen und über b den Bogen b g c nach Rückwärts bilden, da nun aber der Kopf sich wieder über die Stützungsfläche und den Schwerpunkt des gesammten Körpers setzen muss, wird dieser das Rückgrath in einen Bogen c h a Vorwärts neigen, also die ursprüngliche untere Krümmung ihre Gegenkrümmung Oben erzeugen.

Gerade so verhält es sich mit den Seitenkrümmungen. War dieses Verhältniss etwas schwerer darzustellen in der Richtung von Vornen nach Hinten in unserer ersten Tafel 16ten Figur; so erscheint es noch klarer in der Seitenkrümmung. In unserer zweiten Tafel 3ten Figur ist das gedachte Parallellogramm der Kräfte in ein verkrümmtes Rückgrath hineingezeichnet, und alles Uebrige wird sich durch die Anschauung erklären.

Ist durch Verkürzung eines Fusses, Stehen auf einem Fusse, Verschiebung des Beckens und Lendenkrümmung nach Links entstanden, so bildet die Schwere durch das Streben nach Gleichgewicht die Gegenkrümmung nach Rechts; ist aber wie in den allermeisten Fällen von Verkrümmung der Wirbelsäule die Rückenkrümmung nach Rechts die ursprüngliche, so versteht sich nun von selbst, wie sie ihre Gegenkrümmung bildet, und das gegebene Rechteck der Kräfte bezeichnet die Entstehungsweise.

Die Gegenkrümmung ist aber auch oft durch Einfluss der Muskeln bedingt, und daher wird auch unter der Muskelwirkung noch öfters von ihr die Rede sein.

B. Zug der Muskeln.

Der Einfluss der Muskeln auf die Wirbelsäule ist sehr mannigfaltig. Obgleich die Wirbelsäule sehr fest und haltbar ist, so kann sie doch in ihrer Gestaltung und ihren gegenseitigen Beziehungen verändert werden, wenn eine stätige Kraft auf einen oder mehrere Punkte ihrer Continuität, fortwährend oder wenigstens anhaltend Einfluss äussert.

Diese Kräfte sind aber hier die Muskeln, und ihre Anheftungspunkte am Rückgrathe sind die Wirbel und deren Fortsätze.

Die Muskeln wirken nun aber auf doppelte Weise, wenn sie eine Veränderung der Gestaltung veranlassen, entweder durch Mangel an Kraft, an Uebung und Thätigkeit, so dass dadurch die normale Kraft der Antagonisten die entgegengesezten Schwächlinge beherrscht, oder dadurch, dass einzelne Parthieen besondere Thätigkeit entwickeln, und deren überwiegende Kraft die normal gebliebenen Antagonisten überwältigt.

Die Erfahrung zeigt uns häufige Beispiele davon an solchen Menschen, die sich oftmaliger Wiederholung oder immerwährend derselben Thätigkeit hingeben müssen, und es werden in diesem Falle die häufig gebrauchten Muskeln voluminöser, kräftiger, die in Unthätigkeit ruhenden magerer und schlaffer.

Die Seiltänzer machen Stellungen und Bewegungen, die ganz unmöglich wären, wenn nicht nach langer Wiederholung derselben Uebung durch den Einfluss der Muskeln einige Theile des Skelettes und der Ligamente ihre Gestaltung verändert und neue Beziehungen angenommen hätten.

So z. B. bei den Tänzern, aber die einseitige Ausbildung der Bewegung der Füsse ist keine allgemeine Vervollkommnung: die allzuhohe Entwicklung der Muskeln an den Füssen ist ein Missverhältniss, wodurch der Gang des Tänzers nur mühsam wird und den Anschein des Hinkens gewinnt.

Die Ausübung eines jeden Geschäftes, das fortgesezte Haltung in einer Richtung verlangt, bewirkt eine entsprechende Veränderung in der Gestaltung des Körpers.

Bei Malern, Kupferstechern, Uhrmachern, deren Rumpf in der Mitte seiner Länge gebogen gehalten wird, entwickelt sich oft eine andauernde Verkrümmung der Wirbelsäule. Die Streckmuskeln der Wirbelsäule, deren Zusammenziehbarkeit bei der fortwährenden Vorwärtskrümmung durch Mangel an Uebung endlich erlischt, überlassen es den Ligamenten gegen die Schwere anzukämpfen, und diese geben in der Länge der Zeit der gegen sie wirkenden Kraft nach, dehnen sich aus, und erlauben den Wirbeln sich aufeinander zu verschieben, abgesehen nun von der fernern Metamorphose, die entstehen kann.

Dieselbe Ursache bewirkt dieselben Folgen bei Arbeitern, Schnittern, Taglöhnern, Handwerkern aller Art.

Schneider und Schuhmacher entgehen zum Theil diesen Misstaltungen, ob sie sich gleich auch vorwärts neigen, die Wirbel werden aber hier nicht auf einander gepresst, wie bei den vorigen, wo die Drehung des Beckens auf den Schenkelköpfen die einzige Bewegung des Rumpfes ausmacht.

Bei der Stellung der Schneider ist der Kopf vorwärts geneigt und bildet mit dem Becken eine Krümmung, so dass das Gleichgewicht ohne beträchtliche Anstrengung der Streckmuskeln nicht erhalten werden könnte, aber ihre Thätigkeit braucht keine fixirte

Stellung zu erhalten, sondern bewirkt die Zurückbeugung des Kopfes und Rumpfes bei jeder Bewegung des Armes, der die Nadel führt.

Es ist also hier eine abwechselnde Anspannung und Erschlaffung der Muskelfasern, deren Kraft sich vermehrt statt vermindert, was nur bei stätiger Uebung und Bewegung geschieht. Das Vordertheil der Zwischenwirbelknorpel ist keinem stätigen Drucke ausgesezt, erhält seine natürliche Dicke und bewahrt dadurch die Gestalt der Wirbelsäule.

Diese Beobachtung zeigt sich noch deutlicher bei der geneigten Stellung der Schuhmacher, und der Einfluss, den sie auf die Gestaltung des Rückgraths haben könnte, wenn sie beständig fortdauerte, ist völlig aufgehoben durch die Zurückbeugung des Rumpfes und das regelmässige Ausfahren der Arme, welches das Nähen nöthig macht.

Dieser Einfluss der Beschäftigung gilt allgemein, nur ist er bei den gedachten Handwerkern auf die untern Extremitäten und den Gang verschieden, weil die Art zu sitzen bei diesen Beschäftigungen in verschiedenen Ländern verschieden ist.

Was aber die Haltung des Oberleibes betrifft, so erhalten die Kappen- und Rautenmuskeln, die die Bewegung nach Rückwärts bewirken, dadurch einen Zuwachs an Kraft, um die Geradehaltung der Wirbelsäule zu bewahren.

daraus geht hervor, dass gewisse Bewegungen, die oft dem Körper nachtheilig scheinen, der Regelmässigkeit der Gestaltung weniger schaden, als gewisse andere Stellungen, denen er unterworfen werden kann.

Jedermann weiss, wie beschwerlich es ist, auch nur eine kurze Zeit gerade ohne Stütze aufrecht und unbeweglich zu stehen oder nur zu sitzen. Es rührt dieses daher, dass die willkührlichen Muskeln Abwechslung in ihrer Thätigkeit, Ruhe nach Bewegung, Erschlaffung nach Anspannung bedürfen, um ihre Kraft zu erhalten.

Sehr langsames Gehen veranlasst ebenfalls häufig Ermüdung, und oft findet man nur in der Beschleunigung der Bewegung ein Mittel gegen die Müdigkeit, was nur durch raschern Wechsel der Zusammenziehung und Ausdehnung der Muskeln zu erklären ist.

Unverändertes Beharren in einer Stellung, die stets dieselben Muskeln in Thätigkeit oder Unthätigkeit sezt, wirkt gegen das Prinzip, welches die Integrität ihrer Funktion erhält, während Bewegung demselben entspricht, weil diese das Resultat abwechselnder Ausdehnungen und Zusammenziehungen ist, auf dem die ganze Muskelthätigkeit beruht.

Wenn das Gefühl, welches anzeigt, dass die normale Dauer der Thätigkeit der Kräfte vorüber sei, zu beschwerlich wird, so müssen wir eine andere Stellung annehmen, die dasselbe beruhigt, ohne uns aus der bisherigen zu sehr zu entfernen.

Z. B. der Körper befinde sich sitzend, der Rücken sei ohne Stütze, und diese Situation daure lange, so werden die Rückgrathstrecker, die das Rückgrath halten müssen, ermüdet und unfähig gegen die Schwere anzukämpfen, wenn andere ähnlich wirkende Muskeln sie nicht unterstützen; da aber diese aushelfenden Muskeln klein sind, und die Richtung ihrer Kraft mit der Bewegung, der sie widerstreben sollen, nicht gleichlaufend ist, können sie keinen genügenden Widerstand leisten, wenn sie nicht ihre Kraft so richten, dass sie den Punkten, an denen ihre Enden befestigt sind, eine hebelartige Gestaltung zu geben suchen, um dadurch ihre nun zu entwickelnde stellvertretende Thätigkeit zu unterstützen.

Dieses ist der Mechanismus, durch den die Muskeln, die längs der Wirbelsäule herab seitwärts liegen, und gewöhnlich nur zu den Seitenbewegungen bestimmt sind, auch dem Falle des Rumpfes nach Vorwärts widerstehen können.

Diese Wirkung der Seitenmuskeln giebt aber dann Veranlassung zur Verdrehung der Wirbelsäule, wovon später die Rede sein wird.

Es dürfte doch nicht der Mühe unwerth sein, diese wirkenden Kräfte, die Muskeln, etwas näher zu betrachten.

Ich theile sie in verschiedene Parthieen je nach ihrer Lage und Wirkung.

Die erste Parthie umfasst diejenigen Muskeln, die dem Rückgrathe ganz eigenthümlich sind, von einem Theile der Wirbelsäule entspringen, sich an den andern heften, und einzig und allein auf das Rückgrath wirken. Dahin gehören:

der äussere und innere Rückgrathstrecker, der äussere als sacrolumbalis, der innere als longissimus dorsi, beide mit einem Bauche an der hintern Kreuzbeinfläche entspringend, so wie an den Fortsätzen der Lendenwirbel, der äussere Bauch an die untern Ränder der Rippen Fleischbündel gebend und das Ende sich an die Queerfortsätze der sieben Halswirbel heftend; der innere und stärkere Bauch ebenfalls an die Rippen und Queerfortsätze aller Rückenwirbel sich heftend — streckt das Rückgrath nach Hinten und etwas nach seiner Seite. Beide zugleich wirkend ziehen das nach Vorwärts gebogene Rückgrath gerade, und halten es straff. Der äussere Strecker wirkt mehr auf die Rippen, die er herabzieht, der innere mehr auf die Wirbelsäule selbst.

Die Dornmuskeln des Nackens und Rückens und Halbdornmuskeln des Rückens strecken das Rückgrath nach Hinten, wirken sie nur auf einer Seite, so ziehen sie das Rückgrath nach Hinten und seitwärts.

Der Queernackenmuskel, transversalis cervicis, von den Queerfortsätzen der obern vier oder fünf Rückenwirbel entspringend und sich an die Gelenkfortsätze der Halswirbel heftend, zieht den Hals nach seiner Seite, beide zugleich wirkend halten ihn ausgestreckt.

Die Zwischendornmuskeln ziehen die Wirbelsäule nach Hinten, die Zwischenqueermuskeln zur Seite.

Der vieltheilige Rückgrathmuskel, multifidus spinae, an der ganzen Länge des Rückgraths zwischen den Dorn- und Queerfortsätzen der Wirbel, vom Kreuzbein bis Umdreher — beugt das Rückgrath nach Hinten, richtet es auf, zieht es schief rückwärts, scheint es etwas nach seiner Seite zu drehen. Beide zugleich wirkend strecken das Rückgrath und krümmen es nach Hinten.

Die zweite Parthie umfasst die Muskeln, die von der Wirbelsäule ausgehend an irgend einen Theil des Rumpfes sich heften, und diesen nach dem Rückgrath, oder das Rückgrath nach dem Rumpfe ziehen. Hier muss ausser dem Becken auch das Schulterblatt zum Rumpfe gerechnet werden. Es gehören hieher:

die Rippenheber, levatores costarum, die kurzen und langen, von Hals- und Rückenwirbeln an die Rippen — sie heben dieselben nach Hinten auf.

Die Zwischenrippenmuskeln in ihren zwei Schichten, vom Queerfortsatze des Wirbels bis gegen das Brustbein, die untern Rippen gegen die obern aufhebend.

Der absteigende Nackenmuskel, cervicalis descendens, von den Queerfortsätzen der Halswirbel an den Rand der obersten Rippen, zieht den Hals nach seiner Seite.

Die Rippenhalter, scaleni, an der Seite des Halses zwischen den Halswirbeln und der Brust, von den Queerfortsätzen der Halswirbel an die obersten Rippen, beugen den Hals schief zur Seite, oder beide zugleich wirkend, ziehen ihn nach Vornen.

Die Aufheber des Schulterblattes, levatores anguli scapulae, von den Queerfortsätzen der Halswirbel an den obern Winkel der Schulter, heben das Schulterblatt auf und ziehen es in die Höhe.

Die hintern Sägemuskeln, serrati postici, von Hals- Rücken- und Lendenwirbeln entspringend und an die Rippen sich setzend, der obere zieht die Rippen hinauf, der untere herab.

Die Rautenmuskeln, rhomboidei, von den Hals- und Rückenwirbeln an die Basis des Schulterblattes, ziehen das Schulterblatt nach Aufwärts und Rückwärts.

Der Kappenmuskel, cucullaris, vom Hinterhaupte und den Dornfortsätzen aller Hals- und Rückenwirbel an die Schultergräthe — der obere Theil zieht den Kopf zurück, wenn das Schulterblatt, das Schulterblatt in die Höhe, wenn der Kopf befestigt ist, der mittlere

Theil zieht das Schulterblatt queer nach Hinten, der untere nach Unten.

Der viereckige Lendenmuskel, quadratus lumborum, vom hintern Theil des Darmbeinkammes und den Queerfortsätzen der obern Lendenwirbel und sich an den Rand der untersten Rippe heftend, zieht die Rippen herab und den Rumpf nach seiner Seite. Beide helfen den Rumpf ausgestreckt erhalten.

Der Wirkung nach müssen hieher auch gezählt werden die Bauchmuskeln, sowohl gerade als schiefe, die, wenn sie auch nicht vom Rückgrathe ausgehen, doch in naher Beziehung zu ihm stehen.

Die dritte Parthie begreift diejenigen Muskeln in sich, die die Wirbelsäule und den Rumpf mit dem Kopfe verbinden, und gegenseitige Wirkung äussern. Dazu gehören:

die kleinen Muskeln des Kopfes, die hintern, vordern, seitlichen, geraden, schrägen, der lange Halsmuskel.

Die riemenförmigen Kopfmuskeln, der zweiköpfige verschlungene, der Nackenwarzenmuskel.

Die Brustschildknorpel- und Brustzungenbeinmuskeln.

Der breite Halsmuskel, platysmamoides, vom Schlüsselbein zur Seite des Halses gegen den Unterkiefer, und endlich

der Kopfnicker, sternocleidomastoideus, vom Schlüsselbein und Brustbein zur Seite des Halses an den Zitzenfortsatz hinter dem Ohre, den Kopf nach Vornen und seiner Seite ziehend.

Die vierte Parthie umschliesst diejenigen Muskeln, die vom Rumpfe zu den Extremitäten gehen, und von leztern aus, Rückwirkung erst unmittelbar auf den Rumpf, und dann mittelbar auf die Wirbelsäule äussern.

Hier ist vorerst der vordere Sägemuskel zu erwähnen, serratus anticus, von den obersten acht Rippen an die Basis des Schulterblattes verlaufend, das Schulterblatt aufwärts und vorwärts ziehend.

Der breite Rückenmuskel, latissimus dorsi, von den Dornfortsätzen der Rücken- und Lendenwirbel und dem Kreuzbein ausgehend, vielseitig mit den Muskeln der Seite und des Rückens sich verbindend, und seine Senne endlich an den kleinen Hügel des Oberarmes heftend.

Der Lendenmuskel, psoas, von den Lendenwirbeln durch das Becken an den kleinen Rollhügel des Oberschenkels.

Der dreieckige Armmuskel vom Schlüsselbein und der Schulter an den Oberarm.

Der Hüftmuskel, iliacus, von der innern Fläche des Hüftbeins an den Oberschenkel.

Der Unterschulterblatt- Ober- und Untergräthenmuskel, der grosse und kleine runde Muskel.

Die Strecker, Beuger, Dreher des Schulter- und Hüftgelenkes überhaupt u. s. w.

So unvollkommen auch immer dieser Versuch einer Charakteristik der Muskeln ausgefallen sein mag, so zeigt er doch wenigstens die Grösse und Ausdehnung der wirkenden Kräfte und ihre Mannigfaltigkeit.

Will man sich nun die Misstaltungen der Wirbelsäule durch Muskelkraft erklären, so wird sich die Sache ungefähr folgendermassen verhalten.

Die Muskeln wirken durch Zug, und sind im Gegensatz gegen die Schwere lebendige Kräfte, und ihre Gesetze gelten, wie die der Schwere, für alle Gattungen von Krümmungen. Wie nun Muskeln und Schwere die natürlichen Krümmungen bilden, so erzeugen sie auch die krankhaften.

Bei der Schwierigkeit treffende Originalzeichnungen zu erhalten, habe ich einige Abbildungen aus Lachaise Abhandlung über die Rückgrathskrümmungen entlehnt, am Ende aber doch noch eine Originalzeichnung beigefügt, die zur Erklärung der komplizirten Krümmungen unerlässlich ist.

Man betrachte nun unsere zweite Tafel.

Die zweite Figur zeigt eine Seitenkrümmung in der Rückengegend nach Rechts, die häufigste unter allen, die vorkommt. Ihre grösste Ausbiegung nach Rechts ist ungefähr mit der Achselhöhle in gleicher Richtung stehend. Meistens geht sie nicht von Kontraktur der konkaven, sondern von grösserer Entwicklung der konvexen Seite aus, durch deren überwiegende Kraft die andere Seite überwältigt wird, so dass hier nicht nur die Muskeln der konvexen Seite das Uebel veranlassen; sondern auch, wenigstens Anfangs, das vollere Aussehen dieser Seite weniger schon von Verschiebung der Knochen, als von Völle und Vergrösserung der Muskeln herrührt.

Die grössere Entwicklung erscheint vorzüglich an den Unterschulterblatt, Unter- und Ober-Gräthen- und runden Armmuskeln.

Der Kappen-, die Rauten-, der hintere obere Sägemuskel ziehen das Schulterblatt nach der horizontalen Linie AB, welche ihre mittlere Richtung ist, nach Hinten und die am Schulterblatt befestigten Armmuskeln erst dieses, und dann die Wirbelsäule selbst nach Rechts oder Aussen, und überwältigen ihre Antagonisten. Die Neigung nun, die alle Leute, die Rechts sind, nach Links sich geben, fällt in die Linie C D und diese Neigung vergrössert die Krümmung über die Punkte hinaus, an denen die Schultermuskeln sich anheften.

Bei der Krümmung nach Links verhält es sich eben so, nur geht Alles nach der entgegengesezten Seite.

Uebrigens ist diese Krümmung einfach, und in der Lendengegend noch keine Gegenkrümmung, wie die Senkrechte über den Rücken herab zeigt.

Die dritte Figur stellt die nächst häufige Krümmung dar, nämlich die Seitenkrümmung in der Rücken-Lendengegend, meist durch fehlerhafte Gewohnheit, sich auf eine Seite des Beckens zu neigen, oder Verkürzung einer untern Extremität entstanden, eben so oft nach Rechts als Links.

Die Wirbelsäule wird nicht durch die überwiegenden Rückenmuskeln gezogen, sondern durch das Herabsinken der Brust verbogen, was durch Zusammenziehung der von der Brust zum Becken gehenden Muskeln geschieht, und hier ist die überwiegende Kraft und Kontraktion auf der konkaven Seite. Die Muskeln wirken in der Richtung A B, welches eine mit der Wirbelsäule beinahe parallellaufende Kraft bezeichnet, die sie an ihren mittlern und untern Theil niederzuziehen sucht.

Zugleich ist noch auf dieser Zeichnung angegeben, wie sich eine im Rücken entstandene Krümmung komplizirt, und durch Druck der Schwere und Zug der Muskeln ihre Gegenkrümmung erzeugt.

Figur 4 stellt eine Krümmung dar von Vornen nach Hinten, durch übermässige Aktion der Muskeln an den Vorder- und Seitentheilen des Halses und der die Brust gegen das Becken herabziehenden Bauchmuskeln. Die Wirbelsäule folgt dieser Kraft der sinkenden Brust und dem Zuge der Muskeln, und krümmt sich unter dem Einfluss einer wie AB auf sie wirkenden Kraft, wie ein Bogen, dessen Sehne durch diese Linie bezeichnet wird.

Die fünfte Figur zeigt eine Verkrümmung nach Vornen, wohl immer nur in der untern Rücken- und Lendengegend vorkommend, auch meist mit einer Wölbung des Rückens nach Hinten und Neigung des Kopfes nach Vornen verbunden. Es heben der viereckige Lendenmuskel, der lange Rückenmuskel, überhaupt die Rückgrathstrecker das Becken in die Höhe, während sie die untersten Rücken- und obersten Lendenwirbel gegen dasselbe herabziehen. Die Muskeln wirken in der Richtung AB, und die Wirbelsäule stellt einen Hebel der dritten Art vor, dessen Kraft durch eine auf das Becken senkrecht fallende Linie vorgestellt wird, und die sich zwischen der Last, die durch alle über dem Punkte A liegenden Theile gebildet wird, und dem Stützpunkt, der die Knochenverbindung des untersten Lendenwirbels mit dem Kreuzbein ausmacht, befindet.

Muskeln und Schwere wirken aber meist zugleich neben- und ineinander, und wenn sich diese Kräfte kompliziren, so entstehen auch verwickeltere Wirkungen. Mag Druck der Schwere oder Muskelzug das Erste gewesen sein, so tritt das andere hinzu, und beide sind im Grunde untrennbar. Beide zusammen geben nun aber eine spezielle

Mechanik der Verkrümmungen,

von der ich in diesem Abschnitte noch Einiges verhandeln muss.

Aus der weiter unten zu gebenden Eintheilung der Verkrümmungen wird erhellen, dass ich als Hauptgattungen eine Winkelkrümmung und eine Schlangenkrümmung aufstelle, deren jede von Vornen nach Hinten oder von Rechts nach Links ihre Richtung nehmen kann.

Winkelkrümmung.

Die Winkelkrümmung hat und bedarf keine besondere Eigenschaft im Mechanismus des menschlichen Leibes.

Winkelkrümmung entsteht nur da, wo die Wirbel oder ihre Ligamente durch Vereiterung, Verschwärung, Tuberkelbildung u. s. w. zerstört und vernichtet sind, und dann neigen sich die obere und untere Parthie des Rückgraths dort in einen Winkel gegeneinander, wo der Substanzverlust am grössten ist.

Die Wirbelkörper sind aber vermöge ihres schwammigen Baues der Zerstörung durch tuberkulöse Anschwellung, Erweichung und Vereiterung viel mehr unterworfen, als die Fortsätze; und Leichenöffnungen haben sehr häufig gezeigt, dass die Fortsätze dort noch übrig geblieben sind, wo die Wirbel selbst längst zerstört waren. Weil nun die Zerstörung und der Substanzverlust grösstentheils die Wirbelkörper trifft, und die Fortsätze und Bogen übrig bleiben, so biegt sich auch die Wirbelsäule in diesem Falle meist in der Art, dass sie sich nach Vornen neigt und nach Hinten krümmt, Kyphosis.

In sehr seltenen Fällen, vielleicht niemals, mag dieses auch nach Vornen Statt finden, wenn die Fortsätze und Bogen zerstört und die Körper der Wirbel geblieben sind. Die Vorwärtskrümmung, Lordosis, ist meist anderer Art.

In beiden Fällen aber wirkt der Druck der Schwere und der Zug der Muskeln auf die rechte und linke Seite ganz gleichförmig, daher ausser der Mitverunstaltung der der Wirbelsäule anhängenden Theile, und der allenfalsigen Gegenkrümmung, nichts weiter zu bemerken ist.

Schlangenkrümmung.

Anders verhält es sich bei der Schlangenkrümmung. Hier besteht keine krankhafte Veränderung der Substanz, Wirbel und Ligamente sind und bleiben fürs Erste gesund, und die Wirbel unter sich fest verbunden. Tritt daher eine Verbiegung ein, so muss sie bogenförmig nach der einen Seite sein, weil kein Wirbel aus seiner Verbindung mit dem andern weicht, keiner vom andern lässt, und es muss, wenn durch die Schwere der Muskeln die Gegenkrümmung hinzutritt, die ebenfalls bogenförmig nach der andern Seite wird, das Rückgrath also in die Form einer Schlangenkrümmung verändert werden. Auch die Gegenkrümmung bei einer ursprünglichen Winkelkrümmung wird stets bogenförmig sein.

So wie aber nicht die Schwere allein, sondern auch die Muskeln zur Bildung der natürlichen Krümmungen des Rückgrathes beitragen, so thun sie es auch bei den krankhaften.

Bei der Krümmung nach der Seite, sie möge nun in höchst seltenen Fällen bei seitlicher Zerstörung der Wirbelsubstanz eine Winkelkrümmung, oder, was fast immer der Fall ist, eine Schlangenkrümmung sein, tritt mittelst Druck und Zug der wirkenden Kräfte noch die Drehung der Wirbelsäule um ihre Achse hinzu.

Ueber die Drehung der Wirbelsäule ist viel gesagt worden. Jörg versichert keine Seitenkrümmung ohne etwas Verdrehung, niemals aber eine Drehung bei der Winkelkrümmung von Vornen nach Hinten gesehen zu haben. Dods nennt jede Verunstaltung oder Abweichung der Wirbelsäule von ihrer normalen Form eine Rotation oder Contortion, so dass man hier sogar über den Begriff nicht einig zu sein scheint.

Unter der Verdrehung der Wirbelsäule versteht man aber eine Windung der Wirbel um ihre senkrechte Achse, so dass kein Wirbel aus der Verbindung mit den andern getrennt, eine ganze Parthie aber um ihre Achse gewunden erscheint. Der eine Queerfortsatz des Wirbels steht dann mehr oder weniger nach Hinten und Aussen, der andere nach Vornen und Innen.

Siebenhaar im Gräfe und Walthers Journal nimmt eine seitliche Verdrehung ohne Seitenkrümmung an, was mir vor seiner Bekanntmachung nicht vorgekommen war, und was ich auch nach derselben bei sorgfältigen Nachforschungen nicht finden konnte. Siebenhaar behauptet ferner, diese idiopathische Verdrehung sei bisher übersehen, und nur als malum accessorium der Seitenkrümmung behandelt worden, jede soll aber ohne die andere bestehen können, sogar die seitliche Verdrehung primitiv, und die seitliche Verkrümmung erst als deren Folge auftreten. Aber auch Heine führt dieses Uebel nicht besonders auf, daher ich glaube, dass hier Täuschung obwalte, so sehr schön auch die Auseinandersetzung des hiezu erforderlichen Mechanismus im gedachten Journal von Siebenhaar gegeben ist.

Die Drehung geschieht aber durch den Druck der Schwere und Zug der Muskeln:

1) durch den Druck der Schwere. Wenn man sich die Verbindungsflächen der Gelenkfortsätze vergegenwärtigt, ist leicht einzusehen, dass sich die Wirbelsäule in der Rückengegend niemals geradezu und absolut seitwärts verkrümmen könne. Sei dieselbe nun veranlasst sich in irgend einem Punkte ihrer Länge von Links nach Rechts oder Rechts nach Links zu krümmen, so wird die Kraft, die jeden Wirbel auf den unmittelbar unter ihm gelegenen neigen will, auf die Gelenke der Gelenkfortsätze treffen, die symetrisch von Hinten nach Vornen und Innen nach Aussen gerichtet sind, und an denen die untern Fortsätze der obern Wirbel immer über und hinter den obern Fortsätzen der untern Wirbel liegen, so dass die untern Fortsätze des obern Wirbels mit Gewalt auf und gegen die obern Fortsätze des untern Wirbels gedrängt werden.

Durch die schräge Stellung dieser Gelenkfortsatzflächen zerlegt sich nun diese Kraft in zwei andere, in eine nach Unten ziehende und eine drehende. Der Erfolg ist hier gleich, es möge diese Kraft der Druck der Schwere oder der Zug der Muskeln sein; am Meisten aber ist es die Schwere.

Wenn man nun aber den Bau der Gelenkflächen der schrägen Fortsätze in der Rückengegend noch näher betrachtet, dass nämlich diese Flächen nicht allein schief von Innen nach Aussen, und schief von Hinten nach Vornen, sondern auch schief von Unten nach Oben laufen; so ist es klar, dass der Druck, den die schrägen Fortsätze des untern Wirbels von denen des obern auf der konkaven Seite erfahren, indem die Gelenkflächen auf einander abgleiten, die Wirbel nach der konkaven Seite drehet.

Diesen Satz halte ich für einen der schwierigsten in der ganzen Mechanik, und erlaube mir, ihn noch etwas weiter auszuführen.

Es sei, wie es am Häufigsten der Fall ist, die Krümmung in der Rückengegend nach Rechts, so werden auf der entsprechenden linken Seite die Wirbel und ihre Gelenkfortsätze näher an- und aufeinander gedrängt. Indem nun auf dieser linken konkaven Seite jeder untere Gelenkfortsatz des obern Wirbels schief auf den entsprechenden obern Fortsatz des untern Wirbels drückt, drängt er, vermöge seiner schiefen Stellung, diesen nach Vornen, dreht aber dadurch den ganzen Wirbel, so dass der Dornfortsatz mehr nach Links, der linke Queerfortsatz mehr nach Vornen und Innen, und der rechte Queerfortsatz nämlich der der konvexen Seite mehr nach Hinten und Aussen gerichtet wird.

Der Satz heisst demnach: die Konkavität dreht das Rückgrath nach ihrer Seite, was jedesmal die Richtung des Dornfortsatzes, der für die Mitte gehalten werden muss, anzeigt; oder kürzer: die Richtung der Drehung ist immer der Krümmung entgegengesezt. Denkt man sich nun, dass die Kraft, die jedesmal auf einen schiefen Fortsatz eines Wirbels drückt, gleich sei der Schwere aller über ihm liegenden Theile, so ist leicht zu berechnen, wie weit eine solche Verdrehung gehen könne. Und nicht selten ist sie in dem eben bezeichneten Falle so weit gediehen, dass der Dornfortsatz fast die Stelle des linken Queerfortsatzes und der rechte Queerfortsatz fast die Stelle des Dornfortsatzes einnimmt.

Ist in dem bezeichneten Falle der Rückenkrümmung nach Rechts auch schon eine Lendenkrümmung mit der Konvexität nach Links vorhanden, so dreht die ihr entsprechende Konkavität der rechten Seite den untern Theil der Wirbelsäule nach Rechts, so dass die Dornfortsätze dieser Gegend nach Rechts, die rechten Queerfortsätze nach Vornen und Innen, die linken Queerfortsätze nach Hinten und Aussen gerichtet sind.

In dieser Art begegnen sich an ihrem Mittelpunkte die obere Drehung nach Links, und die untere nach Rechts, wie zwei umgekehrt gewundene Spiralen.

Die Drehung geschicht ferner

2) durch den Zug der Muskeln. Sie geschieht hier ebenfalls wie die Krümmung, entweder durch Ueberwiegen der konvexen, oder Kontraktur der konkaven Seite.

Bei aufrechter Haltung des Körpers im Sitzen oder Stehen müssen wir oft, wenn es den Rückenmuskeln an Kraft gebricht, und diese ermüdet sind, seitlich liegende Muskeln zu Hülfe nehmen, um die Wirbelsäule zu stützen, namentlich wenn der Mensch auf einem Beine steht.

Da nun die meisten und stärksten Muskeln des

Rumpfes weder parallel mit den Rippen, Schulterblättern und Extremitäten laufen, noch mit diesen Theilen senkrecht verbunden sind, wird, sobald die Kraft in Einem von zwei bedeutenden Antagonisten vermehrt oder vermindert ist, die mittlere Richtung der durch sie erzeugten Bewegung aufgehalten, und in eine seitliche oder schräge verwandelt; die unmittelbare Wirkung davon ist eine Beugung der Wirbelsäule nach der Seite hin, wo die überwiegenden Muskeln ihre Anheftungspunkte haben. Dieses giebt eine seitliche Verdrehung.

Ist nun einmal eine Seitenkrümmung im Werden, aus welcher Ursache sie wolle, so sind nun die eigentlichen Rückgrathmuskeln nicht mehr im Stande, das nach der Seite sinkende Rückgrath zu tragen. Es treten nun seitwärts liegende Muskeln hinzu, die sonst zu diesem Zwecke nicht bestimmt sind, und helfen das Rückgrath tragen. Zwischen diesen und den wirklichen Rückgrathmuskeln entsteht nun eine mittlere Richtung, weder nach der Seite noch nach Hinten, sondern schief, und dieser Muskelzug hat die Drehung zur Folge.

Diese vicarirend wirkenden Muskeln brauchen aber gar nicht sehr stark zu sein; auch wenn sie schwach sind können sie viel wirken, weil sie sich der Rippen- und Schulterblätter als Hebel bedienen.

Sind es aber die Rückgrathmuskeln auch allein, so wirken diese bei einer Seitenkrümmung auf jeder Seite verschieden, und es ist zur Genüge bekannt, dass die eigentlichen Rückgrathstrecker selbst, wenn sie auf einer Seite allein wirken, das Rückgrath nach Hinten und ihrer Seite hinziehen. Auch diese veränderte Wirkung der Rückgrathstrecker giebt eine Richtung weder ganz nach der Seite, noch ganz nach Hinten, sondern schief nach der Seite, was ebenfalls die Drehung begünstigt.

Diese Muskeln sind aber die eigenthümlichen Rückgrathstrecker und der viereckige Lendenmuskel, ferner die Säge- Kappen- Rautenmuskeln, und wirken ganz übereinstimmend mit der Thätigkeit, die die Krümmung erzeugt, nämlich so, dass entweder die grössere mehr entwickelte Parthie das Rückgrath nach sich dreht, oder die Kontraktur der andern Seite die Drehung bewirkt. Es wird also in diesem Falle bei der Rückenkrümmung nach der rechten Seite die überwiegende Kraft der Kappen-, der Rauten hintern Säge-, ja breiten Rückenmuskeln das Rückgrath nach ihrer Seite von Rechts gegen Links drehen, so dass die Dornfortsätze der Rückengegend nach Links, die Queerfortsätze der rechten Seite nach Hinten und Aussen, die der linken nach Vornen und Innen gerichtet werden. Rippen und Schultern stehen auf der rechten Seite nach Hinten hervor, die Brust ist meist Vornen flach. Umgekehrt ist nun die Richtung, wenn in der Lendengegend eine Gegenkrümmung vorhanden ist, hier drehen der kontrahirte viereckige Lendenmuskel und die übrigen kontrahirten Rückgrathstrecker die Wirbelsäule nach ihrer Seite, also nach Rechts. Ganz entgegengesezt der Richtung vom Rücken sind nun die Dornfortsätze nach Rechts, die rechten Queerfortsätze nach Innen und Vornen, die linken nach Hinten und Aussen gewendet.

Es ist also hier eine doppelte oder es sind zwei Drehungen der Wirbelsäule vorhanden, die sich als zwei entgegengesezt gewundene Spiralen an ihrem Mittelpunkte zwischen dem obersten Lenden- und untersten Rückenwirbel, wo am meisten Beweglichkeit herrscht, als an ihrem Pole begegnen.

Dieses Verhältniss durch den Zug der Muskeln steht nun aber in strengster Uebereinstimmung mit den Resultaten, die ich aus dem Druck der Schwere abgeleitet habe, und aus dem Zusammentreten zwei so grosser Agentien kann man sich leicht die möglichen Grade der Verunstaltung einer übrigens festgebauten Wirbelsäule erklären.

Aus diesen Erörterungen glaube ich das Resultat ziehen zu dürfen, dass keine Seitenkrümmung ohne Drehung, aber auch keine Drehung ohne Seitenkrümmung Statt finden könne, und beide neben einander, und mit einander gleichzeitig entstehen.

Von den Verhältnissen der Winkelkrümmung zur Drehung ist wenig zu bemerken. Bei der in der Richtung von Vornen nach Hinten wirken Schwere und Muskeln gleichförmig auf beiden Seiten, und es giebt daher keine Drehung; bei der Winkelkrümmung nach der Seite (wohl höchst selten) werden ähnliche Verhältnisse der Geseze des Druckes und Zuges wie sie bisher gezeigt, eintreten.

Die sechste Figur der zweiten Tafel zeigt eine komplizirte Seitenkrümmung wie ich sie am häufigsten beobachtete. Das Rückgrath ist schlangenförmig gekrümmt, mit der Urkrümmung gewölbt nach Rechts und zwei Gegenkrümmungen gewölbt nach Links, so wie auch zwei Drehungen angedeutet sind, die in der Rückengegend nach Links und die in der Lendengegend nach Rechts.

Pathologie der einzelnen Formen.

Je klarer man in einer Sache wird, um so einfacher erscheint dieselbe. Man hat über Eintheilung und Namen der Verkrümmungen viel gesprochen; und eine falsche Ansicht, eine unrichtige Benennung hat oft zu fehlerhafter Behandlung geführt. Je bestimmter und deutlicher die Begriffe werden, desto sicherer und zweckmässiger wird auch die Behandlung sein.

Am Einfachsten theilt man wohl die orthopädischen Krankheiten der Wirbelsäule in die Schlangenkrümmung und Winkelkrümmung.

Die Schlangenkrümmung ist diejenige, bei der die Wirbelsäule sich bogenförmig verkrümmt, ohne dass ein Theil aus seiner Verbindung mit dem andern weicht, oder gar in seiner Substanz zerstört wird; und weil die Bogenkrümmung, wenn sie einigermassen weiter schreitet, nicht einfach bleibt, sondern zwei oder gar mehrere Bogen nach entgegengesezten Richtungen entstehen, und daher die Wirbelsäule schlangenförmig gekrümmt erscheint, wie ein umgekehrtes S, so hat man diese Art mit dem Namen Schlangenkrümmung bezeichnet.

Die Winkelkrümmung führt ihre Benennung von der winklichten Gestalt, die die Wirbelsäule annimmt, und beruht meistens auf Zerstörung der Substanz; und an der am Meisten zerstörten Stelle neigen sich die Parthieen der Wirbelsäule in einem oft sogar spitzigen Winkel gegen einander.

Jede dieser zwei Gattungen kann aber entweder in der Durchschnittsebene der Dornfortsätze, d. h. in der Richtung von Vornen nach Hinten, oder in der Durchschnittsebene der Queerfortsätze, d. h. in der Richtung von Rechts nach Links vorkommen; und es giebt eine geschlängelte Krümmung von Vornen nach Hinten, so wie es eine winklichte Krümmung nach der Seite giebt.

Da aber die Schlangenkrümmung fast ausschliesslich nur nach der Seite Statt findet, so wird diese Bezeichnung auch gleichbedeutend mit Seitenkrümmung; und da die Winkelkrümmung fast immer nur nach Hinten erscheint, so wird unter diesem Namen auch oft nur die Rückwärtskrümmung verstanden.

Die winklichte sowohl als die geschlängelte Krümmung mit ihren Unterarten nach Hinten, Vornen, Rechts und Links, können aber an allen Theilen der Wirbelsäule vorkommen, und in dieser Beziehung heisse ich die Krümmung, wenn sie am obern Theile der Wirbelsäule, am Halse oder Nacken erscheint, die Nackenkrümmung; wenn sie die Brust- oder Rückenwirbel ergreift, die Rückenkrümmung, wenn sie die Lendengegend befällt, die Lendenkrümmung, und wenn sie am Kreuzbein vorkommt, die Kreuzbein- oder Beckenverkrümmung.

Jede Krümmung, die zuerst entsteht, heisst die ursprüngliche, primitive, oder Urkrümmung. Diejenige, die in deren Folge sich bildet, heisst die sekundäre, die Gegenkrümmung. Die ursprüngliche Krümmung selbst ist oft erst nur vorübergehend, fixirt sich aber bald; sodann ist die Gegenkrümmung Anfangs noch vorübergehend, d. h. in liegender Situation oder beim Aufheben, Aufhängen des Körpers verschwindend, fixirt sich aber ebenfalls bald. Die Gegenkrümmung ist wohl immer bogenförmig, auch der winklichten entgegengesezt.

Jede Seitenkrümmung hat ihre Drehung, jede Gegenkrümmung ihre Gegendrehung.

Alle diese eben angeführten Arten von Krümmungen unterliegen noch einer Bestimmung ihrer Verschiedenheit, nämlich: ob die Krümmung von übler Haltung, Gewohnheit, Kleidung, Beschäftigung herrühre; oder ob Schwäche, Lähmung der Muskeln einerseits, und überwiegende Muskularität andererseits die Ursache sei; ob das Uebel im Bau und der Konstruktion der Knochen begründet liege; oder ob endlich eine eigenthümliche Krankheit, als Skropheln, Rhachitis, Veranlassung dazu gebe, und in dieser Hinsicht unterscheide ich eine Curvatura habitualis, muscularis, ossaria und dyscrasica.

Leicht wird man jezt einsehen, wie unbedeutsam nun die Benennungen Scoliosis, Kyphosis, Lordosis, Contorsio, u. s. w. seyn mögen.

Man hat bisher die Nackenkrümmung unter der Benennung schiefer Hals von den Krümmuugen der Wirbelsäule getrennt, und besonders abgehandelt, und auch nicht mit Unrecht, denn diese Art von Krümmung hat durch Einlenkung des Kopfes an den obersten Halswirbel eben so viel Eigenthümliches, als die Verkrümmung des Kreuzbeins durch seine Verbindung mit dem Becken.

Jede Parthie des Rückgraths hat aber ihre besondern Eigenthümlichkeiten. So sind die Halswirbel ausgezeichnet durch besondern Bau, namentlich der erste und zweite, und durch die Einlenkung des Kopfes — die Rückenwirbel durch Anheftung der Rippen — die Lendenwirbel durch ihre Freiheit und Verbindung mit den grössten Muskeln, und das Kreuzbein durch seine innige Verbindung mit den übrigen Beckenknochen.

Rücken- und Lendenwirbel sind durch die fast jedesmal entstehenden Gegenkrümmungen, in der der Urkrümmung entgegengesezten Gegend, sowohl bei Schlangen- als Winkelkrümmung, sich so verwandt, dass sie kaum von einander getrennt abgehandelt werden können. Zumal da die eine Krümmung oft in beide Parthieen, d. h. Rücken- Lendengegend fällt.

Nacken und Becken sind durch ihre Eigenthümlichkeiten streng geschieden.

Am Einfachsten zerfallen daher die sämmtlichen Missstaltungen der Wirbelsäule

in die

Nackenkrümmung oder den schiefen Hals,

Schlangenkrümmung }
Winkelkrümmung } der Rücken- und Lendengegend.

Kreuzbein- oder Beckenverkrümmung.

Als zum Rumpfe gehörig kommen noch hinzu die Missstaltungen

der Rippen,

der Brustbeine,

der Schlüsselbeine,

der Schultern,

und dieses ist der Umfang, über den die gegenwärtige Abtheilung sich zu erstrecken hat.

Vor der speziellen Behandlung der Misstaltungen gebe ich noch eine kurze Schilderung der natürlichen Gestaltung, wie sie Lachaise Seite 31 beschrieben und auf seiner sechsten Tafel abgebildet hat.

Man vergleiche auch Sömmerring über die Schnürbrüste. Uebrigens sehe man auch unserer zweiten Tafel erste Abbildung.

1) Bei Mädchen, die noch nicht ihre vollkommene Ausbildung haben.

Um gut gestaltet zu sein, müssen die Schultern ganz gleiche Höhe haben, ihr oberer Theil muss mit der ersten Rippe vollkommen wagrecht sein, die innern Ränder der Schulterblätter müssen einander sehr genähert sein, und wenn die Arme am Körper herabhängen nur einen kaum bemerkbaren Vorsprung bilden, beide Schultern müssen gleich abgerundet und gleich hervorstehend sein. Es sind dann die Schlüsselbeine schief von Innen nach Aussen, von Vornen nach Hinten und ein wenig von Unten nach Oben gerichtet, und die Brust ist oben am breitesten. Ein schmales Band mit Gewicht gerade am Scheitel angelegt, muss die ganze Reihe der Dornfortsätze berühren, welche durch eine leichte Bewegung nach Vornen zum Vorschein kommen, das Band muss senkrecht auf die Linie fallen, die wagrecht auf den Hüften aufliegt.

2) Bei vollkommen Ausgebildeten.

Die Mitte des Körpers bei einem regelmässig gebildeten Weibe muss der Einlenkung des Kreuz- und Steissbeins entsprechen, der Rumpf muss eine Pyramide bilden, die ihre Spitze oben, ihre Grundfläche unten hat, so dass das Bleiloth an die Schulterhöhe angelegt, von der Hüfte abgestossen wird. Wenn die Schultern gleich stehen, und die Arme ausgestreckt am Körper liegen, so muss die Handwurzel auf den grossen Umdreher des Schenkels zu liegen kommen.

Nackenkrümmung.

Man versteht unter Nackenkrümmung oder schiefem Halse diejenige Misstaltung, durch die der Hals seine natürliche Lage verlässt, und eine widernatürliche gezwungene nach einer oder der andern Seite, nach Hinten, nach Vornen annimmt; wobei der Kopf, stets aus seiner Lage gerückt, nach Vornen überhängt, schief nach einer Seite geneigt, auf einer Schulter aufliegt, oder sogar sich rückwärts zwischen beide Schultern drängt.

Auch die falsche Achsendrehung des Kopfes auf dem Umdreher gehört hieher, die hier, dem Baue der Knochen nach, so wie der Konstruktion der Muskelwirkung gemäss, allerdings allein, aber doch kaum je, ohne gleichzeitige Verkrümmung des Halses vorkommen dürfte.

Der Hals ist bei der Nackenkrümmung meist nach der einen oder andern Seite geneigt, so dass der Kopf seitwärts und vorwärts gehalten wird. Die freie Beweglichkeit des Kopfes ist aufgehoben, und er kann gar nicht, oder mit grösster Anstrengung, oder nur durch äussere Gewalt aus seiner unnatürlichen Lage in seine natürliche zurück gebracht werden.

Der Hals ist dann auf einer Seite gewölbt, auf der andern konkav eingebogen, dort sind die Wirbel, namentlich deren Queerfortsätze, aus einander gezogen, von einander entfernt, hier zusammengedrängt auf einander liegend.

Meistens ist der Hals dadurch auch ungleich gebildet, die konkave Seite ist stark, voll, wegen der in einen kleinern Raum zusammengedrängten und verkürzten Muskeln, die hart und gespannt sind; die konvexe Seite ist magerer, leerer, weil die Muskeln ausgedehnt und dünn sind, und trotz ihrer Wölbung erscheint diese Seite dadurch leerer.

Dabei ist aber der Kopf immer mehr oder weniger durch das Alleinwirken einiger Halsmuskeln auf einer Seite, nach dieser verdreht. Vorzüglich geschieht dieses durch die einseitige Zusammenziehung des Kopfnickers.

Der Kopf selbst ist gegen die Seite gerichtet, gegen die der Hals konkav verkrümmt ist, dass wenn z. B. die Wölbung der Halswirbel nach Links und die Konkavität nach Rechts steht, der Kopf gegen die rechte Schulter geneigt ist, oder gar auf derselben aufliegt.

Das Gesicht ist bei der Seitenkrümmung des Halses meist nach der andern Seite hin gerichtet, als die Neigung des Kopfes, so dass, wenn Konkavität des Halses und Neigung des Kopfes nach der rechten Seite gerichtet ist, das Gesicht wieder schief nach Links und Unten steht.

Es ist dieses Folge des Alleinwirkens des Kopfnickers und geschieht, weil nach früher schon angegebenen Gründen, Seitenkrümmung nicht ohne Verdrehung bestehen hann.

Jörg bestreitet was Bernstein und Richter behaupten, dass das Gesicht bei der Seitenkrümmung nach der entgegengesezten Seite, wo der Kopf hinneige, und nur selten nach derselben gekehrt sei, und Jalade Lafond hat es ihm, wie alles Uebrige, gläubig nachgeschrieben.

Wenn man aber die weitere Beschreibung verfolgt, und mit den Wahrnehmungen am missstalteten Patienten vergleicht, so scheinen beide Partheien Recht zu haben, nämlich Eines und dasselhe zu behaupten, nur dass der Ausdruck verschieden ist.

Und so lehrt denn die Beobachtung, dass das Gesicht in den meisten Fällen nach einer andern Seite gekehrt sei, als derselben, gegen welche der Kopf geneigt ist.

Auch diese Beobachtung bestätigt, wenn man beachtet, dass durch dieses Abgewendetsein des Gesichtes der Kopf um seine Achse verdreht und die Dornfortsätze im angegebenen Falle nach Rechts gerichtet werden, den Satz, dass die Konkavität der Wirbelsäule nach ihrer Seite drehe. und umgekehrt erklärt sich aus diesem Satze die Stellung des Gesichtes.

Ist also die Konkavität nach Rechts und der Kopf eben dahin geneigt, so ist das Gesicht nach Links und schief nach Unten gerichtet.

Der Kopf ruht häufig auf einer oder der andern Schulter, oder ist ihr wenigstens genähert, oder er hängt nach Vornen über, und zieht die Wirbel nach sich, so dass diese gegen Hinten gewölbt werden, oder es ist die natürliche Wölbung der Halswirbel nach Vornen durch das Ueberhängen des Kopfes nach Hinten vergrössert. Das Kinn entfernt sich von der Brust, und der Kopf scheint zwischen oder sogar auf beiden Schultern zu sitzen.

Ist das Seitwärtshängen des Kopfes dem jugendlichen Alter eigen; so erscheint das Vorwärtshängen im höhern; das Rückwärtsneigen aber bei rhachitischen Kindern und Erweichung der Wirbel.

Eine andere Misstaltung des Halses, die auch dem Bau der Wirbel nach für sich bestehen könnte, meist wohl aber in höherem oder niedrigerem Grade mit der Seitenkrümmung verbunden erscheint, ist die Verdrehung des Kopfes um seine Achse, die falsche Axdrehung, wie Heine sie benennt.

Sie beruht auf einseitiger Wirkung eines Kopfnickers, der mehr in seiner Richtung vom Sternalende her wirkt, und verkürzt ist, ohne nach der Seite zu krümmen.

Hier kann die Verdrehung auch ohne Krümmung sich zeigen, da die natürliche Verrichtung in Drehung besteht.

Es ist in diesem Falle das Gesicht nicht nach Vorwärts gerichtet, sondern mehr nach der Seite gekehrt, ohne jedoch dabei, wie bei der Halskrümmung nach Unten gerichtet zu sein. Das Gesicht kann nur mit Mühe oder gar nicht in seine normale Lage zurück gebracht werden, und das Uebel beruht auf einer konstant gewordenen seitlichen Drehung des Kopfes um den Zahn des Umdrehers.

Diese sämmtlichen Veränderungen der Stellung des Kopfes haben allerdings einige Aehnlichkeit mit der Verdrehung und Verschiebung des Beckens am untern Ende der Wirbelsäule, worauf wir noch zurückkommen können.

Die Verkrümmung des Halses oder Nackenkrümmung im Allgemeinen ist ein Uebel, das Kinder und Erwachsene befällt. Es entsteht plötzlich oder allmählich, mit oder ohne bemerkbare Ursache.

Häufiger erscheint es im kindlichen Alter, weil bei der zarten Organisation des kindlichen Leibes alle äussern Einflüsse schädlicher wirken.

Im höhern Alter erscheint das Uebel seltner, weil bei ganz ausgebildetem Zustande der Theile, wie jede Umbildung, so auch die Missbildung schwerer eintritt, und die Schädlichkeiten die gereiften vollendeten Gebilde weniger leicht ergreifen.

Bei Erwachsenen bildet das Uebel sich nicht selten als unheilbarer Ueberrest früherer krankhaften Affektionen, deren Folgen sich in das höhere Alter übergetragen haben, oder sich in demselben ausbilden. Arthritis äussert hier nicht selten ihren verderblichen Einfluss.

Häufiger wohl kommt diese Krümmung bei Alten vor, indem die Muskeln das Rückgrath nicht mehr tragen, und Anfangs sich die Wirbelsäule nach Hinten krümmt, bis endlich der Kopf sich nach Vornen neigt und den Hals nach sich zieht.

Diese fast immer unheilbaren Gattungen der Nackenkrümmung des höhern Alters kümmern uns aber weniger, als die des kindlichen und jugendlichen Alters, auf die unser orthopädischer Heilzweck sich erstreckt.

Bei Kindern entsteht das Uebel allmählich, ohne deutlich bemerkbare Ursache, langsam sich entwickelnd, oft sieht man aber auch das Uebel schnell sich bilden, plötzlich mit oder ohne einen andern Zufall, der auf Entzündung oder dergleichen Etwas deuten könnte.

Die Krankheit hat nichts Akutes, als den oft scharf bezeichneten Augenblick des Entstehens, selten ist sie mit einem höhern Grade von Schmerzlichkeit oder Fieber verbunden.

Bei Kindern häufiger, und oft schwer zu bekämpfen, da ihre zarte Natur die Anwendung von Heilmitteln oft unmöglich macht.

Ungleichförmige Entwicklung einzelner Theile, deren Ausgleichung man vergeblich von der Natur erwartet, erzeugt das Uebel allmählich, convulsivische Bewegungen der Halsmuskeln und bleibende Zusammenziehungen derselben können das Uebel plötzlich und für immer erwecken.

Je mehr das Gleichgewicht der Entwicklung und Ernährung gestört ist, um so schwieriger ist das Uebel zu heilen. Im höhern Alter sind auch die Schädlichkeiten nicht so bedeutend, als wenn die Theile noch der Ernährung bedürfen, um zu ihrer Vollkommenheit zu gelangen. Dagegen geht aber auch im höhern Alter die Heilung wieder schwerer, als wo die Theile noch rascherer Umbildung fähig sind.

Bei längerer Dauer des Zustandes wird der Kopf selbst missbildet, die Seite, die verkrümmt nach den Schultern hinsteht, wird verkümmert, schlechter ernährt, verzerrt, die Muskeln dieser Seite bleiben in ihrer Entwicklung zurück, die ganze Seite bleibt kleiner, ihre Ernährung ist durch den erfahrenen Druck geschmälert.

Die Jochmuskeln, Backenmuskel, Kaumuskel bleiben kleiner, als die der andern Seite, der Mund ist verzogen, das eine Auge steht tiefer, die Hälfte des Kopfes ist entstellt, giebt einen unangenehmen Anblick und zeigt die Gewalt, die er erleidet.

Die Kranken können den Kopf nicht erheben, nicht drehen, nicht in die Höhe oder gerade richten, oder mit der grössten Anstrengung nur wenig, sie bleiben in ihrer Stellung, weil es ihnen beschwerlich ist, sie zu verändern, und geben dadurch nur Veranlassung zur Verschlimmerung des Uebels.

Man glaubt häufig und erwartet das Uebel solle sich mit der Zeit von selbst heben, der Wachsthum werde es beseitigen, die Ernährung und Entwicklung im Allgemeinen würde das Versäumte nachholen; aber es ist nicht an dem. Im Alter der Entwicklung kommt Alles darauf an, dass die Entwicklung gleichförmig sei.

Wie weiter Unten sich ergeben wird, theile ich alle Missstaltungen nach ihrer verschiedenen Entstehungsart oder ihrem Verhalten in vier Klassen, nämlich: die Curvatura, habitualis, muscularis, ossaria und dyscrasica. Auch die Krümmungen des Halses sind dieser Eintheilung in Varietäten unterworfen, und die Darstellung der Varietäten selbst ist als Aetiologie und Diagnostik zu betrachten. Um Wiederholung zu vermeiden, verweise ich auf jenen Abschnitt.

So viel jedoch muss bemerkt werden, dass auch hier, wie Ueberall, nur die aus übler Haltung und Stellung, und die aus Muskelleiden erworbene Krümmung — die aus Leiden der Knochen entstandene nur zum Theil — sich für streng orthopädische Heilung eigne; und der grössere Theil auch idiopathischer Knochenleiden, so wie die dyskrasischen ganz, wenigstens aus den engsten Gränzen der orthopädischen Heilungsweise ausgeschlossen seien.

Im Verhältnisse zu den übrigen Krümmungen der Wirbelsäule ist die Nackenkrümmung die oberste, kann als ihre Folge Gegenkrümmung erzeugen, selbst aber auch als Gegenkrümmung die Folge einer vielleicht oft übersehenen tiefer liegenden ursprünglichen Krümmung sein.

Einzelne Verschiedenheiten der Nackenkrümmung sind folgende:

Die Krümmung des Nackens ist entweder nach Hinten, so dass die Konvexität des Bogens nach Hinten steht, und der Kopf nach Vorwärts hängt, was bei alten Leuten sehr häufig ist, indem die Muskeln schwach werden und den Kopf nicht mehr tragen und aufrecht erhalten, oder in selteneren Fällen die Wirbel ergriffen sind, und zwar ihre Körper. In diesem Falle zieht der Kopf, der an seinem Gelenke hängt, den Träger, dieser den fest durch seinen Zahn verbundenen Umdreher, und dieser die übrigen Halswirbel mit sich nach Vornen, so dass die Dornfortsätze auseinander treten, und die Körper zusammengedrängt werden. Da die Einlenkung des Kopfes an der Wirbelsäule so sehr nach Vornen ist, so wird dieses Uebel durch die Schwere sehr begünstigt, das Kinn wird der Brust genähert, der Hals ist hinten konvex, der Kopf hängt nach Vornen.

Die Muskelthätigkeit wirkt hier auf beiden Seiten gleichförmig, gleich viel oder gleich wenig, und diese Krümmung, wenn sie nicht in der Jugend, allenfalls aus übermässiger Kontraktion beider Kopfnicker und deren Uebergewicht über die Rückgrathstrecker und hintern Halsmuskeln entstanden ist, gestattet in den übrigen Fällen wenig orthopädische Hülfe.

Die Krümmung nach Rechts oder Links, zugleich mit etwas Drehung, ist bei Weitem der häufigste Fall unter allen Arten der Nackenkrümmung, meist im kindlichen oder jugendlichen Alter, meist von einseitig überwiegender Muskelkraft herrührend, und am öftersten Heilung gestattend. Da einseitige Uebung der Halsmuskeln wohl kaum vorkommt, wo die mehr thätige Muskelparthie den Hals nach ihrer Seite wölben könnte, so beruht das Uebel wohl meist auf Kontraktur der konkaven Seite.

Die eine Seite des Halses ist also konvex, die andere konkav, der Kopf nach der einen oder andern Schulter gerichtet, das Gesicht etwas nach Vornen verdreht.

Der Kopfnicker ist in den meisten Fällen die Ursache, und da seine eine Portion vom Schlüsselbein, die andere vom Brustbein kommt, so geht seine Gesammtwirkung nach der Diagonale; und die Richtung der Clavicular-Portion nach Unten und die der Sternal-Portion nach Vornen geben eine mittlere Richtung nach der Seite.

Sei nun die Neigung des Kopfes nach Rechts, so wird er nach Rechts und etwas Vorwärts stehen, das Gesicht nach Links und Vornen und Unten gerichtet, die Nase über dem linken Schlüsselbein sein.

Eine fernere Verunstaltung ist die Beugung des Kopfes nach Hinten, mit Vergrösserung der natürlichen Konvexität des Halses nach Vornen.

Diese Krümmung hat Jörg geläugnet und Jalade Lafond es abermal nachgeschrieben. Wir selbst haben Solches zwar früher auch gethan I. 207, müssen es aber widerrufen, und die Möglichkeit der Neigung des Kopfes nach Hinten anerkennen.

Nicht wieder einer Autorität folgend, wozu sich allenfalls Lachaise Seite 14 anführen liesse, sondern weil wir dieses Uebel selbst an ein Paar rhachitischen Kindern beobachtet haben, ist auch diese Missstaltung hier aufgenommen.

Lachaise sagt darüber, dass diese Art viel seltener vorkomme, als die übrigen, dass sie Folge der fehlerhaften Gewohnheit der Ammen sei, den Kopf der Kinder, die sie in ihren Armen horizontal tragen, oder auf ihren Knieen ausstrecken, nicht zu unterstützen.

Auch Drüsen-Anschwellungen Vornen und an der Seite des Halses, ja ein Kropf selbst, können Veranlassung hiezu geben.

Es ist bei diesen Individuen das Kinn nach Vornen gerichtet, das Hinterhaupt dem Rücken sehr genähert, so dass der Kopf dem Anschein nach zwischen die Schultern versenkt, und die drehende Bewegung des Halses gehindert ist.

Durch die bis jezt angegebenen Veranlassungen erzeugt, habe ich diese Form noch nicht beobachtet, wohl aber bei rhachitischen Kindern, an denen ich das Uebel für Gegenkrümmung gegen eine schon bestehende Vorwärts- und Rückwärtskrümmung und das Streben der Natur nach Gleichgewicht und Erniedrigung der Wirbelsäule gehalten habe.

Die Vorwärtskrümmung des Kopfes ist wohl neben Atonie der Muskeln meist Curvatura ossaria, die Rückwärtsneigung meist Curvatura dyscrasica, und nur die Seitenkrümmung meist Curvatura habitualis und muscularis.

Ueber die falsche Achsendrehung des Kopfes habe ich keine eigene Erfahrung.

Ueberhaupt scheint unsere Nackenkrümmung weniger beobachtet und berücksichtiget zu sein, als die übrigen Formen der menschlichen Verkrümmungen.

Um des seltenern Vorkommens willen sei es mir erlaubt, ein Paar Krankheitsgeschichten zu erzählen.

Vor einigen Jahren wurde ich zu einem Kinde gerufen, dessen bisheriger Arzt nicht gerade zu finden war.

1) Es war ein ungefähr anderthalb Jahre alter Knabe von einem fast drei Fuss hohen Kinderstuhle herabgefallen. Der Kopf stand ganz schief. Es war derselbe nach Rechts und Hinten geneigt, das Gesicht aufwärts gekehrt, das Kinn von der Brust entfernt. Im ersten Augenblicke hielt ich das Uebel durch sein plötzliches Entstehen für eine wahre Verrenkung des Kopfes vom Träger, ich hob und zog den Kopf mit leichter Mühe in seine Normallage und bewirkte einigen Erfolg. Die Krümmung kehrte jedoch bald wieder, doch nicht ganz so stark.

Die begleitenden und folgenden Symptome mussten mich jedoch bald von der Meinung, dass es eine Verrenkung sei, zurückbringen. Ich vermuthete nun in dem Bruche des Schlüsselbeins die Ursache der Annäherung des Kopfes gegen die Schulter zu finden. Ebenfalls vergeblich. Des nächsten Tages entdeckte ich eine aus rhachitischer Ursache entstandene, wenn auch nicht sehr bedeutende, Rückwärtskrümmung der Wirbelsäule, und nun war mir das Entstehen der Halsverkrümmung klar geworden.

Das Uebel war schmerzlos, der Hals liess sich leicht ausdehnen und der Kopf in seine natürliche Stellung zurück bringen; kehrte aber bald in seine verkrümmte Lage zurück.

Ausser zweckmässiger Lagerung, Waschungen und Bädern wurden keine Heilmittel angewendet, und das Uebel verlor sich allmählich von selbst.

Nach ungefähr drei Jahren suchte ich den Jungen wieder auf, und fand ihn ganz gesund, rhachitische Anlage und Rückenkrümmung verschwunden, von der Nackenkrümmung kaum eine Spur mehr.

Die rhachitische Anlage und Rückenkrümmung war hier die entfernte, die Erschütterung durch den Fall die nächste Ursache der Halsverkrümmung, und die ursprüngliche Krümmung bedingte die Richtung der neuen.

2) Vor ungefähr einem Jahre brachte man den eilfjährigen Sohn eines hiesigen Zeugmachers zu mir, um wegen seines schiefen Halses um Rath zu fragen.

Ich erkannte an dem erdfahlen Aussehen, der Abmagerung der Glieder, Auftreibung des Unterleibes, Anschwellung der Halsdrüsen u. s. w. die Dyskrasie der torpiden Skrophelform.

Der Kopf war nach Links geneigt und etwas nach Vorwärts, das Gesicht nach Rechts gerichtet, die Muskeln des Halses schienen wenig betheiligt, aber es war eine leichte Krümmung der Wirbelsäule nach Rechts in der ganzen Länge des Rückgraths vom

Kreuzbein bis zu dem untersten Halswirbel vorhanden.

Ich verfuhr Lage und Haltung, abgerechnet gegen die Dyskrasie, ohne mechanische Mittel. Bald bildeten sich auf der rechten Seite skrophulöse Drüsengeschwülste, die immer grösser wurden und den Kopf immer mehr nach Links drängten, endlich in Eiterung übergingen, und nun zeigte sich der Knochenfrass an den Queerfortsätzen und Körpern der Halswirbel.

Die genauere Untersuchung zeigt den Kopf gegen die linke Schulter sehr geneigt und etwas nach Vornen gerichtet, das Gesicht nach Unten und Rechts gekehrt.

Auf der linken gegen die Schulter geneigten Seite ist die Hälfte des Gesichtes kleiner, das Auge tiefer, die Backen kleiner, kürzer, der Mund etwas verzogen. Der Kopfnicker ist auf keiner Seite sehr gespannt, auf der konvexen Seite jedoch etwas ausgedehnt, gestreckt, und verlängert.

Der Knabe hält den Kopf mit beiden Händen wenn er sich bewegen soll, und klagt dabei über Schmerz.

Die Dornfortsätze der Wirbel, die dem Kopfe zunächst liegen, stehen etwas nach Links, die untern etwas mehr nach Rechts. Die Queerfortsätze sind rechts aus einander gezogen. Dermalen Eiterung der Halswirbel auf der rechten Seite, tiefe Geschwüre, grosse Abmagerung, hektisches Fieber, wahrscheinlicher Tod.

Die aus dyskrasischem Leiden entsprungene Nackenkrümmung hatte, ganz unsern angegebenen Grundsätzen zu Folge, die Rücken- Lendenkrümmung erzeugt, und der durch Skrophelgeschwülste nach Links getriebene Kopf hatte das unter ihm gelegene Rückgrath durch den Druck der Schwere nach Rechts gedrängt.

Die Folgen der Nackenkrümmung auf den übrigen Körper sind gehinderte Entwicklung und Ausbildung des Kopfes und Gesichtes.

Die Hälfte des Gesichtes ist verkümmert, Auge, Jochbogen, Unterkinnlade stehen tiefer, und das Gesicht hat dadurch ein verschobenes und verzogenes Ansehen.

Haltung und Bewegung des Kopfes ist gehindert, Ungleichheit oder wenigstens Beschränkung in der Bewegung des Kopfes, die Kranken stehen in einer gezwungenen Stellung, können den Kopf nicht drehen, daher sie bei jedem Seitenblicke sich selbst mit dem ganzen Körper umdrehen müssen.

Das Uebel ist mit vielen Beschäftigungen unverträglich. Störung in der Entwicklung des Hirns- und Rückenmarkes und dadurch in den Geistesfunktionen.

Curvatura habitualis geht in muscularis, diese in ossaria über; die Gewohnheit zieht den Muskel, dieser den Knochen in das Spiel, und die Sache wird anhaltender.

Es entstehen andere Krümmungen aus dieser; der Kopf steht nicht mehr senkrecht auf der Wirbelsäule, sein natürlicher Schwerpunkt verändert sich, fällt ausser der Stützungslinie, und dadurch, und die Bemühungen des Patienten ihn auf dieselbe zurückzubringen, entstehen Gegenkrümmungen.

Die Vorhersagung über die Heilbarkeit des Uebels richtet sich nach den Ursachen und Varietäten.

Wo Gewohnheit, Haltung, Stellung die Ursache, dort ist es am Günstigsten. Ebenfalls so, wo die Ursache in den Muskeln liegt. Grad und Dauer des Uebels, Härte, Spannung, Ausdehnbarkeit oder Ausartung, Lähmung oder Kontraktur u. s. w. bestimmen die Möglichkeit der zu leistenden Hülfe. Leiden der Knochen ist ungünstig, es sei denn höchstens der Druck und Mangel der Ernährung, der beseitigt werden könnte. Dyskrasieen müssen nach ihrem eigenthümlichen Charakter beurtheilt werden.

Schlangenkrümmung.

Schlangenkrümmung oder Bogenkrümmung bezeichnet diejenige Missstaltung des Rückgraths, bei der die Wirbelsäule bogenförmig oder wellenförmig von einer Seite zur andern, oder nach beiden zugleich, auch in der Richtung von Vornen nach Hinten, aus ihrer natürlichen Lage abgewichen ist; so dass die eine Seite gewölbt die andere ausgehöhlt erscheint, wobei mehrere Wirbel mit ihren anhängenden Gebilden ihre bisherige Stellung, keineswegs aber ihre Verbindung unter sich selbst verlassen haben.

Die Krümmung ist einfach, doppelt oder mehrfach; ist sie einfach, so dass nur ein Bogen mit seiner Wölbung auf der einen und seiner Höhlung auf der andern Seite besteht, so passt die Benennung Bogenkrümmung besser; selten aber, oder fast niemals, bleibt es bei der einfachen Krümmung, diese ist meist nur der erste Zeitraum, Vorläufer und Zeichen der kompletten Krümmung; denn bald folgt der ersten Abweichung die zweite; ist aber Krümmung und Gegenkrümmung vorhanden, so ist das Rückgrath wellenförmig gebogen, oben nach der einen, unten nach der andern Seite gewölbt, und auf der entsprechenden Seite gegenüber ausgehöhlt. Wenn sich dieses, wie es sehr häufig geschieht, zwei bis drei Male wiederholt, so hat die Wirbelsäule eine geschlängelte Richtung, und die Benennung Schlangenkrümmung ist die bezeichnendste.

Da diese Krümmung fast immer nur nach der Seite, nach Rechts oder Links vorkemmt, ist ihre Benennung auch, wo es nicht besonders angegeben wird, gleichbedeutend mit dem Namen Seitenkrümmung.

Diese Krümmung ist die häufigste unter allen Verunstaltungen, und kommt nach Lachaise so oft vor, dass unter zwanzig Mädchen, die ihr fünfzehntes Jahr erreicht haben, kaum zwei davon frei sein sollen. Diese Behauptung ist aber übertrieben, es kommt auf den Stand, Erziehung, Lebensweise u. s. w. sehr viel an, und ich glaube es ist schon genug gesagt, wenn ich behaupte, dass unter zehn Mädchen aus den höhern Ständen, die eine verhältnissmässig künstlichere Bildung in Instituten, Töchterschulen u. s. w. erhalten, gewiss sieben, mehr oder minder deutliche Spuren davon an sich tragen.

Das eigentliche Leiden bleibt dem ungeübten Auge, wenigstens Anfangs, immer verborgen, die Stellung des Mädchens erscheint zwar schief, die eine, meist die rechte Schulter voller, mehr nach Hinten, vom

Rückgrath abstehend, die eine, meist die linke Brust voller, grösser, eine Hüfte höher oder verschoben — aber an den Zusammenhang dieser Zustände und die wahre Ursache wird in den meisten Fällen nicht gedacht.

Der Hergang der Sache selbst ist aber ungefähr folgender:

Ein oder mehrere Wirbel verlassen ihre Stelle und treten nach einer oder der andern Seite aus. Am Häufigsten treten die obern oder mittlern Rückenwirbel nach Rechts. Die rechte Schulter wird dadurch etwas höher, und tritt etwas mehr und voller nach Hinten hervor, weil die Queerfortsätze und die Rippen der verschobenen Wirbel etwas auseinander gezogen und nach Rechts geschoben sind.

Dieses ist die erste Spur oder einfache Krümmung. Diese wird nur selten erkannt, und dann leicht geheilt, öfter aber übersehen und vernachlässigt. Nun verschlimmert sich das Uebel immer mehr. Der Druck des Oberkörpers auf die von einander abgleitenden Wirbel, und der Zug der Muskeln vergrössern diese ursprüngliche Missstaltung; sie nimmt zu, und zieht immer mehrere Theile in Mitleidenschaft

Das Streben des Körpers nach Gleichgewicht erzeugt nun die Gegenkrümmung über- oder am häufigsten unter der ersten Krümmung; oder an beiden Stellen zugleich. Und somit geht das erste Stadium des Uebels in das zweite über, wie diesen Uebergang Delpech sehr gut bezeichnet.

War die ursprüngliche oder primäre Krümmung erst kurz entstanden und selbst noch nicht fixirt, so wird sie nunmehr perpetuell, und nur die Gegenkrümmung ist zur Zeit noch vorübergehend, d. h. da sie die Knochen noch nicht verbildet hat, sondern bloss noch auf dem Druck der Schwere und Zug der Muskeln beruht, verschwindet sie bei Aufhebuug dieser Kräfte, z. B. im Liegen, oder wenn der Körper aufgehoben wird, und bleibt nur im Stehen oder Gehen.

Mit Vergrösserung der ursprünglichen und Entstehung der Gegenkrümmung werden die anliegenden Theile, Rippen, Brustbein, Becken, Schultern, mit in das Spiel gezogen, auch die Gegenkrümmung wird bleibend, immer mehrere Gebilde in die Krümmung verwickelt, es gesellt sich am Ende noch die Verdrehung hinzu, und das Uebel wird so gesteigert, dass die Missstaltung oft an das Staunenswerthe und Unglaubliche gränzt.

Selten wird der erste Anfang des Uebels entdeckt, meistens wird man erst dann darauf aufmerksam, wenn die Verunstaltung schon weiter gegriffen hat, und schon Gegenkrümmung mit Drehung, Verschiebung der Rippen, Brustbeine, Schultern, Hüftknochen, vorhanden ist.

Gewöhnlich beim An- und Auskleiden wird die Mutter oder Erzieherin aufmerksam auf die Schultern, wenn es ein jüngeres, auf Schultern und Brüste zugleich, wenn es ein älteres Mädchen ist, das sich der Mannbarkeit nähert.

Die eine Brust scheint grösser, voller als die andere, oder der Brustknochen scheint herausgetrieben und ausgewachsen, oder die Rippen bilden nächst dem Brustbein die hervorstehende Erhabenheit. Noch häufiger aber ist es die Schulter, und am Meisten die rechte, die die Aufmerksamkeit durch ihre Missstaltung auf sich zieht.

Dieselbe ist nämlich gewöhnlich grösser und weiter vom Rückgrath entfernt, als die linke, und während die linke flach vertieft, wie in einer Grube mit ihrem innern Rande am Rückgrath, und ihrem untern Winkel auf den Rippen liegt, ist die rechte weiter davon entfernt, mehr nach Hinten und Aussen gerichtet, und namentlich ihr unterer Winkel ist vom Rückgrathe abstehend und hervorragend.

Am häufigsten bemerkt man dieses beim Einschnüren, wenn man mit dem untern Winkel der rechten Schulter nicht so gut zurecht kommen kann, als bei der linken.

Nicht selten bemerkt man auch jezt schon eine verschobene, hohe, oder nach Vornen gedrängte Hüfte oder diese ist es, die zuerst die Aufmerksamkeit erregt.

Untersucht man nun ein solches Mädchen genauer, so findet man Folgendes:

Es ist eine Schlangenkrümmung des Rückgraths vorhanden, die Mitte des Rückgraths unter dem Schulterblatte ist konvex nach Rechts und etwas nach Hinten gerichtet, die linke Seite ist in dieser Gegend eingebogen; die grösste Konvexität nach Rechts ist ungefähr zwischen dem 3ten — 5ten Rückenwirbel, der Achselhöhle zugleich.

Die untere Rücken- und obere Lendengegend sind konvex nach Links, und rechts konkav,

die Rippen der rechten Seite unter der Schulter sind gewölbt nach Hinten und Rechts, die Rippen unter der linken Schulter sind hinten flach, vertieft, nach Vornen gedrängt,

die rechte Brust mit dem Brustbein ist flacher, kleiner, die Rippen gerade gezogen, die linke Brust ist grösser, voller, mit dem Brustbein nach Vornen gedrängt, die Rippen vornen gewölbt, oder deren Knorpel neben dem Brustbein hügelartig hervorragend.

Die Rippen sind ferner nach Rechts in der Mitte konvex, auseinander gezogen, unten konkav, mehr zusammengedrängt und über einander geschoben; umgekehrt sind die Rippen links in der Mitte übereinander geschohen und auf derselben Seite unten auseinander gerückt.

Die rechte Schulter ist voll, gross, ihr innerer Rand vom Rückgrath entfernt nach Aussen, ihr unterer Winkel vom Rückgrath entfernt und auf den nach der Seite und Hinten-gedrängten gewölbteren Rippen aufliegend, zum Theil frei nach Hinten stehend; die ganze Schulter voller, stärker, im Liegen nach der rechten Seite und nach Aussen fallend.

Das rechte Schulterblatt steht aber in Beziehung auf die Höhe niedriger, und eine Linie an die beiden Schulterwinkel oder Schulterhöhen gelegt, wird nicht horizontal laufen, sondern Rechts den Horizont unter einem spitzen Winkel schneiden.

Die linke Schulter ruht an und auf Rückgrath und Rippen, mit ihrem innern Rande und untern Winkel den gedachten Theilen anliegend, gleichsam in eine Vertiefung versenkt, die zunächst dem Rückgrath durch Vorwärtsdrängen der Rippen entstanden ist.

Das Schulterblatt selbst aber in Beziehung auf seine senkrechte Höhe steht höher, als das rechte.

Hiebei ist eine Erscheinung auffallend, die ich den Halsausschnitt nenne. Nämlich wenn die Person gerade steht, so ist die rechte Schulter mehr nach Hinten aber niedriger, die linke mehr an das Rückgrath mehr vertieft, aber höher, und nun ist die Ausschweifung des Halses vom Haupte bis zu der Schulterhöhe auf jeder Seite verschieden.

Gegen die niedrigere rechte Schulter läuft nämlich diese Ausschweifung in einer geraden Linie schräg herab, so dass eine Ausschweifung eigentlich gar nicht vorhanden, sondern nur eine schiefe gerade Linie gebildet ist, die etwas unter der Höhe des Ohres oder Zitzenfortsatzes anfangend, bis zum Oberarmkopfe fast wie ein Dach vorläuft, auf der linken Seite dagegen fängt diese Schweifung ebenfalls unter dem Ohre an, steigt mehr am Halse abwärts, fast senkrecht, und läuft dann in einem gefällig geschweiften Bogen, oft ein Bischen vertieft und dann wieder etwas erhaben, zum Oberarmgelenk. Man sehe der zweiten Tafel sechste Zeichnung.

Auch das Becken ist verschoben, und zwar meistens so, dass der rechte Hüftbeinkamm höher steht, als der linke, die obere und vordere Spitze desselben aber auf der linken Seite mehr nach Vornen gedrängt ist, als rechts.

Unter diesen Erscheinungen ergiebt sich nun eine dreifache Rückgrathskrümmung und Verdrehung.

Die grösste Ausbeugung der obern und mittlern Rückenwirbel steht nach Rechts, eine Ausbiegung der untern Rücken- und obern Lendenwirbel ist nach Links, und eine kleine Ausbeugung der obersten Rücken- und untersten Halswirbel ebenfalls nach Links gerichtet.

Die eine Verdrehung des Rückgraths um seine Achse ist in der Rückengegend von Vornen nach Hinten und Links, in der Lendengegend von Vornen nach Hinten und Rechts, so dass in der Rückengegend die Rippen rechts nach Hinten gezogen, links nach Vornen geschoben; in der Lendengegend, die Queerfortsätze wenigstens, links nach Hinten gezogen und rechts nach Vornen geschoben werden, und die Dornfortsätze oben gegen Links unten gegen Rechts gedreht sind.

Dieses ungefähr ist das Bild des Zustandes, bei einer etwas weiter vorgerückten Krümmung, und es braucht aber der Grad des Uebels nicht gerade besonders hoch zu sein, um dem geübten Blicke Alles dieses wahrnehmen zu lassen.

Es giebt viel grössere und viel geringere Missstaltungen, als die hier verzeichnete, diese aber ist ganz genau nach der Natur gezeichnet, wie ich diese Zustände am Häufigsten beobachtet habe.

Wenn ich auch gerne zugestehe, Vieles in meinem Buche aus andern Schriften entlehnt zu haben, so ist diese Schilderung gewiss mein Eigenthum und selbst gefunden.

Das Höherstehen der linken Schulter, oder derjenigen, die der ursprünglichen und grössten Krümmung gegenüber steht, die Halsausschweifung, und die Art der Stellung des Beckens habe ich nirgends so, wie hier, geschildert gefunden, und weil ich auch keine solche Zeichnung kannte, ein siebenjähriges Mädchen, bei dem alle diese Erscheinungen zugegen, aber in nicht sehr hohem Grade vorhanden sind, dazu abbilden lassen. Man vergleiche nochmals der zweiten Tafel sechste Figur.

Pravaz giebt ein etwas verschiedenes Bild, das er aber selbst aus Shaw entlehnte. Z. B.

„Zwischen dem siebenten und achten Jahre findet man Kinder beiderlei Geschlechts, doch mehr Mädchen, als Knaben, eine Veränderung der Gestalt ihres Körpers erleiden."

„Man bemerkt, dass die rechte Schulter mehr hervorragt, voller ist, als die linke; wenn man die beiden Schulterblätter in ihrer Beziehung zum Rückgrath vergleicht, entfernt sich der innere Rand des rechten, indem er sich schief von Innen nach Aussen und Oben nach Unten zieht, sein unterer Winkel, statt auf den Rippen aufzuliegen, ist erhaben, so dass der innere Rand des breiten Rückenmuskels, der ihn im normalen Zustande bedeckt, unter ihm liegt."

„Die linke Hüfte ist voluminöser, als die rechte, und ihre Entfernung von der Achsel kleiner. Dieses erregt eine Art von Hinken, und im Gange drängt sich die eine Seite vor. Der rechte Theil der Brust ist rundlicht und erhaben, während Seite und Lendengegend eingedrückt sind. Umgekehrt verhält es sich links, wo der Thorax eingedrückt und die Lenden bedeutend aufgetrieben erscheinen. Hier ist doppelte Krümmung, Oben konvex nach Rechts und Unten konkav dahin."

„Die Konvexität des Dorsaltheiles entfernt die Queerfortsätze und vergrössert die Entfernung zwischen den Rippen, erzeugt die Auftreibung des Thorax und die Wölbnng der Rippen nach Hinten, und treibt das Schulterblatt nach Oben und Vornen."

„Die linken Rippen in der Konkavität des Bogens sind zusammengedrängt und genähert, daher das Niedrigerstehen der Schulter und die Verkleinerung der Brust. Die umgekehrte Biegung zeigt unten Eindrückung der rechten Seite und Auftreibung der linken Lendengegend."

Diesem von Pravaz aufgestellten Krankheitsbilde kann ich meine Zustimmung nicht ganz gewähren; nach langem Nachdenken, um diese Schilderung mit meiner Beobachtung und Erfahrung zu vereinigen, fand ich endlich in Shaw eine Stelle, wo es heisst: „Wenn das Rückgrath nicht sehr, oder erst anfangend verkrümmt ist, so ist die Schulter der konvexen Seite höher und die Brust grösser, ist aber die Krümmung weiter fortgeschritten, so kann an derselben konvexen Seite die Schulter gross und rund, die Brust platt und kontrahirt sein.

„Es wird auch beobachtet, dass die Brust und der obere Theil des Halses auf der linken (konkaven) Seite höher sind, während dieselben Theile der rechten Seite, obgleich das Schulterblatt hervorstehender ist, niedriger sind."

Ich habe fast jedesmal das linke, d. h. dasjenige Schulterblatt, das der ursprünglichen und grössten Krümmung entgegengesezt war, höher gefunden. Niemals fehlte die Gegenkrümmung in der Lendengegend, sehr häufig glaubte ich eine zarte Gegenkrümmung in der Nackengegend zu bemerken.

Nun bin ich in dem Falle, fast allen französischen und englischen Schriftstellern über diesen Gegenstand — teutsche, mit Ausnahme Jörgs, giebt es nicht — widersprechen zu müssen, indem ich behaupte, dass fast immer das linke Schulterblatt das höhere sei, und ich kann meiner Erfahrung zu Folge mich von nichts Anderem überzeugen, als dass eine Urkrümmung in der Rückengegend zwei Gegenkrümmungen, die eine in der Lenden- und die andere in der Nackengegend erzeuge, deren erstere das Becken auf der rechten, deren zweite die Schulter auf der linken Seite erhöht. Doch glaube ich auch den Widerspruch lösen zu können, wenn ich auf die Zeiträume der Missbildung aufmerksam und bemerkbar mache,

dass, so lange die Krümmung einfach ist, d. h. nur ein Bogen, nämlich die Konvexität nach Rechts besteht, auch die rechte Schulter die vollere und höhere, so wie auch in diesem Falle die linke Hüfte die vollere und höhere sei, dieses aber den ersten Zeitraum des Uebels bezeichne, wie Tafel II Figur 2; dass bei ausgebildetem Uebel im zweiten Zeitraum, wo mehrere Krümmungen vorhanden sind, die rechte Schulter voller, die linke höher, die rechte Hüfte höher, die linke nach Vornen gedrängt sei,

und in dieser Hinsicht mögen Shaw und Pravaz, aber auch ich, Recht haben, wenn jene vom Beginne und Ursprunge handeln, ich aber von dem ausgebildeten Uebel spreche.

Nach diesen Erörterungen nun noch mehrere Einzelnheiten,

Durch irgend eine Veranlassung, sei es üble Haltung und Stellung, Schwäche oder Uebermass der Muskelthätigkeit, treten mehr oder weniger Wirbel nach einer oder der andern Seite hervor, gewöhnlich zwischen dem fünften oder sechsten Halswirbel bis zehnten oder zwölften Rückenwirbel, nach Rechts; oder die untere Rücken- und obere Lendengegend nach Rechts oder Links — so dass die Seite, nach der die Hervortretung geschieht, gewölbt wird, die andere Seite wird konkav. Im geringern Grade, beim

Ursprung des Uebels bemerkt man nichts weiter, als dass die konvexe Seite, breiter und voller, die Schulter dieser Seite etwas höher, und das Rückgrath etwas nach dieser Seite ausgewichen ist.

Die konkave Seite bildet eine Falte, zu der sich bald mehrere gesellen, was deutlich von der vorhandenen Einbiegung zeugt.

Höchst selten erfolgt Naturheilung, im Gegentheil wird das Uebel immer schlimmer, die Krümmung wird nach und nach immer grösser, die Falten der konkaven Seite vermehren sich, die konvexe Seite nimmt an Breite und Völle zu. Nun beginnen auch bald die anhängenden Gebilde, Rippen, Becken und Schultern an der Missstaltung Theil zu nehmen.

Jezt ist noch die Schulter der rechten, oder überhaupt der Seite, auf der die ursprüngliche Krümmung ist, die höhere, eben so die Hüfte der entgegengesezten Seite die vollere und höhere.

Diesen so eben geschilderten Zustand begreife ich unter dem ersten Stadium des Uebels.

Nun tritt aber das zweite Stadium ein, und Alles gewinnt eine andere Gestalt. Es kommt die Gegenkrümmung hinzu, unten die erste, oben die zweite, und zwar in entgegengesezter Richtung, so dass, wenn wie hier, die ursprüngliche Krümmung nach Rechts, die Gegenkrümmungen nach Links gerichtet sind. Ist also die ursprüngliche Krümmung der Rückengegend gewölbt nach Rechts, so ist die untere Gegenkrümmung in der Lendengegend und die obere in der Nackengegend gewölbt nach Links. Sollten sich noch mehrere Gegenkrümmungen bilden, so würde die dritte wieder nach Rechts sich wenden, und dadurch wird die ganze Wirbelsäule schlangenförmig verbogen.

Wo mehrere solche Krümmungen sind, da hebt eine die andere auf, sie bewirken nur Ausgleichung der Schwere und Erniedrigung der Wirbelsäule.

Die Person erscheint kleiner, aber nicht schief. Wo die Krümmungen gross sind, dort sind es nur zwei, oder gar nur eine, und hier ist die Missstaltung viel grösser, als wo mehrere kleinere Krümmungen sind, von denen jede die Richtung der andern wieder aufhebt.

Während der Entwicklung der Seitenkrümmung bildet sich nun auch schon die Drehung, und je mehr die Wirbel leiden, um so mehr werden auch die Rippen missstaltet.

Die Rippen werden an der gewölbten Seite konvex, am Meisten nach Hinten, und während sie nach Hinten eine Hervorragung und einen Höcker bilden, wird die Brust Vornen flach, und wohl in der Gegend des Brustbeins eingedrückt. Ihre Erhebung und grössere Wölbung ist nahe am Rückgrath nach Hinten und Aussen, durch diese Biegung werden sie aber, wenn das Brustbein fest steht, in der Mitte und von Vornen her gerade gezogen, und der Durchmesser der Brust dadurch von einer Seite zur andern ver kleinert.

Auf der konkaven Seite weichen aber die Rippen zu sehr nach Vornen ab, und machen dadurch in der Gegend des Brustbeins eine Hervorragung, während sie nach Hinten am Rückgrathe eine Vertiefung bilden, in der die Schulter liegt. Nur ist vornen wegen Nachgiebigkeit der Rippenknorpel, die sich in ihrer natürlichen Lage zu erhalten suchen, die Verschiebung geringer.

Wenn man nun erwägt, wie einerseits die Rippen durch die Krümmung auf der konvexen Seite auseinander gezogen, und auf der konkaven über einander geschoben, und durch die Drehung zum Theil nach Hinten gezogen, zum Theil nach Vornen geschoben werden, so lässt sich die Grösse der Verunstaltung erklären, die man oft erblicken muss.

Bei diesen bis jezt geschilderten schon ziemlich komplizirten Missstaltungen, indem Seitenkrümmung und Verdrehung zusammengetreten sind, stehen die Wirbel den Bückgraths schlangenförmig gestellt über einander, zugleich haben aber einzelne oder mehrere der Verdrehung nachgegeben, und es sind die Dornfortsätze oft so aus ihrer Normallage abgewichen, dass sie sich nach der konkaven Seite gewendet und gleichsam dort verschlüpft haben, und die Queerfortsätze der konvexen Seite fast an ihre Stelle getreten sind.

An den untern Rücken- und den Lendenwirbeln macht jedoch die Verdrehung weniger Missstaltung, als an den Rückenwirbeln, weil sich da nur kürzere freistehende, oder gar keine Rippen befinden, und der Bau der Gelenkfortsätze an den Lendenwirbeln der Drehung so sehr entgegen steht.

An den Rippen ist das Brustbein befestigt, das je nach Verhältniss der Verbiegung und Verschiebung der Rippen in diese Umgestaltung eingegangen ist, so dass es, seltener oben, meistens in der Mitte oder unten hervorgedrängt erscheint, eben so auch auf der einen oder andern Seite.

Das Becken ist durch das Kreuzbein zunächst an die Wirbelsäule befestigt, und die Wirbelsäule ruht selbst darauf, daher der gegenseitige Einfluss der Beckenstellungen und Rückgrathskrümmungen, von dem oben schon die Rede gewesen ist. Je grösser die Verunstaltung des Rückgraths ist, und je näher diese dem Becken liegt, desto grösser ist ihr Einfluss auf das Becken. Hoch gelegene und leichtere Krümmungen der Wirbelsäule bringen wenig Nachtheil.

Nimmt das Becken Antheil, so ist die Art seiner Missstaltung doppelt. Es tritt nämlich eine Verschiebung und eine Verdrehung ein.

Die Verschiebung geschieht von einer Seite zur andern, so dass der Kamm des einen Hüftbeins höher steht, als der des andern. Ist nur eine einzige Krümmung vorhanden, so ist die höhere Hüfte auf der Seite der Konkavität, die Wirbelsäule selbst neigt sich an dieser Seite herab und der Raum zwischen Achselhöhle und Becken wird kleiner, als auf der andern Seite. Die Richtung der Schwere selbst drängt das Becken in die Höhe und nach Aussen, um dem nach der entgegengesezten Seite ausgetretenen Schwerpunkt leichter zu stützen, der Druck der Wirbelsäule auf das Kreuzbein hilft dieses und damit das Becken in die angegebene Richtung drängen, und am Meisten wohl sind es die Muskeln, die auf der konkaven Seite Rückgrath und Becken gegen einander ziehen und zu nähern suchen.

Ist nur eine einzige Krümmung, z. B. nach Rechts, da, so ist das Becken an der linken Seite höher, und seine Queerdurchmesser werden Rechts den Horizont unter einen mehr oder minder spitzen Winkel schneiden. Man sehe der zweiten Tafel dritte Figur. Sind aber mehrere Krümmungen vorhanden, und tritt die Beckenverkrümmung hinzu, so behält die Konkavität der untersten Krümmung die Eigenschaft, dass auf ihrer Seite das Becken hoher steht.

Ist also die ursprüngliche Krümmung in der Rückengegend nach Rechts und die Gegenkrümmung in der Lendengegend nach Links, so ist wieder das rechte Hüftbein das höhere und die Queerdurchmesser neigen sich nach Links.

Man sieht aber, dass diese Stellung des Beckens nur eine Gegenkrümmung des Kreuzbeins ist, das seine Längenachse in eine der Wirbelkrümmung entgegengesezte Richtung zu bringen sucht.

In die Verdrehung muss das Becken eingehen durch die Verbindung des Kreuzbeins mit der Wirbelsäule.

Besteht bei einfacher Rechtskrümmung auch nur eine einfache Linksdrehung, so wird Kreuzbein und Becken dieser folgen, und die auf der konkaven Seite bereits in die Höhe geschobene linke Hüfte auch nach Vornen verdreht sein; sind aber zwei Krümmungen mit ihren Drehungen vorhanden, so ist die Stellung noch komplizirter. Es sei namlich die Urkrümmung, wie immer angenommen, nach Rechts, und die Gegenkrümmung nach Links, so steht die rechte Hüfte höher, und wie diese der untern Krümmung folgt, so muss sie auch der untern Drehung gehorchen. Dreht nun die Urkrümmung von Rechts nach Links, so dreht die Gegenkrümmung von Links nach Rechts, und es müsste demnach die höhere rechte Hüfte auch die nach Vornen gedrängte sein. Es ist aber dem nicht so.

Da namlich in der Rückengegend die Drehung gegen Links sehr stark, und die Lendengegend dem Bau ihrer Knochen nach zur Drehung wenig geeignet ist, so kann die Gegendrehung die Richtung der Urdrehung nicht ganz aufheben. Sieht man auch, dass die Queerfortsätze der Lendenwirbel etwas nach Hinten heraustreten und ihre Gegend voller machen, so vermag diese geringe Ortsveränderung die grössere obere nicht aufzuheben, die gesammte Wirbelsäule folgt also der ersten Drehung, und drängt mit ihrem Ueberschusse über die Gegendrehung die linke Hüfte nach Vornen.

Es ist also in diesem Falle die rechte Hüfte die höhere, und die linke ist nach Vornen geschoben.

Nicht so unmittelbar als das Becken sind die Schultern mit der Wirbelsäule verbunden, es erleiden aber dennoch die Schulterblätter bedeutende Veränderung in ihrer Stellung und Lage, und wiederum gilt der Grundsatz, je mehr die Wirbel betheiligt sind, um so mehr leiden die Rippen, je mehr die Rippen, desto mehr die Schultern.

Im leichtern Grade und bei einfacher Krümmung tritt das Schulterblatt der konvexen Seite, so wie nach Hinten so auch nach Oben, und ist auch das höhere, weil es die Rippen nach Hinten, und die Konvexität der Wirbelsäule nach Oben heben.

Werden die Rippen sehr gewölbt, wie gewöhnlich die 4te bis 8te mehr, als die 1ste bis 4te, so treiben sie den untern Winkel nach Hinten, und der obere Theil tritt mehr nach Vornen. Ist die Konvexität der Rippen nahe am Rückgrath und gross, so drängen sie auch das Schulterblatt nach Aussen, so dass es nicht mehr an der hintern, sondern an der aussern Seite des Rumpfes liegt.

Entsprechend ist die linke Hüfte die höhere.

Ist Gegenkrümmung eingetreten, so ist die Gestaltung anders, die rechte Schulter bleibt die vollere nach Hinten und Aussen, die linke wird aber durch die Konvexität der in der Nackengegend entstehenden obern Gegenkrümmung nach Oben geschoben, und höher, als die rechte, bleibt aber immer näher am Rückgrath, in der durch die Vorwärtsdrehung der linken Rippen entstandenen Höhlung.

Dabei verändert sich nun die Halsausschweifung in der Art, wie oben schon angegeben, das die linke Seite bogenförmig geschweift, die rechte gerade herabhängend wird.

Auch die Schlüsselbeine gehen in diese Umgestaltung ein, und zeigen Vornen die linke Schulter höher als die rechte.

Dieses wäre eine Schilderung der ausgebildeten Schlangenkrümmung, und weil ich glaube, dass diese Darstellung eigenthümlich, und bloss nach der Natur, wie ich sie unzählige Male, und fast nie anders, beobachtet habe, gezeichnet ist, so wiederhole ich nochmals kürzlich die einzelnen Momente, wie sie auf der zweiten Tafel sechsten Figur abgebildet sind.

Ursprüngliche Rückenkrümmung nach Rechts;
untere Gegenkrümmung in der Lendengegend } u. Links;
obere Gegenkrümmung in der Nackengegend }
Drehung in der Rückengegend nach Links,
Gegendrehung in der Lendengegend nach Rechts;
rechte Hüfte höher;
linke Hüfte niedriger nach Vornen gedrängt;
rechte Schulter voller nach Hinten und Aussen;

linke Schulter höher, nahe am Rückgrath;
Halsausschweifung rechts gerade, links bogenförmig.

In Beziehung auf Schultern und Hüften besteht nun der Gegensatz:

rechte Hüfte und linke Schulter höher, linke Hüfte nach Vornen, rechte Schulter nach Hinten.

Nicht selten tritt zur Seitenkrümmung auch eine geringe Neigung nach Hinten, so dass dann die Missstaltung aus drei Richtungen, der nach der Seite, der nach Hinten, und der Drehung zusammengesezt ist.

Meine Erfahrung zeigte mir in solchen Fällen die Seitenkrümmung in der Rücken-, und die Neigung zur Rückwärtskrümmung in der Lendengegend, so dass die seitliche Gegenkrümmung in der Lendengegend auch etwas nach Hinten gerichtet wär.

Zustand der einzelnen Theile.

Alle Verkrümmungen der einzelnen Theile des Rumpfes sind bis jezt als von der Missstaltung der Wirbelsäule abhängig betrachtet worden. Sie können aber auch alle für sich bestehen, ohne Beziehung zum Rückgrath. Doch davon wird noch später die Rede sein.

Hier nur einige Notizen über den Zustand derjenigen Gebilde, die die Wirbelsäule konstituiren.

Die ganze Wirbelsäule selbst ist verbogen, missbildet, schlangenförmig verkrümmt, und die Grösse der Bogen und ihre Wölbung selbst wieder verschieden.

Die Knochen sind verschoben, doch nie verrenkt, nie aus ihren Gelenkverbindungen getreten; so wohl im Ganzen an der Wirbelsäule, als im Einzelnen sind sie aber ungleich gestellt, höher tiefer, niedriger, sind verdreht, so dass oft der einzelne Wirbel an seiner obern Fläche anders verdreht ist, als an seiner untern.

Von der Abschleifung der Wirbel, als Kuben, ihren dann erworbenen schiefen keilförmigen Flächen, und ihrem Abgleiten aufeinander ist schon I. 205 — 207 die Rede gewesen, und überhaupt zu bemerken, dass die Schlangenkrümmung grösstentheils varietas habitualis und muscularis, selten varietas ossaria, fast nieunde dyscratica sei; daher von Entartung der einzelnen Gebilde weniger zu bemerken ist.

Von Muskeln und Bändern gilt fast dasselbe.

Kleine Krümmungen sind oft nur vom Nachgeben der Bandscheiben abhängig, ohne Leiden der Muskeln und Knochen; überhaupt sind die Bänder auf der konvexen Seite mehr ausgedehnt und gespannt, auf der konkaven mehr zusammengezogen.

Ueber eigenthümliche Krankheiten der Bänder und Muskeln ist I 159 — 174 genug verhandelt.

Die Muskeln sind dort stärker, wo sie durch überwiegende Kraft wirken, schwach, ausgedehnt, wo sie durch Paralysen ihrer Thätigkeit beraubt sind, im Gegentheil hart, gespannt, fest, unbeweglich, wo Kontraktur vorherrscht.

Die Missstaltung durch die Seitenkrümmung ist oft auf das Höchste getrieben. Die Wirbelsäule ist oft wenig verkrümmt und die Wirkung einer kleinen

Krümmung auf den ganzen Körper sehr bedeutend. Eine etwas grosse Missstaltung einiger weniger Wirbel ist auffallender, als eine schlangenförmige Krümmung des ganzen Rückgraths. Die Verunstaltungen der Seitenkrümmung sind sich auf beiden Seiten nicht gleich, oft auf jeder Seite anders, und sich entgegengesezt.

Die Eintheilung in Varietäten betreffend ist schon gesagt worden, dass die Seitenkrümmung mehr und häufiger von Gewohnheit, Haltung, Muskelgebrauch ausgehe, und Knochenleiden oder Dyskrasieen seltener getroffen werden.

Die einzelnen Formen sind:
Verkrümmung in der Nacken- und Rückengegend, Verkrümmung in der Rücken- und Lendengegend, jede nach Rechts oder Links.

Die Verkrümmung der Rückengegend nach Rechts ist die häufigste, ihr Mittelpunkt ist meistens unter dem Schulterblatt, zwischen dem 5ten und 6ten Hals- und 10ten bis 11ten Rückenwirbel, von denen einer nach Rechts ausgewichen ist, und am Meisten leidet. Dieses ist meist die ursprüngliche Krümmung, und durch überwiegende Muskelkraft der rechten Seite veranlasst, im Grunde nur Vergrösserung der natürlichen Rechtskrümmung der Wirbelsäule. Das Uebel ist daher meistens Anfangs Curvatura muscularis, der Kappen- Rauten- hintere obere Säge-Muskel, und überhaupt die Muskeln, die das Schulterblatt fixiren, um dem Oberarm einen festen Stützpunkt zu geben, überwältigen ihre Antagonisten und ziehen durch das Schulterblatt die Wirbelsäule nach Rechts. Alle Leute, die Rechts sind, beugen sich bei der Anstrengung nach Links und begünstigen die Abweichung nach Rechts. Die rechte Schulter wird voller höher, als die linke, und steht weiter ab. Volleres Aussehen ist Anfangs weniger Verschiebung der Rippen, als einstweilen das Vollerwerden der Muskeln, die Verschiebung folgt aber bald nach.

Der zweiten Tafel zweite Figur hat diesen Zustand bezeichnet.

Eben so gut tritt aber derselbe Zustand nach Links ein, und ich erinnere mich gerade eines eilfjährigen Mädchens, bei der das Rückgrath kaum, oder nur höchst unbedeutend nach Links gebogen ist, die linke Schulter höher, etwas weiter vom Rückgrath entfernt steht, als die rachte, und der 4te — 6te Rippenknorpel rechts zwischen Brustbein und Rippenknochen hügelartig nach Vornen getrieben ist.

In diesem Falle, wie in dem auf der zweiten Figur gezeichneten, ist noch keine Gegenkrümmung vorhanden. In diesen Fällen bildet sich aber die Gegenkrümmung unterhalb der Urkrümmung wie solches auf Figur 3 angedeutet ist. Ueber die Art der Entstehung der Gegenkrümmung ist schon genug gesagt, so dass die Figur sich von selbst erklärt.

Die Seitenkrümmung in der Rücken- Lendengegend beruht auf fehlerhafter Gewohnheit sich auf eine Seite zu neigen, auf einem Beine zu stehen, Verkürzung oder sonstiger Verkrümmung des einen Fusses. Dann ist sie idiopathisch, selbst Urkrümmuug, und erzeugt ihre Gegenkrümmung oben in der Rückengegend.

Ist im vorigen Falle die Ursache der Krümmung mehr in überwiegender Muskelkraft der gewölbten Seite, so ist es hier das Ueberwiegen der Kontraktur an der konkaven.

Die Wirbelsäule wird durch die Schwere des herabsinkenden Thorax nach der Seite geneigt, wodurch die seitlichen von den Rippen zum Becken verlaufenden Muskeln sich zusammen zu ziehen, und Wirbelsäule und Becken zu nähern suchen.

Endlich darf hier nicht übergangen werden die Schlangenkrümmung von Vornen nach Hinten, oder umgekehrt, was übrigens ganz nach den abgehandelten Gesetzen der Mechanik des menschlichen Leibes, nur ohne Drehung, geschieht.

Vergrösserung der natürlichen Krümmungen ist hier meistens der Anfang, und Gewohnheit, Beschäftigung, Muskelschwäche, oder irgend eine Veranlassung lassen nun das Uebel grösser werden.

Der zweiten Tafel vierte Figur zeigt eine solche Rückwärts-, derselben Tafel fünfte Figur eine Vorwärtskrümmung, deren jede ihre entsprechende Gegenkrümmung, doch ohne Drehung, zur Folge hat.

Die Missstaltung ist auf jeder Seite gleichförmig, bleibt in der Lendengegend als Vorwärtskrümmung wohl immer nur auf niedriger Stufe ihrer Ausbildung stehen, kann aber allerdings auch endlich einen höhern Grad erreichen. In Figur 5 wirken die Rückenmuskeln und die Lendenmuskeln in der Richtung der bezeichneten Linien auf beiden Seiten gleichförmig, und nähern die Lenden- und untere Rückengegend der Wirbelsäule dem Becken, wodurch die Lendenwirbel ihre natürliche Vorwärtsbeugung vergrössern, und endlich konvex nach Vornen gedrängt werden müssen.

Grosse Neigung des Beckens ist wohl Hauptursache. Seltener entsteht diese Art von Lendenkrümmung idiopathisch, in diesem Falle erzeugt sie auch ihre Gegenkrümmung in der Rückengegend, meist ist sie selbst nur Gegenkrümmung der Urkrümmung in der Rückengegend, und hier meistens mit der Winkelkrümmung in Verbindung. Aber auch bei Winkelkrümmung der Rückengegend aus Zerstörung der Substanz der Knochen und Ligamente, bleibt die Lendenvorwärtskrümmung meist nur auf der Stufe der Curvatura muscularis stehen.

Die Rückwärtskrümmung Figur 4 beruht auf Muskelthätigkeit, nämlich durch Ueberwiegen derjenigen Parthieen, die die Brust vornen gegen das Becken herabziehen, und denen die Rückenmuskeln das Gleichgewicht nicht mehr halten können. Die Wirbelsäule krümmt sich unter dem Einflusse einer Kraft, die auf beiden Seiten gleichförmig wirkt, wie die Linien bezeichnen, und das Rückgrath wird endlich der Bogen, von dem diese Linie die Sehne ist. Vorwärtsneigen, Arbeiten an zu niedrigen Tischen, Muskelschwäche und dergleichen geben die häufigsten Veranlassungen dazu.

Das Rückgrath wölbt sich nach Hinten, die Rippen werden an den Seiten gerade gezogen, weil sie der Ausweichung der Wirbel folgen, die Schultern stehen meist mit dem untern Winkel nach Hinten, mit dem obern nach Vornen, die ganzen Schulterblätter steigen etwas in die Höhe, fallen aber nach Aussen, nach Rechts und Links; das Gesicht nimmt eine eigenthümliche Haltung an, indem der Bucklige den Kopf zurückzieht; auch das Becken erleidet Veränderungen. Ein Mehreres über diese Art von Krümmung im folgenden Abschnitt unter der Winkelkrümmung.

Je ausführlicher die Schriftsteller über die Folgen der Schlangenkrümmung gewesen sind, als Jörg, Shaw, Harrison, Delpech, um so kürzer werde ich diesen Gegenstand behandeln.

Die Hauptfolgen dieser Verkrümmung sind der Druck und die Verschiebung aus ihrer Lage, die die mit der Krümmung in Beziehung stehenden Theile erfahren müssen.

In der Brust werden die Lungen gedrückt, eingeengt, aus ihrer Lage geschoben, und so giebt die Krümmung Veranlassung zu vielen Krankheiten des Respirationssystems und der Lungensubstanz selbst. Schwerathmigkeit, Husten, Lungenknoten u. s. w. sind die nächsten Erscheinungen.

Das Herz und die grossen Gefässe der Brusthöhlen werden verschoben und ihrer Freiheit beraubt, dadurch entstehen Fehler in der Zirkulation des Blutes, Herzklopfen, Fehler des Pulsschlages, Kälte der Glieder u. s. w.

Im Unterleibe geschieht dasselbe, Druck und Verschiebung des Magens, der Gedärme, Leber, Milz. Nieren, erzeugen die mannigfaltigsten Uebel in der Ernährung. Stockungen im Drüsen- und Pfortadersystem, Fehler in den Ab- und Aussonderungen werden dem Drucke entsprechender Gebilde bald folgen.

Eben so leiden die Eingeweide des Beckens an Fehlern der Entwicklung und Funktion.

Nervenzufälle aller Art durch Druck, Spannung, Zerrung, veranlasst, treten ein, Krämpfe, Zuckungen, Schmerz, Lähmungen u. s. w.

Endlich Abmagerung, Zehrfieber, und noch viele andere Zufälle, die sich in jedem einzelnen Falle leicht als Folgen der Krümmung werden ermitteln lassen.

In wie fern solche Zufälle Folgen der Krümmung sind, und mit deren Heilung auch von selbst verschwinden, davon ist in der ersten Abtheilung schon die Rede gewesen.

Die Vorhersagung über die Heilbarkeit ist nicht sehr günstig.

Das Uebel ist schwer zu heben, weil es vielfache Missstaltungen des Körpers mit sich bringt. Die Krümmung der Wirbelsäule selbst ist meistens nicht einfach, und dann sind noch Rippen, Brustbein, Becken, Schultern, in die Verunstaltung verwickelt.

Die Dauer und Grösse des Uebels, das Alter der leidenden Person, der Grad des Ergriffenseins der Substanz an den verkrümmten Theilen, geben Anhaltspunkte zur Prognose.

Die Varietät, der jede Krümmung zugezählt wird, entscheidet wohl das Meiste.

Gedult und Ausdauer der Kranken ist auch kein kleines Moment bei einer orthopädischen Heilung.

Winkelkrümmung.

Man versteht unter Winkelkrümmung diejenige Art der Verunstaltung des Rückgraths, bei der die Wirbelsäule in einen Winkel gebrochen ist, so dass die obere und untere Parthie nicht allmählig und durch einen Bogen in einander übergehen, sondern diese beiden Stücke an der Biegungsstelle unter einem Winkel an einander stossen.

Meistens beruht diese Art der Missstaltung auf mehr oder weniger tiefgreifender Zerstörung der Wirbelsubstanz.

Es ist bei diesem Uebel die Wirbelsäule also nicht bogenförmig, nicht schlangenförmig verkrümmt, wie in der vorigen Art, sondern die Wirbelsäule ist in einen stumpfen, rechten, ja mehr oder weniger spitzigen Winkel gebrochen, und die Dornfortsätze der konvexen Seite liegen nicht einer neben dem andern in einer wenig verschiedenen Richtung, sondern ein Dornfortsatz macht ein spitziges Ende der Konvexität, ist der am Meisten hervorragende Punkt der Wirbelsäule.

Diese Gattung der Missstaltung ist fast eben so mannigfaltig als die vorige.

Die Richtung dieser Missstaltung ist aber fast immer in der Durchschnitts-Ebene der Dornfortsätze, d. h. in der Richtung von Vornen nach Hinten, oder Hinten nach Vornen.

Ich will dadurch keinesweges läugnen, dass die Winkelkrümmung auch nach der Seite vorkommen könnte, es dürfte nur ein oder der andere Wirbelknochen auf der Seite eine Zerstörung oder Substanzverlust erlitten haben, so würde auch hier die winklichte Verkrümmung eintreten, wo sonst nur die schlangenförmige zu erscheinen pflegt, und, so wie ich auch erst am Ende des vorigen Abschnitts eine schlangenförmige Krümmung in der Richtung von Vornen nach Hinten bezeichnet habe, wo eigentlich nur die winklichte zu Hause ist, eben so werde ich auch am Ende dieses Abschnittes ein Beispiel von Winkelkrümmung nach der Seite aufstellen.

Dass es nicht Willkühr von mir sei, die Krümmung nach Hinten als winklichte aufzuführen, zeigt die Erfahrung, und auch Jörg äussert sich hierüber eben so. „Eigen ist es, sagt er, und muss es dieser Verunstaltung sein, dass sie weit weniger, als die Skoliose, in der Form eines regelmässigen Bogens existirt. Meistentheils nähert sich dieselbe einem Winkel mehr, als einem Bogen, so wie es bei der Seitenkrümmung des Rückgrathes umgekehrt der Fall ist."

Da nun aber dieses Uebel fast immer in der Richtung nach Hinten erscheint, so habe ich für diese Missstaltung den Namen Winkelkrümmung auch in der Art angenommen, dass unter dieser Benennung, wenn es nicht besonders angegeben ist, stets die Krümmung nach Hinten zu verstehen ist, ohne dabei die Möglichkeit des Vorkommens der winklichten Krümmung gegen die Seiten, oder der bogenförmigen nach Hinten bestreiten zu wollen.

Durch ihre Richtung ist nun die Winkelkrümmung eben so sehr, als durch ihre Gestaltung von der Schlangenkrümmung unterschieden, und es bedarf nur eines Blickes auf die Gestalt des Rumpfes, um sich hievon zu überzeugen.

Durch diese Richtung aber besteht bei der Winkelkrümmung keine Drehung.

Da nämlich das Uebel grösstentheils auf Knochenleiden, sei es nun geschmälerte Ernährung, sei es Abschleifung durch erlittenen Druck, sei es rhachitische Erweichung, oder dergleichen Etwas, beruht, dieses Knochenleiden aber fast allemal die schwammigen Körper der Wirbel allein, oder wenigstens mehr als die härtern Fortsätze ergreift, so ist die Krankheit nicht auf einer oder der andern Seite grösser, sondern auf beiden Seiten gleich. In diesem Falle wirken nun auch die beiderseitigen Muskeln gleichförmig, es besteht keine einseitig überwiegende Muskelthätigkeit.

Ist nun durch die gesund gebliebenen Fortsätze das Rückgrath hinten höher, sind die Bandscheiben vornen zerstört, die Wirbelkörper erweicht, so drängt die Schwere von Hinten nach Vornen, der obere Theil des Rückgraths neigt sich vorwärts und die Krümmung hat ihre Wölbung oder ihre Spitze nach Hinten erhalten.

Wirkt nun dieser Druck der Schwere, namentlich durch die Gelenkfortsätze geleitet, auf beiden Seiten gleichförmig, und besteht keine einseitige Muskelthätigkeit, so kann auch keine Drehung der Wirbelsäule um ihre Längenachse erfolgen.

Die Abwesenheit der Drehung ist aber ebenfalls eine Haupteigenschaft der Winkelkrümmung.

Uebrigens gelten aber alle Gesetze des Muskelzuges und der Schwere eben so, wie bei der Schlangenkrümmung, wovon schon im ersten Abschnitte die Rede war.

Es erscheinen daher hier auch Krümmung und Gegenkrümmung, die sich eben so bedingen und von einander abhängig sind, wie bei der Schlangenkrümmung.

Rückenkrümmung also und Lendenkrümmung, deren jede die ursprüngliche sein und die andere zur Folge haben kann, stehen hier in demselben Verhältniss, wie bei der Schlangenkrümmung, nur dass dort die Richtung nach der Seite ging, hier aber von Hinten nach Vornen.

Es muss also ganz den abgehandelten Gesetzen der Schwere gemäss, die Rückwärtskrümmung in der Rückengegend ihre Gegenkrümmung in der Lendengegend nach Vorwärts erzeugen, und umgekehrt eine ursprüngliche Vorwärtskrümmung der Lendengegend eine sekundäre Rückwärtskrümmung der Rückengegend zur Folge haben.

Dadurch habe ich aber nun den Begriff, den man sonst mit Kyphosis und Lordosis verband, aufgehoben, und diese beiden Formen zusammengeworfen. Ihre Aehnlichkeit, dass sie nämlich in einerlei Richtung liegen, und einander bedingen, wird diese Vereinigung in einen Hauptabschnitt gestatten; da aber jede Art dennoch wieder besondere Eigenthümlichkeiten hat, werde ich diese beiden Missstaltungen als Unterarten der Winkelkrümmung abhandeln.

Wer über den Zusammenhang gedachter zwei Verkrümmungsformen noch nicht ganz im Reinen sein, und gerade keine lebenden Exemplare vor sich haben dürfte, der möge nur Jörg Tafel I Figur 2 betrachten, und sich überzeugen, dass die obere und untere Ausschweifung der Wirbelsäule die Gegenkrümmungen gegen die Mitten inne gelegene spitzige Winkelkrümmung sind.

Noch deutlicher ergiebt sich solches in Jalade Lafond Tafel XXIV, wo in Figur 1 an den Lendenwirbeln hauptsächlich, wie auch an den obern Rückenwirbeln die Gegenkrümmung sich ausspricht; sehr ausgezeichnet in Figur 2 an der Vereinigungsstelle der lezten Lendenwirbel mit dem Kreuzbein, wodurch der Vorberg sehr nach Vornen gedrängt, und das ganze Becken übermässig geneigt wird. Auch die Abbildung der Tafel XXII kann hieher bezogen werden.

Am deutlichsten ergiebt sich dieses wohl aus Delpech, Atlas, Tafel XLV.

Da übrigens die rechte und linke Seite im natürlichen Zustande sich gleich, die hintere und vordere sich aber ungleich sind, so kann man die Erscheinung der Gegenkrümmung nie so deutlich wahrnehmen, als bei der Seitenkrümmung, auch wird eine Gegenkrümmung weniger nothwendig, weil Kopf und Brustgebäude leicht der Ausweichung der Wirbelsäule nach Hinten das Gleichgewicht halten, endlich wird man eine deutliche Gegenkrümmung nicht erwarten können, wenn alle Theile zerstört und verwüstet sind.

Streng genommen sollten auch die Nackenkrümmung und die Kreuzbeinverkrümmung, in so fern sie winklicht sind, ebenfalls hieher gezogen werden; um ihrer oft bewährten Eigenthümlichkeiten willen sind sie aber besonders abgehandelt.

Da sich in diesen Fällen meist nur die natürlichen Krümmungen der Wirbelsäule erweitern und vergrössern, so ist in der Rückengegend fast immer nur Rückwärts-, in der Lendengegend fast immer nur Vorwärtskrümmung vorhanden, und die Vorwärtskrümmung in den meisten Fällen unbedeutend, so dass diese vielleicht eher Bildungsfehler oder Abweichung, als Missbildung zu nennen wäre.

1 Die Rückwärtskrümmung.

Es ist dieses diejenige Missstaltung, bei der das Rückgrath nach Hinten gewölbt ist, so dass ein Theil der Wirbel mehr oder weniger nach Hinten getreten ist, die sich meistens hier in einen Winkel gegen einander neigen, und mit einer spitzen Stelle nach Hinten hervorragen, keinesweges aber nach einer oder der andern Seite ausgewichen sind.

Das Uebel ist mannigfaltig und von verschiedener Grösse, oft gering und unbedeutend, oft ungeheuer.

Jörg hat auf seiner ersten Tafel Figur 2 und 3 Abbildungen gegeben. Nicht genug damit, er kannte eine Frau, die den Oberkörper tiefer als das Becken führen musste.

Jalade Lafond am angeführten Orte hat sehr gute Abbildungen geliefert.

Delpech im Atlas Tafel XXVIII und XXIX hat ebenfalls gute Zeichnungen geliefert.

Eben so Shaw auf seiner dritten Tafel 6ten Figur.

Eine auffallende Missstaltung hat Wenzel abgebildet, Tafel 3 und 4. Man muss diese Zeichnungen sehen, um sich einen Begriff von der Grösse der Missstaltung zu machen.

Mir selbst ist eine Frau bekannt, deren Rückgrath in der Lendengegend so sehr in einen rechten Winkel verkrümmt ist, dass die hintere Seite des Rückgraths die obere, die vordere die untere geworden ist, so dass also das Rückgrath eine horizontale Linie bildet, und in der Nackengegend beinahe noch etwas tiefer hängt, als an den Lenden. Das Gesicht ist nach Unten, die Augen auf den Boden geheftet, nur mit Mühe kann der Kopf an den Halswirbeln etwas rückwärts und aufwärts bewegt werden.

Es lassen sich übrigens Beispiele solcher Missstaltungen leicht beobachten, daher ausführlichere Beschreibung hier überflüssig ist.

Diese Verkrümmung zeigt also weit weniger einen regelmässigen Bogen, als die Seitenkrümmung, es ist mehr ein Heraustreiben einzelner Wirbel bei Kindern, oder wirkliche Winkelbildung bei Erwachsenen, was von der Ursache der Krankheit abhängt.

Es zeigt sich daher oft auch eine leichte Ausbiegung nach der Seite, wie umgekehrt auch bei der Seitenkrümmung nicht selten eine leichte Ausbeugung nach Hinten gefunden wird.

Das Uebel ist einfacher, als die Seitenkrümmung, da hier die Verdrehung fehlt, die Verunstaltung auf beiden Seiten gleichförmig ist, und wenigstens Anfangs, nur die natürlichen Krümmungen des Rückgraths vergrössert sind.

Natürlich ist es, dass die Krümmung an den obern Theilen des Rückgrathes, wo die Wirbel von den Rippen in ihrer natürlichen Lage fester gehalten werden, nie so gross werden und die Winkelgestalt so rein annehmen kann, als an den untern Rücken- und den Lendenwirbeln. Dagegen wird in den untern Rücken- und den Lendenwirbeln sich das Uebel immer leichter und schneller entwickeln, und sich zu einem höhern Grade steigern.

Hauptunterschied von der Seitenkrümmung bleibt immer bei dieser Form die Winkelbildung, indem die Wirbelsäule immer so gebogen wird, dass nur ein spitziger Dornfortsatz der hervorragendste Punkt bleibt. Mag nun im jugendlichen Alter bei Erweichung der Wirbelkörper und deren Zusammenquetschung dieser

Fortsatz nach Hinten herausgeschoben und hinausgedrängt werden, oder mag er im höhern Alter von Vereiterung und Verschwärung der Wirbel übrig geblieben sein, oder sind es auch mehrere Wirbel und ihre Fortsätze, die nach Hinten hervorgedrängt worden sind, wie ich mehrere Subjekte in Behandlung hatte; immer bildet ein Dornfortsatz den am Meisten hervorragenden Punkt, und der nächst obere und untere Fortsatz stehen schon wieder weniger hervor, und zwar tritt jeder nun folgende Fortsatz in der Art zurück, dass von Oben nach Unten und Vornen nach Hinten die obere, und von Oben nach Unten und Hinten nach Vornen die untere Parthie des Rückgraths schräg verläuft, und der Mittelpunkt, an dem sich diese Linien begegnen, die Spitze des Winkels bildet.

Die Gegenkrümmung ist oft unbeträchtlich, weil die Krümmung nach Rückwärts leicht in dem nach Vornen befindlichen Thorax und Kopfe ein Gleichgewicht der Schwere findet, und solches nicht erst durch anderweitige Missstaltung sich verschaffen muss.

Das Bild eines solchen Zustandes ist sehr verschieden, und an jedem Individuum anders.

Wichtig ist hierbei der Unterschied des Alters und der Ursache. Ein Beispiel einer Verkrümmung im höhern Alter habe ich selbst erzählt, und in dieser Lebensperiode, so wie wenn Gicht und Vereiterung der Wirbel die Ursache ist, vermag die orthopädische Hülfe wenig oder nichts; wir halten uns daher mehr an die Missbildungen des jugendlichen Alters aus Skropheln und Rhachitis, wo unsere Hülfe wenigstens Etwas vermag.

Die Seitenkrümmung zeigt sich meist im jugendlichen Alter vom fünften bis zwanzigsten Jahre, auch noch etwas später, die Winkelkrümmung in der Regel im kindlichen Alter von ein bis fünf Jahren, oder im höchsten über sechzig.

Im kindlichen Alter hat die Wirbelsäule nur erst eine Biegung nach Hinten, an der Vereinigung der Rücken - und Lendenwirbel, und hier erscheint auch im frühsten Alter in der Regel das erste Austreten und Hervortreiben der Wirbel. Sobald die natürlichen Krümmungen der Wirbelsäule sich entwickelt haben, wählt sich meist auch die Krankheit die natürliche Ausbeugung des Rückgraths zu ihrem ersten Ausgangspunkte und Hauptsitze. Es ist dieses auch sehr natürlich, da diese Wirbel am meisten Druck erleiden, daher am ersten nach Hinten getrieben werden.

Ein Mädchen von $7\frac{1}{2}$ Jahren, bei dem sich die Wirbelsäule wegen Erweichung der Knochen verkrümmte, dermalen aber bedeutend gebessert ist, zeigte folgenden Zustand.

Der 7te, 8te, 9te Rückenwirbel waren nach Hinten hervorgetreten, spitzig mit den Dornfortsätzen hervorstehend, der 8te am Meisten.

Das Rückgrath bildete oben eine schräge, nach Hinten bis zur Krümmungsstelle dachförmig verlaufende Fläche, unter dieser Stelle trat es wieder nach Vorwärts, mehr bogenförmig, in der Ledengegend eine bedeutende Vorwärtskrümmung bildend. Das Rückgrath war zugleich etwas nach Rechts geneigt, die Rippen rechts und links nach Hinten konvex, nach Rechts etwas mehr, als nach Links, die rechte Schulter ziemlich höher als die linke. Die Rippen rechts unter der Achselhöhle mehr gerade gezogen, daher eine weniger gewölbte Brust und diese Stelle tiefer, als auf der linken Seite.

Das Brustbein auf beiden Seiten nach Vornen getrieben, und zur Seite des Brustbeins rechts und links eine gewölbte Erhabenheit, doch rechts grösser und mehr nach Vornen. Die Rippen rechts sehr nach Vornen getreten, links weniger. Das rechte Schlüsselbein höher, als das linke. Der ganze Rumpf zwischen Kopf und Becken auch etwas nach Rechts hängend, das Becken selbst ohne merkliche Missstaltung.

Die Hauptsache bildeten die drei hervorgetretenen Rückenwirbel, davon der achte der hervorstehendste war, und das winklichte Verlaufen der Flächen des Rückgraths über und unter der Krümmungsstelle gegen dieselbe.

Bei Kindern in noch früherer Jugend bemerkte ich häufig das Austreten der Wirbel tiefer an den untersten Rückenwirbeln oder Lendenwirbeln, besonders durch äusserliche Verletzung entstanden, und dann nicht selten, mit Eiterung, die an der Wirbelsäule herabsteigend, in der Weichengegend an der Austrittsstelle der Schenkelarterie aus dem Unterleibe als grosser Beule zum Vorschein kam.

Die Entstehung der Krümmung an dieser Stelle mag in frühester Jugend ihren Grund auch noch darin haben, dass um diese Zeit nur eine einzige natürliche Krümmung vorhanden ist, die in dieser Gegend ihre grösste Hervorragung nach Hinten hat, daher auch diese Theile den grössten Druck erleiden.

Um diese Zeit entstandene Uebel der Wirbel tragen sich auch auf spätere über, in der sie oft erst in ihrer ganzen Grösse zum Vorschein kommen.

Ein jezt dreissigjähriges Mädchen, die das Uebel ungefähr in fünfzehnten oder sechzehnten Jahre erlitt, zeigt die untern Hals- und obern Rückenwirbel fast horizontal nach Hinten verlaufend, dort einen spitzigen Winkel bildend, dessen hintere Hervorragung etwas abgerundet eine Art Kegel macht. Unter dieser Stelle tritt das Rückgrath wieder nach Vornen, und tiefer zeigt sich auch noch Krümmung nach Vorwärts.

Das Brustbein ist nach Vornen in der Mitte stumpfwinklicht hervorgetrieben, die Rippen an den Seiten sind flach.

Die Schultern sind nicht nach Hinten, die Brüste nicht nach Vornen, sondern liegen fast in einer Fläche nach Aussen, so dass sie nur rechts und links zu sehen sind.

Die Entstehung des Uebels ist ungefähr folgende:

Ein Wirbel oder mehrere leiden, sie treten nach Hinten hervor, ihre Dornfortsätze bilden schroff hervorragende Spitzen. Die Dornfortsätze bleiben aber hinsichtlich ihrer senkrechten Lage über einander, weichen weder nach Rechts noch Links. Das Rückgrath neigt sich gegen die Krümmungsstelle, läuft horizontal oder schräg bis an den Punkt der grössten Hervorragung nach Hinten, und unter diesem wieder nach Vornen.

Das erste Austreten der Wirbel geschieht meistens durch Krankheit der Knochensubstanz in den Wirbelkörpern. Es kann eine äussere Gewalt, ein Stoss, Fall, oder sonst eine Verletzung die Veranlassung sein, hier tritt nun Entzündung, Geschwulst, Eiterung ein, und ist dieses noch nicht in den Knochen, so ist es einstweilen in dem ligamentösen Apparate.

Oder es ist Knochenerweichung im engern Sinne, die einen oder den andern Wirbelkörper befällt.

Ferner rhachitisches, skrophulöses Leiden, das die Wirbel ergreift, in spätern Alter Gicht.

Endlich kann es mechanischer Druck sein, den die Wirbel bei langem Vorwärtsbeugen erfahren, so dass ihre Körper abgeschliffen und Vornen niedriger werden.

In allen diesen Fällen wird die Substanz des Wirbels Vornen nachgiebiger, der Wirbel wird einem Keil nicht unähnlich dessen grösste Höhe und Dicke hinten, dessen Spitze vornen ist, und durch den Druck der Schwere wird dieser Keil zurück und nach Hinten geschoben, indem die andern Wirbel wie auf einer schiefen Fläche auf ihm abgleiten.

Diese Winkelkrümmung ist mehr örtlich, sie kann jeden Theil der Wirbelsäule befallen, jeder bietet seine eigenen Erscheinungen dar, im ganzen aber wird der übrige Körper nicht so sehr verunstaltet, als bei der Seitenkrümmung.

Entsteht die Krümmung an dem Rücken, so werden natürlich Rippen, Brustbein und Schultern mehr missstaltet, dagegen das Becken mehr verschont, trifft die Verkrümmung tiefer gegen die Lenden zu, so werden die Brustgebilde weniger ergriffen, dagegen das Becken in desto grössere Mitleidenschaft gezogen werden.

Vom Verhältniss der Gegenkrümmung ist schon die Rede gewesen, und muss es später nochmals sein, daher hier nur noch die Bemerkung, dass wenn auch die ursprüngliche Krümmung winklicht ist, die Gegenkrümmung dennoch bogenförmig sein kann, da jene von Krankheit der Knochensubstanz, diese nur vom Streben nach Gleichgewicht veranlasst wird.

Eine Eintheilung in Stadien des Uebels und die Unterscheidung dieser Zeiträume durch das Eintreten der Gegenkrümmung lässt sich hier nicht wohl aufstellen.

Die Stadien dieses Uebels müssen nach dem Fortschreiten des Krankheitszustandes selbst, oder seiner innern Ursache bemessen werden.

Sollen jedoch bestimmte Stadien des Zustandes aufgestellt werden, so möchten es folgende sein:

1) Vom Beginn der Ursache bis zu derjenigen Umwandlung der Wirbelsäule, dass die Krümmung äusserlich bemerklich wird — stadium caussarum;

2) vom Bemerkbarwerden der Missstaltung bis zu deren grössten Entwicklung — stadium curvaturae;

3) von der grössten Missstaltung bis zur möglichen Heilung durch Natur oder Kunst — stadium convalescentiae.

Die Wirbel, die dem Einflusse der Krankheitsursache am Meisten ausgesezt sind, werden bedeutend erniedrigt, und man hat die Wirbel bis auf den vierten Theil ihrer Grösse vermindert gesehen.

Die Wirbel verlieren entweder in ihrer ganzen Ausdehnung an Höhe und verschieben sich, besonders bei Erweichung, in die Queere, oder nur der vordere Rand hat seine Höhe verloren und die obere und untere Fläche laufen keilförmig gegen denselben. Die erstere Umgestaltung der Wirbel hat Delpech die rhomboidalische, die leztere die keilförmige genannt.

Je mehr der Winkel sich dem rechten oder gar dem spitzigen nähert, um so grösser ist der Substanzverlust der Wirbel, die den Winkel bilden.

Manche Wirbelkörper verschwinden bei grossen Verwüstungen ganz, oder es bleiben nur die Fortsätze davon übrig.

Endlich bildet sich in Folge des natürlichen Heilungsprozesses Anchylose, und es sind oft mehrere Wirbel, ja ganze Parthieen des Rückgraths ineinander verschmolzen und verwachsen, so dass man nur mit Mühe die Spuren der einzelnen Theile erkennen kann.

Die Wirbel rücken dabei hinten weiter auseinander, und die Dornfortsätze stehen an den Stellen, wo die grösste Verkrümmung herrscht, weiter als natürlich von einander entfernt. Auch die Queerfortsätze werden weiter auseinander gezogen.

Schon durch dieses Verziehen der Queerfortsätze werden die angehefteten Rippen aus ihrer Lage gerückt.

Die Rippen leiden aber noch beträchtlichere Veränderungen, wenn die Rückwärtskrümmung in den obern Rückenwirbeln Statt findet. Bei Leiden der Nacken- und Lendenwirbel bleiben die Rippen frei.

Ist aber die Krankheit an den Rückenwirbeln eingetreten, so werden die Rippen gerader gezogen, verlieren ihre seitlichen Bogen, vergrössern den Durchmesser der Brust von Hinten nach Vornen, verkleinern aber den von einer Seite zur andern. Je näher die Rippen der Krümmungsstelle sind, um so gerader sind sie, am Meisten ist dieses der Fall an diesem Punkte selbst. Die Rippen, hinten an die Wirbelsäule geheftet, folgen ihrem Zurücktreten, da sie aber vornen auch am Brustbein befestigt sind, so biegen sich zuerst ihre Knorpel und dann auch die Knochen selbst. Die Rippen verlieren dadurch an Breite, und weil sie von vornen sich ganz zurückziehen, so scheint auch das nunmehr frei und allein dastehende Brustbein noch nach Vornen verschoben.

Das Brustbein ist aber durch dieses Stehenbleiben auf der natürlicheu Stelle nicht allein scheinbar, sondern auch noch auf andere Art wirklich verkrümmt. Oefters ist es gebogen, so dass das untere und obere Ende an ihrer alten Stelle geblieben sind, der Knochen selbst aber in seiner Mitte nachenförmig nach Vornen getreten ist, und statt der Vertiefung des Busens eine Erhabenheit besteht, an der rechts und links nach Aussen die Brüste liegen.

Am Häufigsten wohl ist der obere Theil in seiner Normallage geblieben und das untere Ende mit dem Schwerdtknorpel nach Vornen gewichen.

Das Becken hat ebenfalls grossen Einfluss zu erleiden, und stellt selbst nur eine Gegenkrümmung gegen die unterste Ausbeugung des Rückgraths dar.

Wie bei der Seitenkrümmung die Verschiebung des Beckens von einer Seite zur andern gieng, so geht sie nun, ebenfalls der Richtung der ursprünglichen Missstaltung folgend, in der Richtung von Hinten nach Vornen.

Die Krümmung in der Rückengegend, die mehr die Rippen missstaltet, verschont das Beken, dagegen die Krümmung in der Lendengegend, die die Rippen verschont, mehr die Stellung des Beckens umwandelt.

Die Stellung des Beckens ist abhängig von der Stellung des Kreuzbeins, und diese wieder von der Richtung der Krümmung in den Lendenwirbeln.

Wenn die Lendenwirbel nach Hinten sich ausbeugen, so nimmt die obere Apertur eine mehr wagrechte Stellung an, bei der stärksten Ausbiegung der

Lendenwirbel nach Hinten kann der Gegensatz der natürlichen Neigung des Beckens eintreten, so dass der lezte Lenden- und erste Kreuzwirbel die tiefste, und die Schoossbeinvereinigung die höchste Stelle an der obern Apertur des Beckens einnimmt.

Nach unserer Ansicht ist aber diese Stellung des Kreuzbeins und Beckens nur die lezte Gegenkrümmung gegen die ursprüngliche erste Krümmung.

Ist nämlich die erste Krümmung in den obern Rückenwirbeln, und wie hier immer nach Hinten, so bildet schon die untere Rücken-, noch mehr die Lendengegend, die der Schwere nöthige Gegenkrümmung, die ohnehin, aus oben schon wiederholt angegebenen Gründen, nicht sehr gross zu sein braucht, und Kreuzbein und Becken können in ihrer natürlichen Stellung bleiben; ist hingegen die Krümmung sehr tief in der untern Rücken- und der Lendengegend, so repräsentirt das Kreuzbein die Gegenkrümmung, und tritt oben, noch in die Krümmung eingehend, nach Hinten, unten aber nach Vornen.

Würde in den Fällen, wo bei Rückwärtskrümmung der Rückenwirbel, die Lendenwirbel die erste Gegenkrümmung gegen Vornen bilden, diese leztere sehr gross werden müssen, so würde das Kreuzbein als zweite Gegenkrümmung wieder der Lenden-Vorwärtskrümmung entgegen, und also nach Rückwärts stehen, gerade so, wie es der Lenden-Vorwärtskrümmung, wenn diese allein besteht, entgegengesezt ist.

Die Schultern werden ebenfalls in den Umfang der Missstaltung gezogen. Ihre Stellung ist von der Verkrümmung der Rippen abhängig. Tritt der obere Theil der Wirbelsäule mit den Rippen zurück, so wird er die Schulterblätter auch oben zurücktreiben, ist es der mittlere Theil des Rückgraths, so wird der untere Schulterwinkel nach Hinten stehen. Verlieren die Rippen durch das Geradeziehen ihre Wölbung, so fallen auch die Schultern nach Aussen, und stehen, statt hinten, mehr oder weniger nach Rechts und Links. Ist noch Schlangenkrümmung mit der Winkelkrümmung verbunden, so wird die Missstaltung noch grösser.

Zustand der einzelnen Theile.

Der Zustand der Knochen ist sehr verschieden nach der Periode, in der er untersucht wird. Die Wirbel können abgeschliffen, erweicht, in Eiterung, in Bildung neuer Masse begriffen, ganz zerstört u. s. w. gefunden werden. Die Heilung des Knochenleidens geschieht durch Verschmelzung und Verwachsung, und dieses auf verschiedene Weise.

Es verwachsen einige Wirbel durch Verknöcherung ihrer Zwischenknorpel, oder diese bleiben gesund und an den Seiten bildet sich neue Knochenmasse, die mehrere oder wenigere Wirbel verbindet, oder einige Wirbel verschwinden ganz, und die über und unter ihnen liegenden werden in eine Masse verschmolzen gefunden.

Wenzel bildet eine Krümmung des Rückgraths ab von eilf Wirbeln, und der Raum, den diese nach der Heilung einnahmen, betrug nur einen Zoll neun Linien französischen Maasses.

Man sehe überhaupt über diesen Gegenstand Wenzel, der zu seinen umfassenden Beschreibungen auch treffliche Abbildungen geliefert hat. Eben so Delpech, Atlas, Tafel XXXIX bis XLVI.

Die Bänder sind mehr oder weniger zerstört, ganz zerstört an der Stelle, wo selbst die Knochen schon angegriffen oder ebenfalls verwüstet sind. Durch den Druck leiden offenbar zuerst die Bandscheiben, werden dünner, nach und nach aufgesaugt und endlich ganz vernichtet.

Die Muskeln werden dünner, theils durch Ausdehnung, theils durch Unthätigkeit, und verändern sich in ihrer Substanz, dass sie kaum wieder zu erkennen sind. Gebraucht können sie gar nicht werden, weil die Knochen durch Verwachsung, und also unbeweglich heilen. Tritt die Krümmung in den Lendenwirbeln ein, so verkürzen sich die auf der innern Seite gelegenen Muskeln.

Die Bauchmuskeln sind oft verkürzt, oft die mithelfende Ursache der Verkrümmung, oft aber auch durch die herab und nach Vorwärts getriebenen Eingeweide des Unterleibes ausgedehnt. Die Wirkung oder Unthätigkeit der Muskeln ist übrigens auf jeder Seite gleich.

Als einzelne Formen der winklichten Rückwärtskrümmung lassen sich allenfalls folgende aufstellen.

Die Krümmung in der Rückengegend, die Rippen, Brustbein und Schultern in das Spiel zieht, und nach meiner Erfahrung häufiger von der Entwicklungsperiode bis zum mittleren Alter erscheint.

Die Krümmung in der Lendengegend, die im frühsten oder späteren Alter eintritt, und meistens das Becken in Mitleidenschaft sezt.

Diese beiden Formen beruhen grösstentheils auf Zerstörung der Knochensubstanz der Wirbelsäule, und sind also Curvatura ossaria oder dyscrasica.

Die Lendenkrümmung entsteht im frühesten Alter, wo die Wirbelsäule nur erst eine einzige natürliche Krümmung hat, oder die eben entstandenen noch nicht genug ausgebildet und der gesammten Wirbelsäule tief genug eingeprägt sind. Da nun in diesem Falle die ganze Last des Rumpfes auf der nach Hinten gewölbten Rückenlendengegend ruht, so bildet sich auch hier die erste Veranlassung zur Missstaltung. Im späteren Alter, wo die Rippen das Brustgebäude noch genugsam befestigen, findet die Krümmung ebenfalls in der Lendengegend den freiesten Spielraum, ihre Missstaltungen zu entwickeln, die sie auch hier am Weitesten treibt.

Das Einzelne hierüber ist schon genugsam angegeben.

2. Die Vorwärtskrümmung.

Die Rückgrathskrümmung nach Vornen ist diejenige, bei der die Konvexität der Wirbel nach Vornen gerichtet ist, sie besteht am Häufigsten, wo nicht jedesmal, in dem untern Drittheile des Rückgrathes; das Uebel ist nicht so häufig, als die übrigen Gattungen der Rückgrathskrümmungen, und meistens ist dann nur die natürliche Ausbiegung der Wirbelsäule vergrössert.

Aus der anatomischen Konstruktion der Wirbelsäule ergiebt sich schon, dass diese Missstaltung nicht sehr häufig sind, fast nirgends als in den untersten Rückenwirbeln, den Lendenwirbeln und dem obersten Theile des Kreuzbeins vorkommen, und nie so ausgedehnt werden kann, als die übrigen Missstaltungen der Wirbelsäule.

Es besteht dieses Uebel in einer Wölbung der Lendenwirbel nach Vornen, mit Vorgetriebenheit des Unterleibes und einer Vertiefung in der Gegend, wo die Dornfortsätze der Lendenwirbel liegen; der Oberkörper ist nach Rückwärts, der Kopf wieder nach Vorwärts geneigt, die untersten Rücken- und obersten Lendenwirbel sind hinten gegen das Becken herab gezogen, und lezteres hinten nach ersteren in die Höhe gehoben.

Es besteht diese Missstaltung ferner wie die Rückwärtskrümmung ohne Verdrehung, weil, wie bald erörtert werden soll, der Sitz des Uebels in den Wirbelkörpern ist, und Druck der Schwere und Muskelzug auf beiden Seiten gleichförmig wirken.

Endlich aber bildet dieses Uebel wohl nur selten eine winklichte Krümmung, sondern meist eine Bogenkrümmung, weil im erstern Falle die Fortsätze der Wirbel zerstört und die Körper übrig bleiben müssten, was nach Theorie und Erfahrung unmöglich ist. Ueberdiess befestigen Dornfortsätze und Rippen den obern Theil der Wirbelsäule so, dass dort diese Art von Verunstaltung fast unmöglich wird, höchstens wenn das Uebel in den Lenden begonnen hat, kann es sich etwas nach Oben ausdehnen.

So sprachen bisher alle Schriftsteller, und was Duverney und van Gescher hierüber sagten, wurde als ungenügend betrachtet. Selbst Jörg und Wenzel waren der bis jezt vorgetragenen Ansicht.

Nun kömmt Delpech, und in dem Atlas Tafel VI und VII und Seite 19 bis 21 hat dieser das Vorkommen der Vorwärtskrümmung nun auch in der Rückengegend nachgewiesen.

Die Seltenheit des Falles erlaubt einen etwas ausführlicheren Auszug jener Stellen.

„Ein junger Mann von 16 Jahren, der schnell aufgewachsen war, erregte durch Schwerathmigkeit, Brustschmerz, Husten und Eiterauswurf die Aufmerksamkeit, da diese Uebel von Druck der Lunge herzurühren schienen; und sein Körper zeigte folgende Missstaltungen:"

„Die Erscheinung, die am Merkwürdigsten war, bestand in einer sehr beträchtlichen Eindrückung des mittleren Theiles der Rückengegend der Wirbelsäule, die fünf oder sechs Wirbel, die auf die drei ersten Rückenwirbel folgen, waren nach Vorwärts und ein wenig nach Links getreten." Delpech selbst hatte es bisher nicht beobachtet.

„Unterhalb war eine andere Krümmung, die den übrigen Theil der Rückengegend und die ganze Lendengegend umfasste. Diese Krümmung, deren Wölbung einen deutlichen Vorsprung nach Hinten und Rechts bildete, hielt der vorigen so deutlich das Gleichgewicht, dass sie nur in deren Folge entstanden sein konnte, sie hatte aber schon eben so viele Festigkeit erlangt, als die erstere."

„Ueberhalb dieser erstern war wieder eine andere, der untern ähnlich, nur mit dem Unterschiede, dass sie nicht so ausgedehnt war, dass sie nur die obersten Rücken- und untersten Halswirbel umfasste, und dass sie im Liegen noch verschwand."

„Man sieht auf der Abbildung, dass das Ausweichen der mittlern Rückengegend der Wirbelsäule und der Rippen, die diese nach sich gezogen hat, nach Vornen, und die tiefe Aushöhlung am entsprechenden Punkte der Rückengegend, und vorzüglich nach Links, eine fast gänzliche Isolirung des linken, und eine Vergrabung des rechten Schulterblattes veranlasst haben.

„Dieser verschiedene Zustand, durch eine und dieselbe Ursache veranlasst, hieng davon ab, dass das Rückgrath, welches nach Vornen und Links ausgewichen war, den Kappen- und die Rautenmuskeln unter das Schulterblatt der linken Seite, an dessen hintern Rand sie sich heften, und das sie nun voller erscheinen liessen, gezogen hat.

„Dieselbe Verschiebung hat nun im Gegentheil eine schiefe Verziehung derselben Muskeln der rechten Seite nach Links und Vornen veranlasst, welche die Basis der rechten Schulter einzog, indem sie diesen Rand der Schulter in die schiefe Ebene brachte, welche diese Muskeln bildeten."

„Das Schulterblatt der rechten Seite war nun dadurch um so mehr eingezogen, als es in einer unnatürlichen Aushöhlung, welche durch das Vorwärtstreten der entsprechenden Rippen, die dem Zuge der Wirbel folgten, ruhen musste."

„Diese Schulter war demnach auch niedriger, weil die Hauptkrümmung der Wirbelsäule die obern Ripppen der rechten Seite, die ihren Stützpunkt ausmachten, tiefer geschoben hatte."

„Die Falten, womit die ganze hintere Fläche des Rumpfes bedeckt war, erfolgten durch Spannung der Haut, die die Ortsveränderung der Knochen veranlasst hatte."

„Die Verkrümmung des Rückgraths war sehr gross, sie hatte augenscheinlich die ganze Höhe des Rumpfes umfasst; die vordere Seite des Thorax hatte daher eine unverhältnissmässige Höhe. Von der andern Seite hatte das Vorwärtsdrängen des mittlern Theils der Wirbelsäule eine ähnliche Verschiebung der entsprechenden Rippen zur Folge, wodurch die Mitte des Brustbeins nach Vornen getrieben wurde, während der obere und untere Theil desselben Knochens durch die treffenden Rippen nach Hinten gezogen wurden, indem diese Rippen selbst wieder dem Rückwärtsweichen der Wirbel, die die oberste und unterste Krümmung bildeten, folgten.“

„Die Schwäche des Patienten veranlasste ihn zum Sitzen und Vorwärtsneigen, eine Situation, in der die Enden des Brustbeins von den Eingeweiden des Unterleibes und dem Gewichte der obern Theile gedrückt wurden.“

„Diese vereinigten Ursachen bildeten eine Verkrümmung des Brustbeins nach Vornen und Hinten, wodurch eine Verengerung der Brusthöhle und die oben angeführten Beschwerden entstanden.“

„Patient verliess nach 15 Monaten geheilt die Anstalt.“ So viel Delpech.

Jörg leitet das Uebel bloss von den Muskeln her, und will es an Männern häufiger wissen als an Weibern, Wenzel widerspricht ihm hierin, giebt mehrere Veranlassungen an, und will es an Weibern öfter beobachtet haben. Ich betrachte das Uebel allerdings als durch die Muskeln vergrössert, wenn es durch anderweitige Ursache erzeugt worden ist, und es lässt sich die Muskelwirkung bei der Grösse der hier vorhandenen Muskelparthieen und ihrer günstigen Anheftungsweise keinen Augenblick verkennen.

Es kann das Uebel als angeborne Verfassung bestehen, es kann durch zu grosse Neigung des Beckens entstanden, es kann durch eine Nachlässigkeit, im Stehen die Lendengegend vorwärts sinken zu lassen, gebildet worden sein.

Oft sind die Lendenwirbel an ihren vordern Theilen ungewöhnlich hoch, an ihren Seitentheilen vorzüglich aber nach Hinten ungewöhnlich niedrig.

Oft ist das Kreuzbein an seinem vordern Theile, der den Vorberg bildet, auffallend hoch, und die Seitentheile, an denen es mit dem Lendenwirbel in Verbindung steht, so nach Hinten abwärts geneigt, dass dieses allein Veranlassung zu dieser Missbildung geben kann.

Endlich nach unserer Meinung besteht die Vorwärtskrümmung sehr oft sekundär als Gegenkrümmung, und es dürfte sich diese Behauptung durch viele Beobachtungen bestätigen lassen.

Hat nun die Vorwärtskrümmung an den untersten Lendenwirbeln und zugleich an dem obersten Wirbel des Kreuzbeins Statt, so, sagt Wenzel ferner, bildet sich eine auffallende Inklination des Beckens.

Dieser Fehler trägt zu einer sichtlichen Verkürzung des Körpers, in einem auffallenden Missverhältnisse des obern Theiles des Brustkörpers zu dem untern bei.

Der untere Theil des Beckens tritt in diesem Falle ungewöhnlich rückwärts, dagegen neigt die Höhle des Unterleibes nach Vornen.

Ausser der unangenehmen Haltung des Körpers, die daher entsteht, ist der Gang wankend und leicht ermüdend.

Die nähere Untersuchung des Rückgrathes zeigt uns diesen Fehler sehr bestimmt in einer mehr oder weniger tiefen Grube an, welche die Dornfortsätze bilden, indem sie der Vorwärtsbeugung der Wirbelkörper folgen.

Wo höhere Grade der Ausbiegung an den untersten Rücken- und an den Lendenwirbeln Statt haben, dort liegen auch die Bogen der Wirbel und ihre Dornfortsätze sich so widernatürlich nahe, dass die Beweglichkeit der Wirbel an dieser Stelle unmöglich wird, und häufig wird auch in diesem Falle Anchylose der Bogen und Fortsätze gefunden.

In so fern die Vorwärtskrümmung selbst nur sekundär ist, besteht sie als Gegenkrümmung der über ihr liegenden Missstaltung, in so fern sie ursprünglich ist, hat sie eine leichte Rückwärtskrümmung der Rückengegend zur Folge, wie auch auf unserer zweiten Tafel fünften Figur angedeutet ist.

In diesem Falle ist durch sie auch die Stellung des Beckens verändert, dessen Neigung in der Art vermehrt ist, dass der Hüftknochen sehr hoch und nach Vornen, die Schoossfuge sehr tief steht, die Linie vom Vorberge über die Schoossfuge den Horizont unter einem beinahe rechten Winkel schneidet, und überhaupt das Kreuzbein mit seinem obern Ende sehr nach Innen und Vorwärts, mit dem untern nach Hinten gerichtet ist.

Diese Richtung des Kreuzbeins und Beckens ist aber gerade die umgekehrte, als wie sie bei der Rückwärtskrümmung der Lendenwirbel Statt findet, indem dort der obere Theil des Knochens nach Hinten und niedrig und die Schoossfuge höher, hier bei der Vorwärtskrümmung der Vorberg nach Vornen gedrängt und die Schoosfuge tiefer steht.

Dass nun aber diese Richtung des Kreuzbeins und Beckens ebenfalls nichts Anderes, als die Gegenkrümmung sei, ist leicht einzusehen.

Den Zustand der einzelnen Theile betreffend, so müssen die Wirbelkörper ihre Höhe behalten, sonst wäre diese Art der Missstaltung nicht möglich.

Wenzel beschreibt ein solches Stück einer Wirbelsäule:

„Die Lendenwirbel in einem starken Bogen nach der Bauchhöhle geschoben, vorzüglich der dritte und vierte; die Bogen und schiefen Fortsätze ungewöhnlich stark aufwärts gerichtet, die Bogen und Dornfortsätze liegen dachziegelförmig gedrängt aufeinander, durch neu erzeugte Knochenmasse, die den ganzen Raum zwischen den Dornfortsätzen und Bogen ausfüllt, zu einem einzigen Stücke zusammengeschmolzen. Auch die schiefen Fortsätze dieser Wirbel sind fest verwachsen."

„An den Körpern der Lendenwirbel, vorzüglich an den untersten, ist auch die bandartige Knorpelmasse verknöchert, an den übrigen hat hie und da an dem vordern Rande der Wirbelkörper dieselbe Umänderung der Knorpel Statt."

Die starken Muskelparthieen der Lenden sind hinten und an den Seiten zusammengezogen und gespannt, vornen und im Innern des Leibes, z. B. der Psoas, müssen sie natürlicherweise mehr ausgedehnt werden.

So wie ich unter der Schlangenkrümmung auch eine solche von Hinten nach Vornen anführte, eine Richtung, in der sie in der Regel nicht vorkommt, so muss ich auch eine winklichte Krümmung nach der Seite aufstellen, die ebenfalls in der Regel nicht nach dieser Richtung zum Vorschein kömmt.

Delpech in seinem Atlas Tafel XXXV und Seite 65 hat eine solche winklichte Seitenkrümmung, die ohne Rhachitismus der übrigen Theile des Skelettes, blos durch keilförmiges Niedrigerwerden zweier Wirbel entstanden ist, beschrieben und abgebildet.

Die Zerstörung in dem eilften und zwölften Rückenwirbel ist sehr gross, und es haben nicht nur die obere und untere Gelenkfläche sich gegenseitig genähert, indem sie sich nach Rechts neigten, sondern die Schiefheit, durch welche das Gewicht der oben liegenden Theile auf diese beiden Knochen fiel, hat deren Masse nach Links getrieben, und dadurch die untere Fläche eines jeden nach der rechten Seite verlängert, auf der die Faserknorpel Widerstand leisten konnten. Diese leztern Gebilde waren damals noch nicht so weit verändert, die Ausweichung der Wirbel oder ihre gegenseitige Neigung zu gestatten, denn sonst hätten sie sich ausgedehnt, und die Missstaltung wäre anders geworden Das Wesen der Krankheit war also auf den schwammigten Körper — corps medullaire — des eilften und zwölften Rückenwirbels beschränkt, und hat sich nach und nach auf den zehnten und neunten Rücken- und ersten Lendenwirbel ausgedehnt, an denen man noch leichte Spuren von Missstaltung findet.

Ueber die Drehung in diesem Falle hat Delpech Nichts bemerkt, nur sagt er, dass bei Erwachsenen, an denen die Verbindung der Wirbelsäule sehr fest sei, die in Folge der ersten entstandenen Krümmungen (courbures subsidiaires) oft nur ungenügend entstünden, und der obere Theil des Körpers dennoch ausser dem Gleichgewicht bleiben könne.

Folgen und Vorhersagung.

Von den Folgen dieses Gebrechens auf den übrigen Zustand des Organismus gilt dasselbe, was bei der Schlangenkrümmung erinnert wurde.

Die Hauptmomente bleiben immer, dass die den verkrümmten Theilen anhängenden Gebilde zugleich mit verschoben, und die in den Höhlen enthaltenen Organe gedrückt, und in ihrer Funktion gestört werden.

Der Rumpf wird kürzer, kleiner, schmäler, es werden also die Lunge, das Herz, die grossen Gefässe und übrigen Theile der Brust verschoben, gedrückt, in ihrer natürlichen Verrichtung gehindert; daher entsteht nun Engbrüstigkeit, Husten, Störung der Blutzirkulation, arterielle und venöse Stockungen u. s. w.

Dasselbe gilt von den Unterleibseingeweiden. Wenn der Magen bis zum Darmbein herabgedrängt, die absteigende Aorta und die Hohlvene in einen Winkel gebogen sind, lässt sich auch leicht begreifen, welche Hindernisse die Verdauung und Ernährung erleiden muss. Druck auf die Leber, die Milz, die Nieren, werden ihre eigenthümlichen Erscheinungen äussern, vor Allen aber Druck des Rückenmarkes und der Nerven, und so bedarf es keiner weitläuftigen Krankheitsverzeichnisse, die diese Krümmung nach sich ziehen kann.

Die Vorhersagung ist verschieden nach Art, Grad und Dauer des Uebels.

Eine einfache Rückwärtskrümmung ohne Knochenleiden wäre leicht zu heilen, da aber fast allemal die Knochen schwer betheiligt sind, und Abschleifung, Erweichung, ja Vereiterung und Verschwärung zugegen ist, und das Uebel durch Verwachsung und Anchylose heilt, so ist die Heilaufgabe schwer.

Die Varietät, die Dauer, die Grösse des Uebels, Alter und übrige Gesundheitsbeschaffenheit des leidenden Individuums, müssen in jedem einzelnen Falle das Einzelne lehren.

Kreuzbein- und Beckenverkrümmung.

Die Beckenverkrümmung ist entweder in mechanischer Verschiebung der Kreuz- Hüft- Sitz- und Schoossknochen begründet, oder beruht auf Entartung derselben Theile durch innere Krankheit; beide Zustände können total oder partiell, beide für sich entstanden, oder mitgetheilt sein. Auch kann mechanische Verschiebung und innere Entartung zugleich vorhanden sein, was meistens im rhachitischen Zustande der Fall ist.

Ueber Anatomie und Neigung des Beckens belehrt jedes Handbuch der Anatomie oder Geburtshülfe, vornämlich Crevé vom Baue des Beckens, und die geburtshülflichen Demonstrationen.

Man hat die Missstaltungen des Beckens in geburtshülflicher Beziehung unendlich häufig und ausführlich betrachtet, in orthopädischer Hinsicht scheint dieses nicht der Fall zu sein, und die meisten Schriftsteller haben der eigenthümlichen Beckenfehler gar nicht, der mitgetheilten höchstens gelegentlich bei den Rückgrathskrümmungen als Folgeübel dieser lezteren erwähnt.

In wiefern nun fehlerhafte Stellungen des Beckens auf das Rückgrath zurückwirken, und Missstaltungen der Wirbelsäule erzeugen können, davon ist schon im ersten Abschnitte die Rede gewesen. Um dieses Momentes willen sollen aber die Missstaltungen des Beckens noch etwas ausführlicher behandelt werden.

1) Mechanische Verschiebung des ganzen Beckens ohne Störung des Zusammenhanges der einzelnen Theile, und ohne innern Krankheitsprozess.

Diese Missbildung kommt vor in einer Neigung des Beckens nach Vorwärts, Rückwärts, Rechts oder Links, und hier kommt Alles auf die Stellung des Kreuzbeins an, welches eine Fortsetzung der Wirbelsäule ist, und diese Zustände beherrscht, und dessen Stellung selbst wieder durch die darauf ruhende Wirbelsäule bedingt wird, oder selbst die Haltung des Rückgraths bedingt.

Die Verschiebung nach Vorwärts oder Rückwärts verändert die natürliche Neigung des Beckens, die Verschiebung nach Rechts oder Links bildet die hohe Hüfte, die meistens auch noch verdreht erscheint.

Die Vorwärtskrümmung des ganzen Beckens, Neigung nach Vornen, oder zu grosse Inklination, entweder von Natur, oder wegen schon bestehender anderweitiger Missbildungen entstanden, beruht darauf, dass der oberste Theil des Kreuzbeins, welcher der Vorberg heisst, sehr nach Vornen gedrängt ist, der übrige Theil des Kreuzbeins aber als schiefe oder hohle Fläche zu sehr von Vornen nach Hinten verläuft.

Die übrigen Beckenknochen sind zu fest verbunden, als dass sie nicht der Verschiebung des Kreuzbeins folgen, und sich ebenfalls nach Vornen verschieben müssten.

Die Schoossfuge steht tiefer, als natürlich, die Spitzen der Hüftbeinkämme sind nach Vornen, die untere Apertur des Beckens mehr nach Hinten gedrängt. Die Linie vom Vorberg über die Schoossfuge zum Horizont als Verlängerung der Konjugata macht einem grössern Winkel als gewöhnlich.

Diese Vorwärtskrümmung, oder zu grosse Neigung des Beckens entsteht idiopathisch durch das Verhältniss des Ruhepunktes und Schwerpunktes. Z. B. es sei das Schenkelpfannengelenke am Hüftbein weiter nach Hinten, als gewöhnlich, so wird ein Drängen des Körpers nach Vornen, und dadurch grössere Neigung des Beckens bedingt werden. Deuteropathisch entsteht dieser Zustand durch Krümmung der Wirbelsäule, und es wird bei der Vorwärtskrümmung der Lendengegend der oberste Kreuzbeinwirbel stark nach Vornen gedrängt und dadurch der oben geschilderte Zustand bewirkt. Die Schoossfuge steht tiefer, die Hüftbeine nach Vornen und Unten, die Aeste des Schoossbeins statt queer und horizontal, von Oben nach Unten verlaufend.

Es darf auch hierbei die Thätigkeit der Rückenmuskeln nicht übersehen werden, die, wie bei Vorwärtskrümmung der Lendengegend wirkend, die Wirbelsäule und das Becken hinten zu nähern sucht, und also das Becken hinten in die Höhe zieht, wodurch die Neigung nach Vornen vergrössert wird.

Die Rückwärtskrümmung ist das entgegengesezte Uebel. Es besteht dieselbe in Neigung des Beckens nach Hinten, der obere Theil des Kreuzbeins ist zurückgedrängt, die übrige Fläche dieses Knochens verläuft von Hinten nach Vornen, die Hüftknochen stehen zurück und nach Oben, die Queeräste des Schaambeins verlaufen nach Oben, die Schoossfuge steht oft höher als der Vorberg. Die verlängerte Konjugata trifft den Horizont unter einem viel geringeren Winkel, oft ist die entgegengesezte Richtung eingetreten, dass sie statt nach dem Horizont zu neigen, sich von demselben erhebt.

Idiopathisch beruht diese Missstaltung ebenfalls auf Stellung der Hüftgelenke, wenn nämlich dieses Gelenk zu weit nach Vornen wäre, so wurde ein Rückwärtsdrängen des Beckens eintreten, und so der hintere Theil des Beckens niedersinken, der vordere sich erheben, weil die Drehung des Beckens um seine Queerachse mehr Vornen geschieht, und der Schwere dadurch ein längerer Hebelarm gegeben wird, der das Becken nach Hinten neigt. Sekundär entsteht dieses Uebel durch das Austreten der untern Rücken- und der Lendenwirbel nach Hinten, indem diese den obern Theil des Kreuzbeins mit sich nach Hinten und Unten drängen. und somit das Becken vornen erheben. Die Bauchmuskeln nähern das Vordertheil des Beckens der Brust, und auch diese Wirkung befördert die

Umgestaltung. Die Hüftbeine stehen zurück, ihre Spitzen nach Oben, die Horizontaläste des Schaambeins nach Aufwärts, die Schoossfuge höher, als natürlich. Die obere Fläche des kleinen Beckens ist nach Hinten gezogen, die untere nach Vornen geschoben.

Diese Gattung der Beckenverkrümmung, nämlich Vor- und Rückwärtsneigung liegt in der Durchschnittsebene der Dornfortsätze, und es treffen sie daher alle Verhältnisse, die unter der Winkelkrümmung angegeben worden sind. Die Ursachen und Wirkungen sind rechts und links gleich, daher giebt es hier keine Verdrehung um die Längenachse. Der Zug der Muskeln und Druck der Schwere geschieht auf beiden Seiten gleichförmig, daher auch die Missstaltung gleichförmig erscheint.

Ganz anders verhält es sich bei der Seitwärtskrümmung des Beckens nach Rechts oder Links. Diese fällt in die Durchschnittsebene der Queerfortsätze, sie tritt also in die Gesetze der Seitenkrümmung, und Alles, was für diese charakteristisch ist, ist es auch für unsere jetzige Varietät der Beckenverkrümmung.

Die Seitenkrümmung des Beckens, oder hohe Hüfte, ist nun nach Rechts oder Links, die eine Hüfte ist höher, das Kreuzbein ist von einer Seite zur andern geneigt, so dass seine Längenachse den Horizont nicht rechtwinklicht schneidet, sondern nach einer oder der andern Seite gerichtet einen spitzigen Winkel bildet.

Diese Missstaltung bildet sich, wie alle übrigen dieser Art, allmählich, und es ist nicht immer der ungleiche Stand der Hüftbeine, der zuerst bemerkt wird. Oft ist es ungleiche Entwicklung der Gesässmuskeln, oft der hinkende Gang, was Aufmerksamkeit erregt, und später erst entdeckt man den höhern Stand des einen Hüftbeins gegen das andere.

Das Becken ist nun seitwärts geneigt, wie das Kreuzbein, so dass die obere Apertur mehr nach der einen, die untere nach der andern Seite steht. Ist eine ursprüngliche Krümmung in der Rückengegend nach Rechts und ihre Gegenkrümmung nach Links, so ist die obere Oeffnung des Beckens nach Links geneigt, so dass eine Linie über die beiden Hüftbeinkämme oder durch die beiden Sitzknorren den Horizont links schneidet, wobei der Ausgang des Beckens wieder mehr nach Rechts gerichtet erscheint. Hüftbein, Pfanne, Sitzknorren, stehen rechts höher, und das Schaambein verläuft von Rechts und Oben nach Links und Unten.

Man bemerkt dann oft gleichzeitig, dass das Hüftbein der einen Seite mehr schaalenförmig ausgebogen ist, als das der entgegengesezten Seite, oder es erscheint nach Aussen gewölbter, während das andere nach Innen gedrückt ist. Am Häufigsten ist das niedriger stehende auch verflacht und nach Aussen gerichtet, während das höhere mehr gerade nach Oben steht.

Oft sind sich die Muskeln auf beiden Seiten nicht gleich. Haben diese bereits Antheil genommen und die Rückgrathstrecker der einen Seite, namentlich der viereckige Lendenmuskel das Becken auf seiner Seite gegen die Rippen hinaufgezogen, so erscheint diese Parthie gespannt und kontrahirt, wogegen auf der andern Seite Gesäss- und Schenkelmuskeln mehr entwickelt sein können.

So lange nicht eine relative Verschiebung der einzelnen Beckenknochen untereinander selbst eingetreten ist, ist immer das Kreuzbein Dirigent der Gesammtverschiebung. Dass diese Verschiebung des Beckens nun entweder Gegenkrümmung sei, oder wenn sie selbst ursprünglich ist, eine solche erzeuge, ist schon angeführt worden; daraus erklärt sich aber auch die ganze Beckenstellung.

Es sei nun also wie oben die ursprüngliche Rückenkrümmung nach Rechts, die Gegenkrümmung nach Links, so bildet das Kreuzbein abermal eine Gegenkrümmung nach Rechts, hebt dadurch rechts das Becken höher, und neigt es links tiefer. Eben dadurch neigt sich aber das ganze Becken von Rechts und Oben nach Links und Unten, und so auch die einzelnen Theile. Deshalb steht der rechte Hüftknochen höher, gerade nach Oben, oder gar nach Innen, während der linke tiefer, flacher, und mehr nach Aussen gerichtet ist, deshalb steigt der horizontale Ast des Schoossbeins von Rechts gegen Links herab uud senkt sich links noch tiefer, deshalb werden die Sitzhöcker ungleich, und der rechte ist höher und nach Aussen gerichtet, während der linke niedriger ist und gerade nach Unten steht; dadurch endlich wird die rechte Pfanne höher und dieser Fuss erscheint verkürzt, wodurch ein hinkender Gang entsteht.

Umgekehrt verhält sich Alles, wenn das Becken nach Rechts geneigt wird, wodurch jede der bezeichneten Erscheinungen auf die entgegengeseztc Seite tritt.

Hieher gehört auch die Drehung. Man findet nämlich bei der Seitenkrümmung des Beckens nicht allein alle schon bezeichneten Ortsveränderungen der einzelnen Knochen, sondern das ganze Becken ist auch noch um seine senkrechte Achse verdreht, und das eine Hüftbein, am Häufigsten das niedriger stehende, linke, nach Vornen gedrängt. Diese Drehung geschieht aber wohl immer durch die Verbindung des Kreuzbeins mit der Wirbelsäule, und ist dort schon abgehandelt worden, wo von der Drehung des Rückgraths die Rede war.

Idiopathisch entsteht die Seitenkrümmung des Beckens durch Verkürzung einer untern Extremität, geheilte Koxarthrokaze, Angezogensein des Oberschenkels, Klumpfuss, Pferdefuss, durch Stehen auf einem Beine, Lähmung einer Extremität u. s. w. Ein verkürzter Fuss macht, dass die Hüfte des gesunden höher steht, weil dieser das Becken mehr stützt, und daher den Hüftknochen in die Höhe treibt. In diesem Falle dürfte der längere gesunde Fuss wohl auch nach dem Mechanismus des Gehens (man vergleiche I. 115 u. Taf. I. Fig. 12 u. 13) sein Hüftbein und seine Seite des Beckens nach Vorwärts schieben. Bei dem Stehen auf einem Fusse dürfte wohl diese Hüfte zugleich höher und nach Vornen geschoben werden, weil gewöhnlich der stützende Fuss nach Vornen gesezt wird und diese Hüfte, um den ganzen übrigen Rumpf zu stützen, selbst über der Stützungsfläche stehen muss.

Sekundär entsteht diese Seitenkrümmung des Beckens durch Seitenkrümmung der Wirbelsäule, und hievon ist schon in jenem Abschnitt genug gesprochen worden.

So wie aber in Folge einer Verschiebung die Bänder und verbindenden Knorpelscheiben in Mitleidenschaft gezogen werden, sich dehnen und nachgeben, oder auf irgend eine Weise die natürliche Verbindung der Beckenknochen krankhaft gestört wird, wird auch die Regelmässigkeit der totalen Verschiebung gestört, und es werden noch nebenbei einzelne Knochen verschoben, so dass einzelne Stücke noch mehr oder weniger ihrer Lage treu bleiben, andere mehr oder weniger der verschiebenden Ursache nachgeben; dadurch werden aber die einzelnen Knochen des Beckens unter einander selbst verschoben, und daher rühren die meisten und tiefsten Missstaltungen, die am Becken gefunden werden. In früherer Zeit, ehe das Knochensystem seine Reife erlangt hat, können Abweichungen der Epiphysen eintreten, in späterer Zeit kann bei Erschlaffung der Ligamente das Kreuzbein, das von der Wirbelsäule gedrückt wird, ausweichen, ohne das übrige Becken mit in das Spiel zu ziehen, oder der durch einen längern Fuss gehobene Hüftknochen kann bei Erschlaffung der Ligamente etwas in die Höhe treten ohne das Kreuzbein mit sich zu ziehen, aber gewiss nur in den seltensten Fällen besteht eine solche bedeutende partielle Ausweichung, bei der das Ganze gesichert bleibt.

Es kann auf diese Weise auch bei Vorwärts- oder Rückwärtskrümmuug der Lendenwirbel der Vorberg und das Kreuzbein, wenn die Hüftkreuzbeinverbindung lose ist, dem Drucke der Wirbel nachgeben, unbeschadet der normalen Stellung der Hüftbeine, aber wie gesagt, es wird diese Erscheinung zu den selteneren gehören; dasselbe gilt auch von der Schoossfuge.

Uebrigens spielt auch hiebei die Muskelthätigkeit eine grosse Rolle. Was bei veränderter Inklination des Beckens von den Rücken- und Bauchmuskeln gilt, das gilt bei der Seitwärtskrümmung von den seitlichen Muskeln und dem viereckigen Lendenmuskel. Durch die Wirkung dieser Muskeln werden auf der konkaven Seite Thorax und Becken genährt, ersterer herab- lezteres hinaufgezogen, und die Muskelthätigkeit ist oft eine Hauptursache dieser Missstaltung.

Bildliche Anschauung geben Delpechs Abbildungen. Den Anfang einer eben sich bildenden Seitwärtskrümmung des Beckens zeigt Tafel XXXVI, Seitwärtsneigung des Beckens überhaupt — aber ohne rhachitischen Zustand — Tafel IV, V, XXXVIII, die Rückwärtsneigung des Beckens zeigt Tafel XXIV, indem hier schon die Schoossfuge sich erhoben hat und die Hüftbeine zurückgetreten sind.

2) Entartung der Beckenknochen durch innere Krankheiten, durch welche die Knochen theils im Ganzen, theils im Einzelnen erweicht, und dann theils durch Druck aufliegender Theile, theils durch Wirkung der Muskeln missstaltet werden.

Hier gilt was I. 189 — 192 über Rhachitis im Allgemeinen gesagt worden ist, und was die Darstellung der Varietäten weiter unten noch lehren wird.

Je weniger Delpech die mechanischen Beckenstellungen, ohngeachtet seiner Abbildungen, gewürdigt, ja diese ganz übergangen hat, um so mehr hat er die innern Krankheitsprozesse und deren Einfluss auf die Missstaltung erläutert, und wir erlauben uns hier zwei Beispiele rhachitischer Beckenverunstaltungen im Auszuge mitzutheilen.

Tafel XXXIII. Bei Rhachitischen kann eine Parthie des Skeletts grössere Missstaltungen erleiden, als eine andere, weil nicht alle Theile gleichförmig von der Erweichung ergriffen werden. An dem Skelett, von dem dieses Becken kam, waren Rippen, Brustbein und Schulterblätter missstaltet, das Rückgrath nur wenig. Man muss hier jedoch den Begriff Rhachitis in seinem weitern Umfang nehmen.

Die Missstaltungen dieses Beckens sind auf beiden Seiten fest symetrisch; die Wölbung des Schoossbogens hat sich dem absteigenden Aste des Schaambeins genähert, und beide Sitzbeinstachel haben eine Veränderung erlitten, die beiden Gelenkpfannen sind missbildet und in die Beckenhöhle gerückt; die Verbiegung, welche dieses Austreten der Pfannen veranlasste, war am Kamm des Schaambeins und an der hintern Seite des Hüftbeins. Das Hüftbein war in sich selbst verbogen, und bildete eine doppelte Falte, die ihren mittleren Theil nach Aussen schob, und den ganzen Hüftbeinkamm, vorzüglich dessen mittleren Theil, nach Innen, fast gleichförmig auf beiden Seiten. Es geschah dieses durch den Hüftbein- den Schneider- und die Gesässmuskeln und durch die sennigte Schenkelbinde. Es bedarf keiner Kraft, die so gross wäre, als die Schwere des Körpers, um die Missstaltungen zu erzeugen, deren ein erweichtes Skelett fähig ist, es genügt schon die Zusammenziehung der Muskeln, die durch den Schmerz erzeugt wird, um erweichte Knochen zu missstalten.

Tafel XLVII. Abweichung der Schoossfuge mit Verschiebung dieses Theils nach Rechts und Annäherung an die Basis des Kreuzbeins. Der Eingang des kleinen Beckens ist links kleiner, als rechts, es besteht eine ungewöhnliche Krümmung der Hüftbeine, im linken zeigt sie sich kürzer und mehr nach Hinten beschränkt, im rechten länger und nach Vornen gezogen. Es bestehen unregelmässige Verbildungen des Hüftbeinausschnitts und der Hüftbeinkämme, die beide sich nach Innen neigen, aber der linke mehr. Es erscheinen sehr bedeutende Missstaltungen der Hüftbeinlöcher gegen Oben, so dass diese in die Queere länglicht werden, es entsteht eine eigenthümliche Eindrückung des Schoossbogens durch verhältnissmässige Verschiebung der Sitzknorren nach Aussen und Vornen, Verschiebung der Gelenkpfanne u. s. w. Druck der Schwere während des Sitzens hat die Sitzknochen, die Wirkung der Muskeln die Hüftbeine während ihrer Erweichung missbildet.

Auch Tafel XXXI und XXXII geben Darstellungen rhachitischer Missbildung des Beckens und ganzen Skelettes.

Die partiellen Verunstaltungen, namentlich Erweichung und Verschiebung einzelner kleinen Theile, Exstosen des Beckens u. s. w. sind mehr für die Geburtshülfe wichtig, als für unsern Zweck.

Die ursprünglichen Beckenverkrümmungen wirken auf das Rückgrath zurück, und dieses nothwendigerweise, weil das Kreuzbein die Grundfeste und Stütze ist, auf der die Wirbelsäule ruht. Ist der Grundstein verschoben, so muss es auch das ganze Gebäude werden.

Ist durch Verkürzung eines Fusses oder dergleichen Etwas die eine Hüfte erhoben und das Becken nach einer Seite geneigt, so wird Lendenkrümmung und dann Rückenkrümmung eintreten. Ist das Becken zu stark nach Vorwärts geneigt, so wird es erst Vorwärtskrümmung der Lenden- und dann Rückwärtskrümmung der Rückengegend — ist es zu stark rückwärts geneigt, so wird es Rückwärtsbeugung der Rücken- mit Vorwärtsneigung der Nackengegend nach sich ziehen.

Die Folgen der Beckenverkrümmungen äussern sich zuerst auf die Beckeneingeweide und ihre Funktion. Verschiebung, Druck, daher Beschwerden der Koth- und Harnentleerung, unzählige Störungen der Geschlechtsthätigkeit u. s. w.

Einfluss auf den Gang, Hinken, Stolpern, Nachschleppen eines Fusses, wankendes, unsicheres Vorwärtsschreiten.

Endlich in geburtshülflicher Beziehung haben die Beckenverschiebungen grossen Einfluss. Am Günstigsten ist noch die Rückwärtsbeugung des Beckens, indem hier mit oder ohne Rückgrathskrümmung der Vorberg zurücktritt, den Eingang des Beckens erweitert, und dadurch oft unerwartet schnelle Geburten veranlasst. Ungünstiger ist schon die Seitwärtsneigung, die das Becken verschiebt und verdreht, am Ungünstigsten ist die Vorwärtsneigung mit oder ohne Vorwärtskrümmung der Lendengegend, die den Vorberg nach Vornen und Innen drängt, und so den Eingang verengert. Eben so schlimm und oft noch mehr sind die rhachitischen Missbildungen.

Vorhersagung. Die Möglichkeit der Heilung beruht wohl grösstentheils auf der Möglichkeit die Ursache zu entfernen, und diese ist selten. Wenn bei angebornen idiopathischen Missstaltungen nicht Muskelthätigkeit und Haltung Manches thut, wird der Kunst wenig übrig bleiben, eben so bei Missbildungen, die als Ueberbleibsel geheilter Rhachitis vorhanden sind.

Die sekundären Verschiebungen sind von der Heilbarkeit der Rückgrathskrümmungen abhängig.

Missstaltungen der Rippen.

Unter Missstaltung der Rippen versteht man eine Verunstaltung des Brustgebäudes, die durch Verkrümmung, Verbiegung, Austreten oder Abweichen einer oder mehrerer Rippen aus ihrer natürlichen Lage, mit oder ohne Antheil der Wirbelsäule, entstanden ist.

Diese Verkrümmungen der Rippen sind daher für sich bestehende und mitgetheilte.

Die durch Verkrümmungen der Wirbelsäule den Rippen mitgetheilten und gleichsam aufgedrungenen Missstaltungen sind ungefähr folgende.

Die Seitenkrümmung der Wirbelsäule zieht durch das Auseinandertreten der Queerfortsätze auch die Rippen auf der gewölbten Seite auseinander, schiebt sie auf der konkaven an- ja übereinander, und dieses im Verhältniss der Grösse der Krümmung; die Gegenkrümmung wiederholt dieses — so weit die Rippen reichen — nach entgegengesezter Seite, die Drehung macht den hintern Winkel der Rippen spitziger, schiebt sie an der einen Seite zurück, zieht sie an den Seiten gerade, macht die eine Brust flacher — drängt sie auf der andern Seite nach Vorwärts, vertieft sie nach Hinten und macht die Brust vornen gewölbt und erhaben.

Die Rückwärtskrümmung zieht die Rippen auf beiden Seiten gleichförmig zurück und gerade, zwingt sie aber auch zu den grössten Verunstaltungen auf und gegeneinander, zerstört oft selbst einen Theil derselben.

Die Vorwärtskrümmung in der Lendengegend verschont sie noch am Meisten.

Dass übrigens unter diesen Verhältnissen die Substanz der Rippen so wie ihre Form leide, dass sie durch das Geradeziehen an Breite verlieren und rundlichter erscheinen, dass durch das Uebereinanderschieben die Zwischenrippenmuskeln aller Thätigkeit verlustig werden, und endlich selbst verschwinden u. s. w. ist wohl von selbst klar.

Doch hievon ist schon seines Ortes die Rede gewesen, und wir halten uns hier an die für sich selbst bestehende Krümmung der Rippen, die allerdings allein vorkommt, und daher auch als selbstständiges Leiden zu betrachten ist.

Diese idiopathische Verkrümmung besteht nun aber darin, dass sie ohne gleichzeitiges Leiden der Wirbelsäule für sich allein vorhanden ist, und ohne durch anderweitige Missstaltung veranlasst zu sein, eine oder mehrere Rippen ihre normale Stelle verlassen, und eine Ausweichung gebildet haben.

Diese Hervorragung zeigt sich meist nach Vornen, nahe am Brustbein, oder nicht weit von demselben entfernt, hat also ihren Sitz meist in den Rippenknorpeln, und es ist auch ganz natürlich, dass sich die Verkrümmung die weichste, nachgiebigste und am Meisten bewegliche Stelle zu ihrem Ausgangspunkte wählt.

Die Hervorragung ist nun klein, gross, auf einer, auf beiden Seiten, oder selbst das Brustbein ist mit in die Verschiebung hineingezogen, so dass durch Hervorragung dieses Knochens eine hohe Brust gebildet wird.

Meistens biegen sich die Rippen in der Mitte ihrer Knorpeln, und es ist dann zur Seite des Brustbeins, das ruhig in seiner Lage verharrt, die Hervorragung an einem, zwei oder drei Rippenknorpeln als rundliche nach Vornen stehende Erhabenheit. Oft ist die Brustdrüse dadurch gehoben, so dass man diese für vergrössert hält, bis genauere Untersuchung die wahre Beschaffenheit der Sache lehrt.

Gewöhnlich ist diese Erscheinung an den mittleren Rippen, die ohnehin länger und beweglicher sind, als die übrigen. Es sind an einer, zwei, drei, oder auch an mehreren die Knorpeln ausgetreten. Es ist aber dieses nicht immer an diesen Rippen allein der Fall, auch höher oben und tiefer unten kann diese Missbildung Statt haben.

Oft scheint auch der Zusammenhang der Knorpel mit den Knochen der Rippen aufgehoben zu sein, und der untersuchende Finger fühlt den Knorpel an seiner Verbindung mit dem Rippenknochen getrennt; oft hat sich auch der Knorpel in seiner Verbindung mit dem Brustbein nach Vornen begeben.

Ist das Brustbein nicht verkrümmt, so liegt die Missbildung der Rippen diesem Knochen näher, sehr oft ist aber das Brustbein in die Verunstaltung mit hineingezogen, und das Uebel dadurch um so bedeutender.

Während nun die Rippen vornen mit oder ohne Brustbein regelwidrig hervorragen, sind sie übrigens gewöhnlich zu wenig gebogen, bisweilen sogar ziemlich gerade gezogen, bisweilen an einer Stelle eingedrückt, während sie an einer andern eine Hervorragung bilden.

Dass dieses an den falschen Rippen Alles eben so, jedoch nur in geringerem Grade Statt finden könne, dass die falschen Rippen sich ebenfalls krankhaft verbiegen und umgestalten können, bedarf wohl keiner Erinnerung; es wird aber diese Verunstaltung seltener für sich, häufiger nur in Folge von Rückgrathskrümmung beobachtet werden. Wenigstens nach meiner Erfahrung.

Eine Hervortreibung der mittlern Rippen ohne anderweitige Verkrümmung beobachtete ich an einem erwachsenen Frauenzimmer nach übermässig festem Schnüren. Es waren an zwei Rippenknorpeln der linken Seite in der Gegend der Vereinigung der Knorpel mit dem Knochen zwei halbkugelartige Hervorragungen ziemlich plötzlich entstanden, so dass ich glauben musste, die Gewalt des Zusammenpressens habe die Verbindung des Knochens und Knorpels gestört und leztern hervorgetrieben.

An Kindern habe ich, so wie an Mädchen vor dem eilften Jahre, die Hervortreibung der Rippenknorpel zwischen ihrer Befestigung am Rippenknochen und Brustbein, auch ohne anderweitige Missstaltung sehr häufig beobachtet.

Eine seitliche Eindrückung der Brustwandungen, dépression latérale des parois de la poitrine, führt Jalade Lafond aus Dupuytren an. Es besteht dieselbe in einer mehr oder weniger beträchtlichen Zusammendrückung der Seiten der Brust mit verhältnissmässigem Hervorstehen des Brustbeins, Hervorragung der Wirbelsäule nach Hinten, und des Bauches nach Vornen.

Bei den Kindern, die an dieser Missbildung leiden, macht das Brustbein eine nachenförmige Hervorragung nach Vornen, die Wirbelsäule zieht sich in einen Buckel zurück, und die Rippen sind nicht nur abgeplattet, sondern sind sogar noch gegen die Brust eingedrückt, ungefähr so, als wenn sie zur Zeit, wo sie weich und aller Eindrücke fähig waren, von einer Seite gegen die andere gedrückt worden wären.

Diese Verunstaltung ist bei manchen Kindern so weit gediehen, dass man die beiden Seiten der Brust mit den Fingern derselben Hand umspannen kann, und die natürlichen Verhältnisse der Durchmesser der Brusthöhle sind so verändert, dass die von einer Seite zur andern den vierten, den dritten Theil, ja manchmal die Hälfte ihrer Ausdehnung verlieren, während die von Vornen nach Hinten sich um so viel vergrössert haben.

Eine ähnliche Verunstaltung der Rippen habe ich selbst an einem neun monatlichen Kinde beobachtet. Alle Rippen auf beiden Seiten waren im ersten Dritttheil ihres Umfanges, von Vornen an gemessen, eingesunken, und bildeten eine rinnenartige Vertiefung, in die man fast zwei Finger legen konnte. Gegen ihre Mitte zu traten die Rippen wieder heraus. Das Brustbein stand fast allein, schmal nach Vornen getrieben, weil die Rippen von demselben an gerade nach Hinten in die Einbiegung verliefen. Da dieser Zustand in Folge von Osteomalazie und ziemlich plötzlich entstanden war, so konnte das Kind das Erscheinen dieses Uebels nur kurze Zeit überleben.

Die Ursachen der Rippenverkrümmungen, so lange sie mitgetheilte sind, bestehen meist in Verkrümmung der Wirbelsäule, die für sich vorkommenden Missbildungen der Rippen beruhen grösstentheils auf dem Drucke innerer Organe oder äusserer Gewalt.

Der Einfluss innerer Organe besteht in Auftreibung der in der Brust- und Bauchhöhle enthaltenen Eingeweide, Anschwellung, Verhärtung der Leber, Vergrösserung des Herzens, der grossen Gefässe, Vereiterung der Lunge, des Rippenfells; die Wirkung äusserer Schädlichkeiten besteht in unpassender Kleidung, zu festem Einzwängen des Thorax in unnatürliche Formen, Schnüren, in zu grosser Anstrengung beim Heben, Tragen, in anhaltendem Vorwärtssitzen u. s. w.

Missstaltung des Brustbeins.

Die Missstaltung des Brustbeins oder die hohe Brust, wie das Uebel auch heisst, ist ein Zustand, der mit dem vorigen fast immer verbunden erscheint, weil die Verbindung der Rippen und des Brustknochens so innig ist, dass die Ortsveränderung des einen die des andern nach sich zieht.

Meistens wird das Brustbein durch Verschiebung der Rippen verschoben — es kann aber auch in seltenern Fällen idiopathisch durch Druck von Innen oder Aussen, oder nach Entartung seiner Substanz aus seiner Lage gerückt werden, und die Rippen nach sich ziehen.

Die Brustknochen sind nun entweder ganz nach Vornen gedrängt, oder in der Mitte, oder oben, oder unten, und es kann am entgegengesezten Theile die entgegengesezte Missstaltung Statt finden, so dass während das obere Ende zu weit vom Rückgrath entfernt steht, das untere demselben zu nahe gerückt ist; oder das untere Theil vom Rückgrath zu sehr entfernt, und das obere zu sehr genähert gefunden wird. Oder es ist die Mitte hervorgetrieben und das obere und untere Ende ist auf seiner natürlichen Stelle geblieben, oder eingedrückt, oder das obere und untere Ende ist erhaben und vorwärts gedrängt, und die Mitte ist eingedrückt.

Auch die rechte oder die linke Seite des Brustbeins kann durch dieselben Ursachen, die die übrigen Verschiebungen veranlassen, nach Vornen getrieben sein. Vorzüglich bei Seitenkrümmung und Verdrehung der Wirbelsäule.

Die Rippen sind besonders bei der Vorwärtstreibung an den Seiten platt, flach, nach Vornen gezogen.

Man hat gesagt, dass bei Verkrümmung des Rückgraths, namentlich bei Rückwärtskrümmung, das Brustbein oft auf seiner natürlichen Stelle bleibe, und nur das Geradeziehen der Rippen dem Brustbein den Anschein gebe, als sei es nach Vornen verschoben. Wir können dieser Meinung nicht wohl sein, indem sich unserer Erfahrung das Brustbein meist wirklich verschoben gezeigt hat. Es scheint in diesem Falle, dass die Natur, was sie durch Verengerung auf der einen Seite verliert, auf der andern durch Erweiterung wieder ersetzen will, und so wird die Brust, die sich von einer Seite zur andern verschmälern muss, von Hinten nach Vornen erweitert. Hieher gehört auch noch was unter Verkrümmung der Rippen aus Jalade Lafond über die Ausmessungen solcher Brusthöhlen angeführt worden ist.

Auch die einzelnen Knochen des Brustbeins unter einander selbst können verschoben werden.

Sehr häufig findet man wohl, dass das Brustbein oben in seiner natürlichen Lage geblieben, und unten von der Wirbelsäule entfernt ist, oder dass es oben und unten in der normalen Situation beharrt, aber in der Mitte bogenartig hervorgetrieben ist.

Diese Gattungen von Hervortreibung nennt man Vogelbrust, hohe Brust, und am Häufigsten ist dieses Uebel mit Rückgrathskrümmung gleichzeitig vorhanden. Die Verunstaltung geht gar nicht selten so weit, dass da, wo zwischen beiden Brüsten eine Vertiefung, der Busen sein sollte, eine schroffe Erhabenheit besteht, und die Brüste zu beiden Seiten liegen. Jörg giebt dieses so an, und mehrere Bucklichte, die ich beobachtete, lieferten mir dasselbe Resultat. Eine Person, deren ich oben schon gedacht habe, zeigte ihre beiden seitlich liegenden Brüste gross, aber das in der Mitte nachenartig gewölbte Brustbein noch bei Weitem über dieselben hervorragend.

Uebrigens scheint die häufigste Verschiebung des Brusbeins die zu sein, dass es oben in seiner natürlichen Lage bleibt, und unten an und mit dem Schwerdknorpel sich von der Wirbelsäule entfernt. Es ist diese Abweichung auch die natürlichste, da die Befestigung durch die obern und unbeweglichen Rippen und das Schlüsselbein den obern Theil des Brustknochens unbeweglich und fest erhalten; die längern aber, in der Mitte und gegen Unten befindlichen, beweglichen Rippen die Verschiebung leichter gestatten, ja meist veranlassen.

Diese Missbildung ist meist weich und leicht zurückzubringen, tritt aber auch nach dem Aufhören der Kraft leicht wieder hervor, wegen der Elastizität der Rippenknorpel.

Die Zustände des Brustbeins bei den einzelnen Gattungen der Rückgrathskrümmungen sind bereits an jenen Stellen angegeben worden.

Hieher gehört auch zum Theil noch was ich bei der Rippenverkrümmung über die seitliche Eindrückung der Brust aus Jalade Lafond ausgehoben habe, was dort nachzusehen ist.

Ursachen sind fast immer die Rippen, seltner Auftreibung innerer Organe, oder äussere Gewalt.

Missstaltung der Schlüsselbeine.

Ueber diese Deformität weiss ich wenig zu sagen, als dass diese Knochen, so wie andere eben auch, durch Rhachitis erweicht, und dadurch verkrümmt werden können.

Einen jungen Mann, dem als Knabe bei bestehender Caries das ganze Schlüsselbein herausgenommen worden sein, und der gar keine Folgen für die Stellung der Schulter davon fühlen soll, habe ich nicht selbst gesehen, doch ist es mir glaubwürdig versichert worden.

Im Uebrigen wird das Schlüsselbein durch das Brustbein und die Schulter aus seiner Lage gerückt, wenn diese Knochen verschoben werden. Vornämlich wird das Schulterblattende bei Erhebung der einen Schulter mit erhoben.

Bei dem Vorwärtsfallen der Schulter verliert es seine Bedeutung als Strebebalken und wird mehr gekrümmt, beim Zurücktreten der Schulter wird es mehr gerade gezogen.

Durch diesen Knochen wirken, wie im gesunden so auch im kranken Zustande, Brustbein und Schulterblatt auf einander.

Missstaltung der Schultern.

Die Missstaltung der Schultern besteht meist in Veränderung ihrer Lage und Stellung, selten nur in Missbildung des Knochens selbst; meist ist die Verunstaltung sekundär und von Verkrümmung der Wirbelsäule bedingt, seltner als eigenthümliches Uebel für sich bestehend, worauf jedoch Wenzel besonders aufmerksam gemacht hat.

Wenn von Verunstaltung einer Schulter die Rede ist, so heisst es, man bemerke eine hohe oder volle Schulter, und betrachtet diese Bezeichnungen als gleichbedeutend.

Hohe Schulter heisst aber, wenn das leidende Schulterblatt in Lage und Richtung dem andern nicht gleich ist, sondern im senkrechten Durchmesser höher steht, als das entgegengesezte. Das Schulterblatt kann dabei flügelartig abstehen, wenn das Schlüsselbein sich gegen die Schultergräthe erhebt, befindet sich aber meistens mit seinem innern Rande gegen die Dornfortsätze, mit seinem untern Winkel gegen die Rippen in einem ziemlich natürlichen Verhältnisse.

Volle Schulter heisst, wenn der untere Winkel des Schulterblattes von den Rippen, der innere Rand desselben vom Rückgrathe absteht, so dass der untere Theil der Schulter mehr spitz nach Hinten hervorsteht, und sich im Quecrdurchmesser vom Rumpfe entfernt. Dabei sind die Gräthen- und runden Armmuskeln voller, runder, dicker.

Für die konsekutiven Missstaltungen der Schulter ist diese Begriffsbestimmung wichtig. Man vergleiche damit der zweiten Tafel sechste Figur. Für die idiopathischen Veränderungen der Schulter wird wohl immer das Höhere mit dem Volleren zusammentreffen, und eine solche Verschiebung aussehen wie die zweite Figur derselben Tafel, wenn das Rückgrath daselbst auch nicht verkrümmt wäre.

Da ich selbst die für sich bestehende Verunstaltung der Schulter nicht so häufig beobachtet habe, dass ich mir ihr Bild treffend zu zeichnen getraue, so folge ich in diesem Falle und über den runden Rücken Wenzel, der sich klar genug darüber ausgesprochen hat.

Die hohe Schulter.

Der untere Winkel des einen Schulterblattes ist höher, als der auf der anderen Seite, die Lage des hintern Randes gewöhnlich aber noch in gleicher Richtung mit dem andern.

In der Folge neigt das Schultergelenke der kranken Seite sich vorwärts, und in dem Grade, als dieses geschieht, entfernt sich das Schulterblatt in allen seinen Theilen, besonders am untern Winkel und hintern Rande von dem Brustkörper und Rückgrath, und steht auf dieser Seite flügelartig hervor.

Es kommt dieses Uebel häufig vor, und ist meist von den Muskeln ausgehend, es besteht rein für sich, bald die eine, bald die andere, am Häufigsten die rechte Seite befallend, und nur selten mit Umänderung der Form des Schulterblattes verbunden. Noch seltner, höchstens im kindlichen Alter, wirkt es auf die Gestaltung des Rückgraths zurück.

Gewöhnlich zwischen dem dritten und vierten Jahre, aber auch früher oder später, zeigen sich die Uranfänge dieses Uebels. Je später desto ernstlicher die Besorgnisse.

Die Muskeln, die das Schulterblatt und Schultergelenke aufheben, sind zu stark, ziehen diese Theile unablässig in die Höhe, und es erscheinen daher auch im Anfange des Uebels die Hebemuskeln des Schulterblatts kräftiger und ausgebildeter, als auf der andern Seite.

Gewohnheit der Stellung und Haltung, der beständige Versuch sich auf einer Seite dem Drucke eines lästigen Kleidungsstückes zu entziehen, Handbeschäftigungen, die eine einseitige Stellung nöthig machen, Gewohnheit oder Nothwendigkeit einen Arm immer in einerlei Richtung zu gebrauchen u. s. w. sind die veranlassenden Momente.

Endlich wird die Folge davon Verschiebung der Wirbelsäule, weil die verbundenen Theile auf einander wirken.

Der runde Rücken.

Hat das eben geschilderte Uebel auf beiden Seiten Statt, so bildet sich der runde Rücken. Es giebt davon verschiedene Grade nach den Modifikationen des Leidens selber.

Das Uebel bildet sich nur langsam und ohne Einseitigkeit.

Beide Schultern nehmen eine höhere Lage an, als sie natürlicherweise haben sollten. Es entfernen sich allmählig die untern Winkel der Schulterbeine und ihr hinterer Rand vom Brustkörper und dem Rückgrathe. Die Schultergelenke fallen vorwärts, die Schlüsselbeine verlieren nach und nach ihre Bestimmung als Strebeballken die Achselgelenke von dem Brustbeine zu entfernen, sie nehmen eine ausgezeichnet deutliche Sförmige Biegung an, und beide Schulterblätter stehen flügelartig hervor.

Die Gewohnheit beide Oberarme widernatürlich stark vorwärts hängen zu lassen, Beschäftigung, die stetes Vorwärtsneigen des Oberkörpers erfordert, kurzes Gesicht, das den Gegenständen genähert wird, tiefes Ausschneiden der Frauenkleider, so dass die Schulterblätter fast ganz entblösst liegen, mit ihrem untern Winkel beständig auf den Kleidungsstücken ruhen, wodurch sie in die Höhe gehoben werden,

Schwäche der Muskeln, die das Rückgrath nach Hinten gestreckt erhalten sollen, und dergleichen mehr sind die Ursachen dieses Uebels.

Die Muskeln derjenigen Personen, die lange an diesem Uebel leiden, verändern sich.

Diejenigen Muskeln, die das Schulterblatt bewegen sollen, verlieren ihre Kraft und schwinden, nur die Aufhebemuskeln nehmen an Ausbildung zu, und der Nacken scheint dicker und muskulöser, indess bei zunehmender Entfernung der hintern Ränder der Schulterblätter der Raum, den früher die Muskeln ausfüllten, hohl wird, und nur von Haut bedeckt ist.

Im ersten kindlichen Alter ist das Uebel selten, in der Entwicklungsperiode ist es häufiger, Kinder, die mit Mühe lernen, sind mehr dazu geneigt.

Im Alter, in dem die Entwicklung vollendet ist, kommt es nur bei solchen Personen, die mit verbogenem Rücken arbeiten, schwere Lasten tragen, vor, u. s. w.

Häufig ist dieses Uebel mit Vorwärtsbiegung der Wirbelsäule verbunden, denn die Muskeln leiden vorzüglich, und die Ursachen der Umänderung der Lage der Schulterblätter sind von der Art, dass ihre Wirkung auch Einfluss auf die Richtung der Wirbelsäule haben kann.

Im höhern Alter tritt das Uebel von selbst ohne Anlage als Folge der Muskelschwäche ein.

So viel Wenzel.

Ueber die Stellung und Lage der Schulterblätter in so fern sie von Verkrümmung der Wirbelsäule abhängig ist, habe ich namentlich bei Abhandlung der Seitenkrümmung so viel von meiner eigenthümlichen Beobachtung und Erfahrung mitgetheilt, dass Wiederholung am unrechten Orte wäre; die idiopathische so eben nach Wenzel geschilderte habe ich bis jezt noch seltner gesehen, weil ich in den meisten Fällen Rückgrathskrümmung daneben zu finden glaubte, und in der Regel das Leiden der Wirbelsäule für das ursprüngliche hielt. Weil ich in diesem Falle meiner eignen Beobachtung misstraute, habe ich die treffenden Stellen aus Wenzel ausgehoben.

Die Entartungen der Substanz der Schulterblätter betreffend, muss noch bemerkt werden, dass diese Knochen recht oft, bei rhachitischer Erweichung des Skelettes, dieser Krankheit entgehen und gesund bleiben. In diesem Falle scheinen nun die Schulterblätter, wenn der übrige Rumpf durch Erweichung und Verkrümmung verkleinert ist, zu gross, nicht weil sie übermässig gewachsen- sondern weil sie normal geblieben sind.

Uebrigens ist ein Dünnerwerden, eine Verbiegung und anderweitige Missstaltung, die der Knochen selbst in vielen Fällen erleidet, keinesweges zu verkennen.

Varietäten.

Aller Widerspruch und Streit über Behandlung orthopädischer Krankheiten beruht auf deren Unterscheidung in Arten der Missstaltung, und sind diese gehörig gesondert und getrennt, und jede derselben mit ihren besondern Eigenthümlichkeiten herausgehoben, so wird die Behandlung klar und einfach, und aller Widerspruch entfernt und alle verschiedene Ansicht vereinigt sein.

Es ist in den bisherigen Abschnitten fast einzig und allein von der mechanischen Formveränderung des menschlichen Leibes die Rede gewesen, und die innern dynamischen Prozesse wurden nicht oder nur vorübergehend berührt; jezt soll nun auch neben der mechanischen Veränderung in der Gestaltung der Knochen das Innere, Dynamische der orthopädischen Krankheiten zur Sprache kommen.

Da aber diese innern Zustände fast immer die Veranlassung zur äussern Umgestaltung geben, und von ihnen die Art und Weise des Abweichens der Gestaltung von der Normalität bedingt wird, so bilden diese Varietäten auch zugleich eine orthopädische Aetiologie und Diagnostik.

Aber auch hierin wieder vom äussern Mechanischen zum innern Dynamischen fortschreitend, müssen wir diese ursächlichen Einflüsse mit Aussendingen und äusserlichen Zuständen beginnen.

Wenn man früher nach Pott die Veranlassung jeder Verkrümmung in Zerstörung der Knochen suchte; später mit Jörg und endlich mit Shaw nur die Muskelthätigkeit als alleinige Ursache angab; wenn Feiler und Schreger vornämlich die mechanischen Veränderungen in den Wirbeln hervorhoben; die Bandagisten und Instrumentenmacher den gestörten Mechanismus im Allgemeinen behandelten; Wenzel und Lachaise der mechanischen Behandlung weniger hold sind, ersterer mehr die Ernährungs- und Entwicklungsfehler und innern Krankheiten in Auge hat, lezterer mehr die Gefahren des heilenden Mechanismus fürchtet; u. s. w., so herrscht hier immer mehr oder weniger Einseitigkeit, die ausgeglichen werden muss.

Pravaz hat eine vollständigere Anordnung zu geben versucht, indem er die Abweichungen der Wirbelsäule eintheilte in die von Erweichung der Knochen, die von Beinfrass der Wirbel, und die von ungleicher Vertheilung der Kräfte.

Wir selbst haben 1827 in unserer ersten Abtheilung der Orthopädie eine eigenthümliche Anordnung vorgeschlagen, der wir auch jezt noch getreu bleiben wollen.

Demnach haben wir vier Hauptarten der Verkrümmungen.

1) Die von Haltung, Stellung, Gewohnheit ausgehende, Curvatura habitualis;

2) die von Muskelwirkung ausgehende, Curvatura muscularis;
3) die vom Knochensystem ausgehende, Curvatura ossaria;
4) die von eigenthümlichen Krankheiten ausgehende, Curvatura dyscrasica.

Jede dieser Hauptarten hat nun auch wieder ihre Unterarten, von denen in der Folge die Rede sein wird.

Für jezt möchten wir als allgemeinen Grundsatz hiebei gelten lassen:

„Im Muskel oder Knochen beruht das Uebel, aber von Haltung oder Krankheit geht es aus, und wirkt auf Muskel und Knochen zurück."

Allerdings geht nun eine dieser Varietäten in die andere über, so dass aus Fehlern der Haltung bald Kontraktur der Muskeln und endlich Missbildung der Knochen entsteht; oder aus Kontraktur der Muskeln bildet sich üble Haltung und Difformität der Knochen; Ernährungsfehler oder Schwäche der Muskeln, oder dyskrasische Anlagen, Skropheln, Rhachitis, erzeugen Zerstörung der Knochen und dadurch erst die üble Haltung und Stellung, die das Uebel bemerklich macht.

Um diese Komplikationen zu unterscheiden, um die ursprüngliche und wahre Art der Missstaltung aufzufinden und heraus zu heben, und auf diese Weise eine orthopädische Aetiologie und Diagnostik zu entwickeln, sollen nun diese Varietäten in der angegegebenen Ordnung abgehandet werden.

I. Krümmung von Haltung, Stellung, Gewohnheit u. s. w. veranlasst,
Curvatura habitualis.

Diese Gattung sezt gar kein Leiden im Organismus selbst voraus, sondern bloss die Haltung, Stellung, Beschäftigung, die Art und Weise gewisse Geschäfte zu verrichten, und mehrere andere Einflüsse haben nachtheiligen Einfluss auf die äussern Verhältnisse und die äussere Gestaltung des Körpers.

Viel zu häufig hat man geringere Missstaltungen der Wirbelsäule und des übrigen Rumpfes auf innere Krankheiten, Skropheln, Rhachitis u. s. w. geschoben, was oft nur Veranlassung äusserer Verhältnisse gewesen war.

Es leidet in unserm Falle nicht die Haut als äussere Umgebung, es ist kein Muskel verkürzt oder gestreckt, es sind keine Knochen verbogen oder abgeschliffen, keine Wirbel und keine Ligamente zerstört, alles Uebel beruht vorerst auf der Haltung und Stellung, die das Individuum, in seltneren Fällen durch innere Anlage, am Häufigsten durch äussere Einflüsse gezwungen, annehmen und für immer, oder doch wenigstens auf längere Zeit und wiederholt beibehalten und festhalten muss.

Es ist nicht zu läugnen, dass auch innere Zustände Anlage zu dieser Gattung von Missstaltung geben können. Anlagen, sage ich, denn Krankheiten können die hieher zu zählenden Ursachen nicht genannt werden.

Dahin gehören allgemeine Zartheit des Baues, Reizbarkeit des Nervensystems mit Schwäche der irritabeln Faser — es sind dieses vorzüglich die blonden

Mädchen, die früher mit Anlage zur irritabeln Skrophulosis, später zur floriden oder tuberkulösen Phthisis, ihrer Entwicklung entgegen eilen. Schmale Brust von Hinten nach Vornen, lang gestreckte zarte Glieder, Magerkeit, Schwäche der Extremitäten, leichtes Ermüden bei geringer Anstrengung, bei kurzem Stehen, wenigem Gehen u. s. w. sind die Erscheinungen, die sich vorzüglich zeigen.

Diese Erscheinungen können wohl nicht krankhaft genannt werden, ob sie gleich nicht zur vollendeten Gesundheit gehören; aus solchen Anlagen entwickeln sich aber oft Zustände, die auf die Haltung den übelsten Einfluss äussern können.

Ferner gehört noch hieher wirkliches Leiden und Kranksein solcher Gebilde, die dem Gliedersysteme und der äussern Gestaltung fremd sind, und auch keinen direkten Einfluss auf sie haben, als Stechen in der Leber, Anschwellung dieses Organs, Herzklopfen, vor Allem Krankheiten der Lunge und des Rippenfells, Seitenstechen, Empyem u. s. w. Krämpfe innerer Organe und Schmerzlichkeit derselben gehören ebenfalls hieher. Solche Zustände sind für die Verkrümmung keine varietas dyscrasica, sondern diese Zufälle gelten mehr als caussae praedisponentes, und erzeugen erst dann Missstaltung, wenn ihre Folgen sich auf das Gliedersystem übergetragen haben.

Neben solchen und ähnlichen innern, erscheinen nun die äussern Anlagen, und diese bestehen theils in angebornen, theils erworbenen Zuständen.

Die Lage im Mutterleibe hat grossen Einfluss auf die zukünftige Gestaltung der Wirbelsäule. Es ist dieses kein Hirngespinnst, denn ich selbst beobachtete aus einer Familie ein Mädchen von 17, eines von 11, und einen Knaben von 14 Jahren, die alle verkrümmt waren, und von denen mir die Aeltern versicherten, dass sie alle drei durch die Wendung hätten entbunden werden müssen. Nicht lange darauf kam mir noch ein blühendes Mädchen von 11 Jahren vor, von deren Verkrümmung keine andere Ursache aufzufinden war, als dass die Aeltern ebenfalls die Lage im Mutterleibe, die die Wendung nöthig machte, beschuldigten.

Hieher gehört ferner die ursprüngliche Beckenstellung, die von Geburt aus nach irgend einer Seite neigen kann.

Verkürzung einer untern Extremität, angeboren oder erworben; als angeborne Missbildung und Bildungsfehler; oder nach Heilung eines Beinbruchs, einer Koxarthrokaze, Klumpfuss, Pferdefuss u. s. w.

Vom Einfluss der Neigung des Beckens auf die Rückwärts- und Vorwärtskrümmung, und von dem Verhältnisse einer verkrümmten untern Extremität zur Seitwärtskrümmung der Wirbelsäule ist schon genugsam die Rede gewesen.

Fehler der Ernährung, der Entwicklung, Zurückbleiben im Wachsthum und der Ausbildung, Atrophie, Paralysis, Hemiplegie einer untern Extremität gehören ebenfalls hieher, und es neigt sich in diesem Falle die Wirbelsäule nach der entgegengesezten Seite.

Auch das Liegen auf einer Seite bei Krankheiten, welches längere Zeit einerlei Richtung behält, ist eine häufige Ursache der Rückgrathskrümmungen.

Eine Veranlassung zur Nackenkrümmung bildet oft Kurzsichtigkeit und die Gewohnheit des Kurzsichtigen das Auge dem Gegenstand, und nicht den Gegenstand dem Auge zu nähern.

Die Entstehung der Verkrümmungen dieser Art, ohne eigenthümliches Leiden eines besondern Organes, veranlasst oft eine ungleiche Vertheilung der wirkenden Kräfte, wovon jedoch schon früher die Rede war. So ist z. B. im ersten Abschnitt gezeigt, wie sich die Missstaltung aus dem Mechanismus entwickelt, wie durch einseitig vorherrschende und überwiegende Thätigkeit, oder Mangel an Bewegung, durch übermässige Anstrengung und Uebung, oder gänzliche Ruhe und Unthätigkeit, Verkrümmungen entstehen können.

Gewohnheit einer Stellung und Haltung, Nachlässigkeit, Trägheit, oder aus irgend einer entferntern Ursache veranlasste Nothwendigkeit, gewisse Stellungen und Verhältnisse des Körpers einzugehen, können Missstaltungen hervorrufen und auf ähnliche Weise begünstigen.

Das Beobachten und Einhalten einerlei Richtung bei wiederkehrenden anhaltenden Bewegungen, sei dieses zufällig oder nothwendig, gehört ebenfalls hieher. Z. B. der Gang eines Menschen, der nur auf einem Ohre hört, wenn er seinen Begleiter vernehmen will, und dergleichen mehr.

Ein Hauptmoment ist die Kleidung, und soviel hierüber auch gesagt worden ist, so viel ist noch immer zu erinnern. Was über den Einfluss unzweckmässiger Kleidung, die zu leicht oder nicht gehörig schützend ist, gesagt werden könnte, gehört nicht hieher, indem hier nur von der Kleidung die Rede ist, indem sie Form und Gestaltung des Körpers verändert.

Camper hat sich an die Schuhe, Sömmerring an die Schnürbrüste gewagt, was diese zu bekämpfen hatten, ist nach und nach verschwunden; aber es sind der Zeit neue Uebelstände entstanden, die der Rüge bedürfen.

Die Schuhe mit hohen Absätzen erheben die Fersen zu sehr und treiben den Körper nach Vornen. Diese unnatürliche Erhöhung der Fersen veranlasst nicht nur eine Missstaltung der Fusswurzel, Mittelfussknochen und Zehen, was Camper sehr genau abgebildet hat; sondern diese Erhebung treibt den Unterleib in der Lendengegend nach Vornen, neigt das Becken zu stark, und der Rücken muss zur Erhaltung des Gleichgewichts sich nach Hinten wölben. Es entsteht also ursprüngliche Lendenvorwärtskrümmung mit allen bereits angegebenen Folgen.

Diese Form der Schuhe ist aber so ziemlich verschwunden, sogar unter dem Landvolke, wo sie sich noch am Längsten erhalten hatte, und nur selten wird noch ein alter Meister zu finden sein, der die rechten „Stöckleinsschuhe" zu machen versteht.

Die Schmalheit der Schuhe, wodurch vorzüglich die Mittelfussknochen und Zehen in einen widernatürlich engen Raum gepresst wurden, hinderte ebenfalls die Sicherheit des Stehens und des Gehens. Doch auch diesen Uebelstand hat neuerlich die pariser Mode gehoben, seit dem die Schuhe vornen breit sein, und dem Fusse wenigstens den nöthigsten Raum gewähren dürfen.

Am Ersten hätte man sich also vielleicht bei der Fussbekleidung des weiblichen Geschlechts über zu grosse Leichtigkeit und Mangel an Schutz gegen die Einflüsse der Witterung und des Bodens zu beklagen, was aber gerade von keiner orthopädischen Bedeutsamkeit ist.

Kein Gleiches gilt von den Schnürbrüsten. Die alte Gestaltung der Schnürbrüste hat die Zeit längst verdrängt, und nur selten wird man noch eine aus der Jugendzeit der Grossmutter erblicken. Dagegen giebt es aber heutzutage unsere Korsetts, und gegen diese ist ebenfalls noch Manches einzuwenden.

Es sind diese Korsetts allerdings weniger unnatürlich, als die alten Schnürbrüste, es lassen sich aber immer noch genug nachtheilige Einflüsse davon aufzählen.

Wir wollen jezt nicht davon sprechen, dass ein solches Korsett dennoch fest und haltbar genug ist, um einen weiblichen Oberkörper gehörig einzuzwängen, wir wollen die innerlichen Folgen davon, den Druck auf Lungen, Herz und Gefässe nicht berühren, eben so wenig der Schwerathmigkeit, des Schwindels, der Ohnmachten gedenken, die das Schnüren veranlasst, auch den Druck übersehen, den hölzerne oder stählerne Blankscheite (Blanchets) auf das Brustbein üben — bloss von orthopädischen Einflüssen soll die Rede sein.

Dass durch solches Schnüren die Rippen aus ihrer Lage getrieben werden können, habe ich oben schon erzählt.

Die Hauptsache ist aber wohl folgende. Jedermann weiss, wie durch Mangel an Uebung ein Glied schwindet, und seine Gebilde der bisherigen Thätigkeit unfähig werden. Die Korsetts berauben aber den Brustkörper seiner Freiheit, gestatten ihm keine Bewegung, daher die Muskeln erschlaffen und das Rückgrath nicht mehr tragen, weil die Korsetts die freie Thätigkeit, Uebung und Entwicklung der Muskeln hemmen.

Das Korsett ersezt die Muskelthätigkeit, diese kommt also ausser Uebung, und die Muskeln lassen das Rückgrath und Rippen ausweichen.

Jedermann weiss, dass ein Glied, das fest gebunden ist, wie z. B. der Fuss oder Arm nach einem Beinbruch, schwindet, dass es dünner, schwächer und bis zur Abnahme des Verbandes und wieder erlangter Uebung unbrauchbar wird. Ist nun der Gebrauch eines Korsetts für Rückgrath und Rückenmuskeln etwas Anderes als die Anlegung eines unnatürlichen Verbandes?

Die Folgen, die unpassende Kleidungsstücke, zumal solche, die um die Hüften geschnürt oder gebunden werden, solcher, die die Lage der Schultern stören, z. B. tief ausgeschnittene Frauenkleider u. dergl. nach sich ziehen, dürfen hier nicht übergangen werden.

Die Versuche sich dem Drucke und Zwange eines unpassenden Kleidungsstückes zu entziehen, sind vorzüglich im jugendlichen Alter sehr häufig schädlich, indem gar nicht selten Kleidungsstücke zu gross gemacht werden, um das baldige Hinauswachsen zu vermeiden, oder das noch brauchbare Kleidungsstück durch schnellen Wachsthum des Kindes zu klein geworden ist, aber noch fortwährend getragen werden soll. Diese leztern Einflüsse treten am Häufigsten mit Wirkung auf die Stellung der Schultern ein.

Das Wickeln der Kinder in frühster Jugend, das Laufen an Gängelbändern und Laufwagen u. dergl.

mehr äussern oft schon um diese Zeit, oft später, ihre schädlichen Wirkungen.

Nicht selten sind es selbst orthopädische Verbände und Maschinen, die, theils weil sie unpassend sind, theils weil sie unrichtig gebraucht werden, die schon bestehende Verkrümmung vergrössern.

Der Missbrauch von Geradehaltern, Schulterriemen, Achselstützen, Korsetts u. s. w. hat schon viele beginnende Verkrümmungen vergrössert.

Die Situationen des menschlichen Körpers und die Art, wie jede ausgeführt wird, sind von grösstem Einfluss auf die Gestaltung.

Das Liegen. Das Liegen während einer Krankheit, das einseitige Liegen bei Schmerz, Krämpfen, Verwundungen, Operationen, Beinbrüchen, die längere Zeit eine unveränderte Haltung des Körpers nöthig machen, ist schon oben berührt worden.

Im gesunden Zustande ist aber Verhältniss und Richtung des Liegens nicht weniger wichtig.

Das Liegen im Bette mit hohen Kopfkissen, oder zu weichen Unterbetten ist an und für sich schon schädlich, noch mehr aber, wenn es immer nach einer Seite Statt findet.

Die Gewohnheit auf einer Seite zu schlafen, die Gewohnheit das Gesicht gegen eine Wand oder gegen ein Fenster zu kehren, und die Richtung der Bettstelle ist hier nicht unbedeutend.

Das Liegen der Kinder, die das einfallende Tageslicht veranlasst, den Kopf nach dem Fenster zu richten, das Aufhängen von Spielzeug, der Platz, an dem die Mutter oder Wärterin sizt, und der den Blick des Kindes nach sich zieht, ist hier nicht gleichgültig.

Zwei Schwestern, die verkrümmt waren, wurden durch das Wechseln der Plätze geheilt.

Zu kurze Bettstellen, Zusammenschlafen mehrerer Kinder, u. s. w. sind ebenfalls Veranlassungen zu Missstaltungen.

Das Sitzen. Das Sitzen auf zu hohen Stühlen, so dass die Füsse den Boden nicht erreichen können. Hier muss die Wirbelsäule, auf den Sitzknochen ruhend, die ganze Last des Oberkörpers tragen. Findet diese Art zu sitzen in Lehrstunden Statt, so ist der Geist gespannt, vom Körper abgezogen, auf die Haltung ist keine Aufmerksamkeit, weil sie ungetheilt dem Lehrer oder Gegenstande des Unterrichts zugewendet ist, und um so leichter folgt die Haltung dem Druck der Schwere und neigt sich zur Krümmung.

Dasselbe gilt von hohen Bänken ohne Fussschemmel und Lehnen. Besonders wenn Kinder lange frei sitzen müssen, ohne den Rücken anlehnen, ohne die Füsse stützen zu können, müssen die Muskeln zu sehr ermüden, erschöpft werden, nachgeben und Krümmung gestatten.

Der Verfasser kennt eine Anstalt, in der Mädchen vom fünften Jahre an sehr vortheilhaft durch Stricken und andere kleine Handarbeiten beschäftigt werden. Sie müssen aber täglich gegen acht Stunden daselbst auf schmalen Bänken ohne Lehnen und Fussstühlchen zubringen, und des Mangels an Raum wegen so gedrängt sitzen, dass sich eine nach der andern bequemen muss, um sich nicht zu hindern und zu stossen.

Es sind mir aus solchen Anstalten schon manche orthopädische Patienten erwachsen, und dieses ist auch ganz natürlich. Muskeln und Bänder solcher Mädchen sind weich und nachgiebig, und die Dauer der erzwungenen freien Haltung unnatürlich. Je nachdem nun aber ein Mädchen durch ihre jeweilige Beschäftigung den Oberkörper in eine gezwungene Lage zu bringen hat, wird eine Krümmung in der Rückengegend; wenn sie vom Sitzen ermüdet, sich bald auf die eine bald auf die andere Seite wendet, bald auf das eine oder andere Sitzbein stüzt, und eine einseitige Richtung bequemer findet, wird eine Krümmung in der Lendengegend entstehen.

Dasselbe gilt von zu hohen oder zu niedrigen Tischen, an denen Kinder arbeiten müssen. Der zu niedrige Tisch zwingt den Kopf sich vorwärts zu neigen und das Rückgrath zu krümmen, der zu hohe treibt Arme und Schultern in die Höhe. So beim Schreiben, Zeichnen u. s. w.

Das Sitzen und Arbeiten in einem Fenster, wo des einfallenden Lichtes wegen immer einerlei Richtung des Auges und der Hand eingehalten werden muss, gehört ebenfalls hieher.

Endlich schon das Tragen der Kinder auf einem Arme hat vielen Einfluss, nicht allein auf die Wärterin, wovon schon die Rede war, sondern auf das getragene Kind selbst, dessen Haltung durch einseitiges Sitzen auf dem Arme der Wärterin einseitig wird.

Das Stehen. Das Stehen, besonders auf einem Fusse, das Knaben sich so leicht angewöhnen, wenn sie in Unterrichtsstunden stehen müssen, ist häufig Veranlassung zu Krümmungen. Oft ist es angeborner Fehler, Verkürzung, Schwäche des einen Fusses, was den andern zu grösserer Thätigkeit veranlasst, oft ist es Gewohnheit, Unachtsamkeit, Bequemlichkeit, sich auf eine Seite zu stemmen. Wird eine Extremität mehr gebraucht, als die andere, und muss die eine eine grössere Last des Körpers tragen, als die andere, so entsteht dadurch erst Verschiebung des Beckens, ja Verdrehung desselben, und in deren Folge Lendenkrümmung nach der Seite mit allen Folgen, von denen bereits genugsam die Rede war.

Das Gehen. Auch das Gehen hat grossen Einfluss auf die allgemeine Haltung des Körpers, und das allgemeine Urtheil über den ganzen Menschen nach seinem Gange ist nicht ungegründet. Ein wankender, unsicherer, hinkender, stolpernder, schleppender Gang ist von grossem Nachtheile für die allgemeine Körpergestaltung, dennoch immer weniger, als die bisher angegebenen Situationen, weil doch immer Abwechslung der Ausdehnung und Zusammenziehung, des Aufhebens und Niedersetzens, des Links - und Rechts-Richtens während der Bewegung Statt haben muss.

Die eigentlichen Beschäftigungen sind nun der lezte Hauptpunkt, den wir hier betrachten müssen. Die Beschäftigungen, die eine einseitige Haltung und Stellung des Körpers nöthig machen, und dabei mehr oder weniger Kraftäusserung des Muskel- und Knochensystems erfordern, beruhen rücksichtlich ihrer Wirkung vorzüglich darauf, dass gewisse Bewegungen öfter wiederholt werden, und der Körper dazu in einerlei Richtung gehalten werden muss, die er sich endlich aneignet und zu seiner natürlichen macht.

Es ist aber dabei sehr zu beachten, ob diese Stellungen und Bewegungen immer dieselben bleiben, oder durch andere entgegengesezte abgelösst und ausgeglichen werden. So werden z. B. Taglöhner, Holzarbeiter, Zimmerleute, die Tage lang und durch ihr ganzes Leben dieselbe Arbeit verrichten, weniger verkrümmt, als Zeichner, Lithographen, Kupferstecher, weil bei dem Stillehalten des Körpers in einerlei Richtung keine abwechselnde Muskelthätigkeit und ausgleichende entgegengesezte Bewegung Statt findet.

Zunächst halten wir uns aber an die Beschäftigungen der weiblichen Jugend.

Kinder, die sich wieder austoben, werden wohl höchst selten verkrümmt, wenn sie auch viel sitzen und lange in ungünstigen Stellungen aushalten müssen. Daher findet man die Verkrümmungen auf dem Lande seltener, als in Städten, weil hier die Art der Erziehung freie Bewegung erlaubt, und dasjenige leicht wieder gut gemacht werden kann, was allenfalls durch Unterrichtsstunden oder auf irgend eine andere Weise in körperlicher Hinsicht verdorben worden sein könnte.

Knaben müssen ebenfalls viel sitzen, diese aber entschädigen sich durch die Art ihrer Erholung und ihre Spiele. Körperliche Bewegung aller Art ist des Knaben Element. Pferdespiel, Soldatenspiel, Balgereien in früherer Jugend, geregelte gymnastische Uebungen im reifern Alter, geben so viele Gelegenheit das Sitzen und ungünstige Stellungen wieder auszugleichen, dass im Gegentheil oft die körperliche Entwicklung der geistigen vorschlägt.

Dagegen sind der Mädchen Spiele ruhiger. Stille und Sittsamkeit ist ihr Charakter, und Uebung der Muskelkraft ist nicht an der Tagesordnung. Die Erholung der Mädchen ist ebenfalls Ruhe, und so wird der Mangel an Bewegung immer fühlbarer. So lange ein Mädchen wie ein Knabe tobt, wird sie wohl kaum verkrümmt.

Bei der weiblichen Jugend ist nun die ganze Konstitution zarter, die Knochen sind kleiner, die Muskeln schwächer, dieses giebt grosse Prädisposition.

Dazu kommt nun noch die Kleidung. Gestattet der Anzug den Knaben alle mögliche Freiheit der Bewegung, so ist diese Freiheit bei heranwachsenden Mädchen beschränkt. Einzwängen der Brust in Korsetts, der Füsse in schmale Schuhe, stählerne Blanchets, feine, leicht zerreissbare Kleider u. s. w. hindern die natürlichen, und veranlassen unnatürliche Bewegungen.

Kommt nun das einseitige Sitzen am Stickrahm, am Zeichenbrett, vieles Schreiben u. dergl. m., und ist dabei noch durch die Kleidung die natürlichste Stellung unmöglich gemacht, so muss Verkrümmung nothwendigerweise eintreten.

Zu gekünstelte weibliche Erziehung taugt nichts, und schadet der körperlichen Entwicklung zu viel.

Wie manches Mädchen bedauert jezt die Schwäche ihrer Augen, die sie sich durch Perlenstricken erworben, und die Schwäche der Augen ist geblieben, jene Mode weiblicher Arbeit längst vergessen. Wie manches Mädchen beweint und die Mutter beklagt die Unterrichtsstunden, deren Resultat gering gewesen oder bald vergessen war, und die vielleicht unheilbare Missstaltungen wenn auch nicht allein erzeugt, doch begünstigt haben!

Aus diesen Andeutungen ergiebt sich nun, was für Folgen von übertriebener Anstrengung und erkünstelter Bildung entspringen.

Endlich gehört noch hieher das ewige Anrufen und Aufmuntern zu gerader Haltung, wenn man eine Missstaltung der Schulter oder irgend eine Verkrümmung bemerkt. Recht oft muss man es hören, dass z. B. bei einer hohen Schulter die Mutter beständig ruft, „halte dich gerade, zieh' die Schulter nicht hinauf, steh' nicht krumm," und diese Erinnerung selbst ist in manchen Fällen schädlich.

Es sei, wie gewöhnlich bei einer etwas vorgerückten Seitenkrümmung, die linke Schulter die höhere, so wird das Mädchen in Folge der Erinnerung, die linke Schulter zu erniedrigen und die rechte zu erheben suchen. Dieses ist aber nur möglich durch Neigung des obern Theils der Wirbelsäule nach Links, dadurch wird aber nichts erzweckt, als dass sich die ursprüngliche Rechtskrümmung noch mehr vergrössert.

Die meisten Seitenkrümmungen mit allen ihren Folgen sind wohl Anfangs aus Haltung, Stellung und Beschäftigung entstanden. Im Anfange des Uebels, der freilich sehr verschieden ist von der Zeit, wo es bemerkt und vom Arzte untersucht wird, ist es recht oft nur eine Verschiebung des Schwerpunktes des ganzen Körpers oder einzelner Theile, die durch Haltung und Stellung entsprungen ist, und die Verkrümmung nach sich zieht.

Wo freilich Zerstörung der Substanz, oder nur ein besonderes Leiden der konstituirenden Theile des Gliedersystems, der Knochen, Muskeln, Bänder, oder Gelenke Statt findet, dort ist es ganz anders, und davon wird alsbald die Rede sein.

Wie die jezt verhandelte Varietät auf Muskeln und Knochen zurückwirke, und aus Curvatura habitualis, bald muscularis, und endlich ossaria entstehe, ist schon angedeutet worden, und wird es noch ferner werden.

Gross und ausgedehnt kann diese Varietät nicht werden, denn sonst hat sie schon Muskeln und Knochen in das Spiel gezogen, und es ist nicht mehr die Haltung, sondern es sind Muskeln und Knochen, die die Verkrümmung bedingen.

Es kann diese Art der Missstaltung alle Theile des Rumpfes treffen, vorzüglich die Wirbelsäule, das Becken und die Schultern. Am Häufigsten wohl das Rückgrath zuerst und dann Becken, Schultern u. s. w.

Die Diagnostik dieser Varietät scheint uns nicht schwer.

Vorhandensein einer leichten beginnenden oder noch nicht lange bestehenden Verkrümmung, Anwesenheit eines oder mehrerer der oben abgehandelten veranlassenden Momente, Abwesenheit eines Leidens im Muskel- und Knochensystem, fehlende Spuren einer eigenthümlichen Krankheit — vor Allen die Möglichkeit bei anderer Stellung und Beschäftigung, oder durch eigene Muskelkraft die Missstaltung aufzuheben; deren Verschwinden bei leisem Drucke, oder im Liegen, beim Aufheben oder Aufhängen — werden deutlich genug beweisen, dass Muskel und Knochen noch keine Theilnahme geäussert, noch keine Umbildung erlitten haben, und werden daher die Erkenntniss dieser Varietät begründen.

II. Krümmung von Muskelwirkung veranlasst, *Curvatura muscularis.*

Der Name bezeichnet deutlich genug Art und Gattung des Uebels. Es sind die Muskeln, die leiden und die Missstaltung veranlassen. Durch die Muskeln wird die Verkrümmung erzeugt und unterhalten, möge nun Uebermaasss von Kraft oder Mangel, gänzliche Lähmung oder irgend ein anderer Zustand des Muskelsystems Veranlassung sein.

Jörg ist sehr geneigt, alle und jede Verkrümmung von Kontraktur und übermässiger Zusammenziehung der konkaven Seite abzuleiten, und will fast überall die Muskeln der konkaven Seite verdickt, gespannt, verkürzt, zusammengezogen, gefunden haben. Dagegen sollen die Muskeln der konvexen Seite ausgedehnt, verdünnt, abgemagert erscheinen, und in vielen Fällen ist es wirklich so.

Shaw hat sehr häufig die Muskeln der konkaven Seite nicht in übermässiger Kontraktion, und die der konvexen Seite auch nicht geschwunden gesehen; im Gegentheil hat er die Muskeln auf der konvexen Seite stärker und voluminöser gefunden, und die der konkaven geschwunden und ihre Nerven verdünnt gesehen.

Wenzel will gar die Rückwärtskrümmung von Schwäche der Muskeln und die Seitenkrümmung von Knochenleiden aus innern Krankheitsstoffen ableiten — er mag darin bei der Rückwärtskrümmung im höhern Alter und der Seitenkrümmung in Folge von Rhachitis Recht haben — übrigens scheint diese Ansicht den Aeusserungen anderer Schriftsteller und meiner eignen Erfahrung zu widersprechen.

Ich glaube sogar behaupten zu dürfen, dass die gewöhnliche Seitenkrümmung an jugendlichen Individuen, von der schon so viel die Rede war, fast jedesmal erst durch schlechte Haltung veranlasst, und dann durch die Muskeln vergrössert und weiter ausgedehnt werde, wenigstens haben es mich meine Beobachtungen fast niemals anders gelehrt, und daher glaube ich mich auch zu der Behauptung berechtigt, dass eine nur etwas ausgedehnte Seitenkrümmung beinahe jedesmal Curvatura muscularis sei.

In wiefern die Gegenkrümmung, ohne Ausnahme, jedesmal Anfangs durch die Kraft der Schwere und den Zug der Muskeln entstehe, darüber ist im Vorhergehenden schon oft genug die Rede gewesen. Est ist übrigens dabei sehr natürlich, dass wenn die Schwere zur Herstellung des Gleichgewichts gegen eine erste Krümmung eine zweite macht, und diese leztere Krümmung vielleicht dem Bau der Organe widerspricht, und nicht leicht zu bilden ist, die Schwerkraft durch den Zug der Muskeln unterstüzt werden müsse. Es werden wenigstens, wenn die Gegenkrümmung einmal durch die Schwere gebildet ist, die Muskeln solche festhalten müssen, um den Körper im Gleichgewichte zu tragen.

Die Wirkungen der Muskeln im Allgemeinen, wenn sie Verkrümmungen veranlassen, sind ungefähr folgende.

Es findet eine Reizung Statt im Muskel oder im Nerven, welche zur Zusammenziehung veranlasst, und dadurch Neigung nach einer Seite, und einseitige Richtung erzeugt.

Es findet ein Uebergewicht der Muskelthätigkeit auf einer Seite oder in einzelnen Parthieen des Muskelsystems Statt, durch welches einzelne Theile oder Parthieen des Skeletts dem Zuge der grössern Kraft nachgeben, und nach der Richtung der stärkern Muskelthätigkeit ausweichen. Man betrachte nur den Arm eines Fechters, um sich von der Zunahme und Stärke der Muskelkraft durch diese Uebung zu überzeugen.

Dieses ist nun der Fall, von dem Shaw spricht. Wenn durch Mehrgebrauch der rechten Hand und des rechten Armes deren Muskeln kräftiger geworden sind, und das Rückgrath nach ihrer Seite gezogen haben, so können die Muskeln derselben Theile auf der linken Seite entweder normal geblieben, oder durch Mangel an Uebung und seltenern Gebrauch sogar geschwunden sein, in beiden Fällen aber muss die Wirbelsäule der stärkern Kraft nach der rechten Seite folgen.

Das vollere Aussehen der gewölbten Seite ist auch Anfangs häufig mehr eine Folge der grössern und stärkern Entwicklung der Muskeln, als der Verkrümmung des Skeletts.

Bei einseitig vorwaltender Uebung und dadurch erzeugter grösserer Entwicklung und Kraft der Muskeln auf einer Seite, z. B. der rechten, ziehen die Muskeln, die den Arm an das Schulterblatt befestigen, erst dieses, und die Schulter selbst durch den Kappen- die Rauten - die Sägemuskeln die Wirbel und den Rumpf nach der rechten Seite.

In diesem Falle ist also die Thätigkeit vorherrschend auf der gewölbten Seite. Umgekehrt ist es in dem Falle, wo eine

Kontraktur der konkaven Seite Statt findet, und darin ist Jörgs Ansicht begründet. Man findet die Muskeln der konkaven Seite gespannt, hart, verkürzt, die Ausdehnung nur wenig, mit Schmerz, oder gar nicht gestattend. In diesem Falle können die Muskeln der gewölbten Seite schwächer geworden, oder normal geblieben sein, immer müssen sie hier der überwiegenden Kontraktion nachgeben. Ist nun die Wirbelsäule auf diese Art verkrümmt, so sind die Muskeln der gewölbten Seite ausser Thätigkeit gesezt, sie werden also endlich schwinden.

Zu dieser Art gehören die Gegenkrümmungen. Ist bei der Urkrümmung z. B. nach Rechts, die überwiegende Thätigkeit auf der konvexen Seite, so ist sie es bei der Gegenkrümmung auf der konkaven.

Und es ist dieses auch sehr natürlich. Neigt sich bei der Rechtskrümmung der Oberkörper nach Links, so muss es der Schwere — so zu sagen — darum zu thun sein, einen Stützpunkt darunter zu schieben, und dieses giebt die Gegenkrümmung mit der Konvexität nach Links; den Muskeln aber, die zwischen der Brust und dem Becken liegen, also den Rückgrathstreckern und vorzüglich dem viereckigen Lendenmuskel muss es darum zu thun sein, dem Ueberneigen des Oberkörpers gegen Links Einhalt zu thun, wenn sie den Körper tragen sollen, deshalb aber ziehen sie sich zusammen und nähern Brust und Becken, begründen aber dadurch die Gegenkrümmung mit der Konkavität nach Rechts. Hier ist die überwiegende Kraft auf Seiten der Kontraktur.

Je mehr sich nun Schwerkraft und Muskelkraft in Bildung der Gegenkrümmung unterstützen, um so schneller und grösser wird sie entstehen.

Zu dem Begriffe Kontraktur zähle ich auch noch Verkürzungen der Haut und des Zellgewebes durch Narben nach Wunden, Verbrennungen u. s. w.

Ein ferneres Hauptmoment ist die Lähmung. Es mag dieselbe nun in Paralysis des Nervens oder des Muskels und seiner irritabeln Faser bestehen, so ist die Folge dieselbe. Ist eine Seite oder eine Muskelparthie auf einer Seite gelähmt, so wird die andere, habe sie verstärkte Kraft, oder sei sie normal geblieben, mit überwiegendem Einflusse gegen die gelähmten Stellen wirken, und diese werden nachgeben müssen.

Dieses sind ungefähr die Hauptmomente der Muskelleiden. Es gehören aber noch viele andere Zufälle hieher.

Schwäche der Muskeln, die man eigentlich heine Krankheit nennen kann, sei sie angeboren, erworben, Evolutions- oder Involutionsfehler. So in schwächlichen, leukophlegmatischen Subjekten, wo die Muskelschwäche als Entwicklungskrankheit besteht, oder nach anderweitigen schweren Krankheiten, oder im höhern Alter, wo sie naturgemäss wieder eintritt.

Das Rückgrath der Kinder im frühsten, ähnelt hier dem der Greise im spätesten Alter, weil in beiden so ziemlich nur eine natürliche Krümmung desselben besteht.

In der Entwicklungsperiode strecken sich die Muskeln beim Wachsen und dehnen sich in die Länge, ohne dabei dicker zu werden. Das plötzliche Wachsen schwächt die Muskeln, es wird die Gleichförmigkeit zwischen ihnen und den Knochen gestört. Die Knochen wachsen zu andern Zeiten als die Muskeln, und erstere entwickeln sich früher als leztere. Daher müssen die Muskeln passiv der Ausdehnung der Knochen folgen, und scheinen dadurch zu leiden, entweder wegen zu grosser Ausdehnung und Streckung, oder relativ zu grosser Entwicklung der Knochen.

Im spätern Alter bleiben zwar die Knochen auf ihrer erreichten Entwicklungsstufe stehen, aber die Muskeln nehmen ab an Völle, Dicke und Lebenskraft.

Als einzelne Krankheiten des Muskelsystems können noch angeführt werden:

Entzündung, Eiterung, Anschwellung, Verhärtung der Muskeln und ihrer Scheiden;

Krämpfe, spasmodische Zusammenziehungen einzelner Muskelparthieen, besonders wenn sie häufig wiederkehren und anhaltend sind;

Konvulsionen, besonders an Kindern, und wenn sie mit partieller oder gänzlicher Lähmung der betroffenen Theile enden;

Zerreissungen, Wunden mit Substanzverlust u. s. w.

Der nachtheilige Einfluss der Muskeln auf irgend einen Theil ist um so bedeutender, je ungleichförmiger er ist.

Das Leiden der Muskeln kann örtlich auf eine Parthie beschränkt, oder weiter ausgedehnt sein, oder alle Muskeln gleichförmig treffen. Lange Dauer von Ausdehnung und Anspannung schwächt die Muskeln, sie verlieren ihre Kontraktibilität und schwinden, lange Dauer von Kontraktur geht in Verkürzung über, der Muskel verliert seine Ausdehnbarkeit völlig.

Durch solchen Grad von Schwäche oder Starrheit leiden endlich die Bänder. Bei Schwäche der Muskeln tragen die Bänder allein die Last des Rumpfes, geben endlich nach und lassen die Wirbelsäule sinken; bei übermässiger Kontraktur weichen sie dem Uebergewicht der Muskelkraft.

Solcher Zustand der Muskeln geht aus dynamischer Veränderung der Thätigkeit bald in organische Umbildung über, der dynamische Prozess der Muskelkontraktion wird organische Kontraktur, und auf diese Weise geht durch Mittheilung des Leidens an die Bänder die

Verkrümmung durch Muskelwirkung in Curvatura ossaria über.

Im Einzelnen ist noch herauszuheben:

bei der Nackenkrümmung und der Abweichung des Kopfes aus seiner normalen Stellung die Wirkung des Kopfnickers;

bei der Rücken- und Lendenkrümmung die Wirkung der Rückgrathstrecker im engern Sinne, der Kappen- Rauten- vorzüglich der viereckigen Lendenmuskeln;

bei der Becken- und Kreuzbeinverkrümmung die Wirkung des gedachten Lendenmuskels und der Rückgrathstrecker;

bei der hohen Schulter die Wirkung der Kappen- und Aufhebemuskeln des Schulterblatts u. s. w.

Uebrigens ist bei jeder einzelnen Missstaltung schon von der eigenthümlichen Wirkung der dahin gehörigen Muskeln, und noch früher von deren anatomischer Beziehung die Rede gewesen.

Zu den Weichgebilden der Wirbelsäule, die durch ihren faserigen Bau den Muskeln noch am Nächsten kommen, gehören die Bänder und Faserknorpel, deren Leiden als wesentliche Ursache der Verkrümmungen noch hier anzuführen ist.

Die Ausdehnung, Nachgiebigkeit, Erschlaffung der Ligamente gehört noch hieher, während deren Entzündung, Anschwellung, Infiltration, Vereiterung, u. s. w. den gleichnamigen Zufällen der Knochensubstanz näher liegt, und dort zu verhandeln ist.

In diesem ligamentösen Apparate, von dem ebenfalls oben schon das Nöthigste aus der Anatomie angegeben worden ist, liegt eine Hauptursache der Verkrümmungen.

Die Kraft der Ligamente ist der der Muskeln gleich angenommen worden, daher auch ihr Leiden gleichen Werth mit dem der Muskeln hat, wenn es auch nicht in derselben Ausdehnung und mit derselben Deutlichkeit erscheint.

Kleinere Abweichungen der Wirbelsäule beruhen oft allein auf Nachgiebigkeit der Ligamente, und schon bei der Curvatura habitualis spielen die ligamentösen Apparate eine grosse Rolle.

Ungleiche, oder unverhältnissmässige Dicke der Zwischenknorpel ist eine häufige Veranlassung von Verkrümmungen.

Sind die Muskeln schwach und nicht im Stande die Wirbelsäule zu stützen und zu tragen, so muss solches von den Ligamenten allein geschehen, und sind diese, wie natürlich, nicht geeignet neben ihrer Funktion auch die der Muskeln zu übernehmen, so wird Ausdehnung dieser Bänder und Abweichung des Rückgraths erfolgen.

Noch eher wird dieses geschehen, wenn die Muskeln selbst die Verkrümmung schon gebildet haben, und die Ligamente noch darein verwickelt werden.

Die Diagnose der Muskelkurvatur ist wohl in Folgendem begründet.

Vorhandensein einer Verkrümmung, die bereits einige Ausdehnug erreicht hat, so dass man einsieht, es könne dieselbe ohne Theilnahme der Muskeln und deren verhältnissmässige Ausdehnung und Zusammenziehung nicht bestehen.

Wahrnehmbare Erscheinungen an den Muskeln

selbst, Spannung, Kontraktur, Härte, auf der konkaven; Streckung, Ausdehnung, Verdünnung auf der konvexen Seite, wenn Kontraktur die Veranlassung war. Eben so häufig aber wohl Mehrentwicklung, voluminöseres Aussehen, Dicker- Gedrungenerwerden der Muskeln auf der gewölbten Seite, Normalität, wenigstens Anfangs, auf der konkaven.

Wo allgemeine oder partielle Lähmung die Ursache ist, dort Abmagerung, Schwinden der Muskeln, Hervorragung der spitzen Fortsätze der Wirbel durch die Haut, welkes Aussehen der Haut selbst, Verderbniss der Hautdrüsen, leichte Beweglichkeit und Verschiebbarkeit der gelähmten Parthieen durch geringe äussere Gewalt.

Ist das Uebel Kontraktur, so ist diese Leichtigkeit der Bewegung nicht vorhanden, man fühlt unter der Haut die gespannten und harten Flechsen, und der Versuch die Theile durch äussere Gewalt zu bewegen, ist schmerzhaft.

In manchen Fällen ist diese Bewegung leicht möglich, aber fehlende Muskelkraft auf der einen, oder überwiegende auf der andern Seite lassen die Theile sogleich wieder in ihre verkrümmte Stellung zurücktreten.

Endlich bei allgemeiner Muskelschwäche hat die Krümmung oft gar keine bestimmte Richtung, so dass es schwer hält darüber in das Reine zu kommen.

Diese Art von Krümmung neigt sich im Stehen und Sitzen bald nach der einen bald nach der entgegengesetzten Seite, oder lässt sich sehr leicht dahin verschieben, verschwindet zum grössten Theil im Liegen, ist dann kaum zu bemerken, und zeigt sich nur wieder bei aufrechter Haltung.

Diese Unbestimmtheit in der Richtung und leichte Verschiebbarkeit einer Krümmung deutet auf gleichzeitig vorhandene Affektion der Bandapparate, in deren Ausdehnung und Nachgiebigkeit das Uebel zum Theil oder sogar allein begründet sein kann.

Dieses giebt wohl einen sichern Unterschied von der Verkrümmung aus Knochenleiden, bei der die Missbildung unverändert bleibt.

Die Abwesenheit von Knochenleiden und anderweitigen innerlichen Krankheitszuständen muss die Diagnose vollends begründen.

III. Krümmung durch Knochenleiden veranlasst, *Curvatura ossaria.*

Die Knochen, Stützen für alle übrigen Gebilde des Körpers, und Hebel für die Muskeln müssen stark und fest sein, um den von Aussen und Innen auf sie wirkenden Einflüssen zu widerstehen. Sie sind grösstentheils aus einer harten unbiegsamen Masse gebildet, dennoch aber besitzen sie Gefässe und Nerven, durch die sie gleich den übrigen Weichgebilden ernährt werden. Daher können sie aber auch von den Krankheiten nicht frei sein, die die übrigen Theile befallen, und diese Nerven und Gefässe sind es, die das chemische und dynamische Leben des Knochen mit dem Mechanismus der starren Faser vermitteln.

Sie widerstehen leichter äussern einwirkenden Schädlichkeiten, ihre krankhaften Erscheinungen bilden sich träger und langsamer, dagegen sind sie aber von der Natur oder Kunst schwerer zu ihrer Integrität zurückzubringen, wenn diese einmal verlezt worden ist.

Die Struktur der Knochen und ihre Funktion ist verschieden, und es ist daher auch ganz natürlich, dass ihre Empfänglichkeit für Krankheiten ebenfalls verschieden sei. Diejenigen, in denen der thierische Stoff vorherrscht, die mehr Gefässe und Nerven haben, müssen auch leichter erkranken, als andere, deren Masse fester ist.

Man gedenke hier nur der Wirbelkörper und ihrer Fortsätze.

Wirkt eine krankmachende Ursache auf schwammige, gefässreiche Knochen, so ist der Erfolg ganz anders, als wenn sie auf harte kaum belebt zu nennende Parthieen wirkt, deren innere Thätigkeit sie nicht erhöhen kann.

Ergreift eine Entzündung harte Knochen, so erfolgt die Zerstörung schneller, weil sie den mit Säften überfüllten Gefässen nicht nachgeben, diese daher gedrückt und zerstört werden.

Lange Knochen trifft mehr Nekrose, schwammige mehr Karies.

Zu den leztern gehören die Wirbel, und nicht ihre schwammige Struktur allein und ihr Gefässreichthum, sondern auch ihre Bedeutung in der Achse des Körpers und Nähe des Rückenmarkes, und ihre grosse Beweglichkeit müssen ihre Empfänglichkeit für Krankheitsreize steigern.

Bau und Funktion gestatten also viele Störungen, stark müssen aber die Einflüsse dennoch sein, die ein halb unorganisches Gebilde ergreifen und erschüttern sollen.

Die Wirbelkörper, schwammiger und gefässreicher, als die Masse ihrer Fortsätze, sind auch häufiger der Sitz von Entzündung. Haben diese Krankheitszufälle grosse Zerstörungen angerichtet, sind die Körper der Wirbel verzehrt und die Kontinuität des Rückgraths nur noch durch die Gelenkfortsätze gestüzt und erhalten, so müssen die obern Theile aus Mangel an Stützung sich senken, und es entsteht eine mehr oder weniger ausgedehnte Krümmung. Ist der Winkel derselben sehr spitzig, und tritt Zerstörung und Krümmung schnell ein, so kann durch Druck auf das Rückenmark der Tod erfolgen. In den meisten Fällen entsteht aber die Krümmung langsam, und das Rückenmark bildet sich der Krümmung und ihrem Kanale an, ist auch oft selbst theilweise angegriffen, ohne dass es dem Kranken das Leben kostet.

Das Uebel erreicht nicht immer einen sehr hohen und den höchsten Grad. Wenn die Zwischenwirbelknorpel keinen Antheil nehmen, wenn die hintere Wirbelbinde nicht leidet, und nur der vordere Theil der Wirbelkörper von der Zerstörung ergriffen ist, fehlen die Symptome von Druck des Markes.

Oft wenn eine solche Krümmung schon sehr weit gediehen ist, hören ihre Verheerungen auf, von selbst oder durch Hülfe der Kunst, und die Natur vereinigt durch eine Art von ausgeschwizter Knochenmasse (osteides) die übrig gebliebenen Wirbel sowohl als die Fortsätze, zwischen denen die zerstörten gelegen hatten.

Auf diese Weise entsteht nun die Anchylose, durch neuerzeugte Knochenmasse, in selteneren Fällen durch Verknöcherung der Bandscheiben.

Diese Bemerkungen mögen als eine Art Einleitung zu den hier zu schildernden Knochenkrankheiten betrachtet werden. Es folgen nun die Einzelnheiten unserer Curvatura ossaria, und wie wir den Abschnitt über die Muskeln mit den krankhaften Affektionen der Bänder geschlossen haben, so beginnen wir das Knochensystem mit den pathologischen Erscheinungen der Zwischenwirbelknorpel, weil auf diese Weise auch die Curvatura muscularis in die ossaria übergeht.

Die Krankheiten der Knorpel und Bänder im Allgemeinen betreffend muss bemerkt werden, dass die Knochen selbst nicht leiden können, ohne Theile, die ihnen so nahe liegen, als Periost und Ligamente mit in den krankhaften Prozess zu verwickeln. Es werden also in solchen Fällen die Bänder zugleich erkranken, namentlich die vordere Wirbelbinde, sie wird wulstig missfarbig, lösst sich von den Knochen ab, u. s. w.

Umgekehrt darf aber auch nicht übersehen werden, dass ursprüngliches Leiden der Bänder und Beinhaut sich auf die Knochen fortpflanze und diese mehr oder weniger in Mitleidenschaft ziehe.

Die Bandscheiben zwischen den Wirbelkörpern, oder Zwischenwirbelknorpel, sind ein mächtiges Moment bei den Verkrümmungen der Wirbelsäule.

Man findet diese Bandscheiben an den Stellen, wo die grösste Einbiegung ist, verdünnt, in einen sehr kleinen Raum zurückgedrängt, selten aber ganz verschwunden; entwickelter und mehr ausgebildet sind sie auf der entgegengesezten Seite. Es ist dieses nicht Folge von Entzündung, sondern die Verdünnung und Verkleinerung auf der einen Seite beruht auf Mangel an Ernährung und gesteigerter Aufsaugung, die der allmählig gesteigerte Druck, den sie erleiden mussten, veranlasste; so wie die Verdickung und Mehrentwicklung auf der andern Seite der gesteigerten Blutkongestion dahin zuzuschreiben ist.

Man wird diese Beeinträchtigung der Ernährung der bandartigen Knorpelscheiben beständig an denjenigen Stellen finden, an denen die Last der oberhalb liegenden Theile ihre schädliche Wirkung am Kräftigsten ausüben konnte.

Mangel an Ernährung und ungleichförmige Entwicklung sind Hauptmomente, die bei der Untersuchung der Wirbelsäule zu beachten sind. Durch diese Fehler allein entstehen oft sehr grosse Missstaltungen. Und dieses gilt auch vorzüglich bei den Knochen und Bändern.

Klar hat man auf diese Weise den Uebergang der Curvatura habitualis und muscularis in die ossaria vor Augen. Haben diese erstern eine Krümmung begründet und Konvexität und Konkavität nach einer einseitigen Richtung gebildet, so werden nun zuerst auf der konkaven Seite die Faserknorpel nachtheiligen Druck erleiden, sie werden schwinden, dünner werden; auf der konvexen Seite werden sie anschwellen, sich verdicken, dadurch aber wird der Zustand der bis jezt dynamischen Krümmung ein organischer, d. h. was bisher nur auf dynamischer Thätigkeit beruhte, hat schon eine organische Umbildung in der Struktur veranlasst, und das Uebel ist nun um so hartnäckiger geworden.

Man sieht aber deutlich, dass auch im krankhaften Zustande die Natur dieselben Gesetze einhält, wie im gesunden, nämlich dass auch hier die Zwischenknorpel an der eingebogenen Seite dünner, an der gewölbten dicker sind oder werden, wie es bei den natürlichen Ausbiegungen der Wirbelsäule der Fall ist.

Auf diese Weise sind nun z. B. bei der Seitenkrümmung nach Rechts die Zwischenknorpel in der Rückengegend rechts dicker, links dünner; in der Lendengegend links dicker nnd rechts dünner.

Schreitet das Uebel noch weiter, so werden auch die Knochen an den gedrückten Stellen resorbirt, wovon bald die Rede sein wird.

Was die dynamischen Krankheiten der Bandscheiben zwischen den Wirbeln betrifft, so sieht man sie bei Leichenöffnungen isolirt, gangräneszirend, in kadaverösem Zustande, als Folge der Zerstörung der benachbarten Knochen; niemals aber, oder fast niemals, findet man an den Knorpeln die Spuren derselben Art von Zerstörung, die die Knochen ergreift.

In andern Fällen findet man sie aufgeschwollen, erweicht, ihr Gewebe durch eine Art von Infiltration ausgedehnt. Solche Anschwellung ändert den Raum zwischen den Wirbeln, oder die Erweichung und Ausdehnung gestattet zu grosse Nachgiebigkeit, und auf diese Weise entstehen die mannigfaltigsten Missstaltungen.

Besonders wenn ein oder der andere Wirbel aus der Gesammtverkrümmung abermals abweicht, und eine entgegengesezte Stellung annimmt, z. B. bei einer Rechtskrümmung ein Wirbel nach Links oder nach Hinten ausweicht, ist dieses vorzüglich der Nachgiebigkeit der Ligamente zuzuschreiben.

Ueber den Ursprung eigentlicher Krankheiten der Bandscheiben ist noch viel Ungewissheit. Leichenöffnungen, bei denen mehrere Wirbel zerstört gefunden wurden, zwischen denen die Intervertebralknorpel unversehrt waren, und andere, bei denen die Zerstörungen in den Knorpeln weit grösser waren, als in den Knochen, liefern widersprechende Resultate.

Bis zu mehrerer Klarheit darüber dürfen wir wohl annehmen, dass oft der krankhafte Prozess vom Wirbel auf den Knorpel, oft umgekehrt vom Knorpel auf den Knochen übergehe, und wir können uns für den vorliegenden Zweck mit folgender Aeusserung von Wenzel beruhigen. Er sagt nämlich:

„Wird die bandartige Knorpelmasse krank, sei es durch die Steigerung ihrer Ernährung aus erhöhter Kongestion des Blutes, oder durch Verminderung derselben, weil der Ernährungsprozess in ihr beeinträchtigt ist; so wird ein krankhaftes Verhältniss in den Bau und die Verrichtungen der Wirbel treten, und die Krankheit der Wirbelbeine wird in diesem Falle sekundär sein, weil Krankheiten der bandartigen Knorpelscheiben störend auf die Wirbelbeine wirken, und die nächste Veranlassung eines Leidens derselben abgeben können."

Wir kommen an die krankhaften Zustände der Knochen selbst.

Es erscheinen Bildungsfehler, so dass ein Wirbel in der Mitte oder von einer Seite zu hoch, zu niedrig, oder sonst abnorm gebildet ist. Doch wird dieser Fehler in der Regel durch entgegengesezte Abweichung der nächst liegenden Wirbel vom natürlichen Bau, oder durch das Verhalten der Bandscheiben wieder ausgeglichen.

Wichtiger sind die Ernährungs- und Entwicklungsfehler. Es kann ein Theil, eine Seite, oder ein ganzer Wirbel in seiner Entwicklung zurückbleiben, verkümmert werden. Wird der Körper zu hoch, zu niedrig, oder auf beiden Seiten ungleich, so ist dieses ein höchst wesentliches Moment zur Entstehung einer Krümmung.

Der Druck, den ein Wirbelkörper erleiden muss, wirkt nicht nur hemmend auf seine Entwicklung, sondern auch zerstörend auf seine Masse. Erst werden die Bandscheiben davon ergriffen, dann der Knochen selbst. Die Ernährung wird verringert, der Zufluss der Säfte abgehalten, dagegen die Aufsaugung gesteigert, und auf diese Weise wird der Wirbel an seiner gedrückten Fläche erniedrigt. Findet der Druck vornen Statt, so wird der Körper des Wirbels keilförmig von Hinten nach Vornen, ereignet sich der Druck auf einer Seite, so wird er keilförmig von einer Seite zur andern. Werden mehrere Wirbel auf diese Weise ergriffen, so ist das Uebel um so schlimmer.

Wie nun auf den keilförmig abgeschliffenen Flächen der kranken Wirbel die übrigen als auf einer schiefen Fläche auf einander abgleiten, davon ist schon an andern Orten die Rede gewesen.

Was nun der Druck hier noch halb mechanisch bewirkt, das thun eigentliche Krankheiten der Knochen auf andere Weise, und in diesen Fällen ist nun das Uebel einzig und allein vom Knochen ausgehend.

Vereiterung der Wirbel. Durch innern Reiz oder äussere Gewalt entstehen an einem Punkte der Wirbelsäule stumpfe Schmerzen, die heftiger werden bei der Berührung und einer veränderten Temperatur, z. B. durch Ueberfahren mit einem in heisses

Wasser getauchten Schwamm. Trägheit, Mattigkeit nehmen von Tag zu Tag zu, das Stehen und Gehen macht grosse Ermüdung, die Beine kreutzen sich unwillkührlich, veranlassen häufiges Fallen, die zitternden Kniee beugen sich unter der Last des Körpers, und nur mit Mühe kann der Patient seine Schritte nach einem bestimmten Ziele richten. Mühsam wendet er sich im Bette um, und hat er sich zurückgelegt, so kann er nur mit der grössten Anstrengung sich wieder aufrichten.

Einige Verschiedenheiten ergeben sich aus dem Sitze des Uebels. Wenn der Sitz in den Nackenwirbeln ist, kann der Patient den Kopf nicht halten, er sucht ihn auf jeden Körper zu stützen, die Arme verlieren die Leichtigkeit ihrer Bewegung, das Athmen wird erschwert.

Hat das Uebel seinen Sitz in der Rückengegend, so werden die Bauchmuskeln gelähmt, der Kranke leidet an trocknem Husten und hat das Gefühl, als wäre ihm ein Band über und um die Magengegend gelegt, die Glieder sind gewöhnlich kalt, der Bewegung beraubt, die Ausleerungen haben durch Lähmung des Afters und der Blase die Willkührlichkeit verloren. Im Verhältniss als die Vereiterung fortschreitet, werden alle Erscheinungen bedeutender, es bilden sich Eiterbeulen an der kranken Stelle, der Eiter ergiesst sich längs der Wirbelsäule und des Beckens und kommt an der Weichengegend zum Vorschein.

Die Wirbelkörper sind am Häufigsten der Sitz dieser Entzündung und Eiterung. Sind sie ganz oder zum Theil, namentlich vornen zerstört, so entsteht winklichte Krümmung, wie oben schon angegeben worden ist, mit oder ohne Mitleidenschaft des Rückenmarkes.

Oft stellt die Krankheit, nachdem sie bedeutende Missstaltungen bewirkt hat, ihre Verheerungen durch Hülfe der Kunst ein, und die Natur vereinigt durch neugebildete Knochenmasse die unverlezt gebliebenen und halbzerstörten Wirbel und die Fortsätze derjenigen, die ganz vernichtet sind.

Es ist wohl keinen Augenblick zweifelhaft, von welchem Uebel hier die Rede gewesen sei, und Jedermann wird das sogenannte Pott'sche Rückgrathsleiden in dieser Schilderung erkennen. Pravaz, aus dem wir dieses Krankheitsbild entlehnten, nennt es Carie des vertèbres, Wenzel, der sich mit ungemeiner Weitläuftigkeit darüber verbreitet, nennt es Geschwürigkeit der Wirbel, und leitet es von Entzündung ab, ähnlich wie es auch Pravaz angegeben hat.

Eine ganz neue und sehr einleuchtende Ansicht hat Delpech geäussert, und wir glauben diese nicht übergehen zu dürfen.

Er behauptet nämlich, Tuberkeln wären die ausschliessliche Ursache derjenigen Missstaltungen, die man mit dem Namen Rückgrathskrankheit des Pott bezeichnet, und der jetzige Stand der Wissenschaften erfordere, dieses Uebel Tuberkelleiden der Wirbel zu nennen, wodurch es zum ersten Male eine bezeichnende Benennung erhalten habe.

Wenn die Tuberkeln die Wirbelkörper ergreifen, wie es sehr oft der Fall ist, entwickeln sie sich bald in der Tiefe der Körper, bald auf der Oberfläche. Im ersten Falle entsteht keine Veränderung in der Gestaltung der Wirbelsäule bis der neuerzeugte Körper durch seine Entwicklung eine grosse Höhle gebildet hat, und der Umfang oder die Wände desselben nur dünne Platten, wie ein Gehäuse, darstellen, das unfähig ist, die Last der obern Theile zu stützen; diese Wandungen brechen nun, und die beiden Parthieen der Wirbelsäule neigen sich gegenseitig nach Vornen, indem sie an der Stelle, wo die wirkliche Aufhebung der Kontinuität Statt findet, einen Winkel bilden. Im zweiten Falle geht die Zerstörung von Vornen nach Hinten oder in einer andern Richtung, und die Missbildung tritt später ein; sie kann nur dann eintreten, wenn der Körper des ergriffnen Wirbels zu einer ganz dünnen Schaale geworden und zu schwach ist, die obern Theile zu tragen.

Man sieht leicht ein, dass die Neigung der Wirbelsäule nach Vornen erfolgen muss, wenn die Masse der Wirbel nach Hinten unbeschädigt geblieben ist, es kann auch eine mehr oder weniger deutliche Neigung nach der Seite entstehen, nach der Richtung, in der die Zerstörung Statt gefunden hat.

Diese Missstaltung erscheint jedesmal als winklichte Krümmung, und ist durch das Hervorragen von einem oder mehreren Dornfortsätzen ausgezeichnet.

Je nachdem die Tuberkeln tiefer liegen und sich der Oberfläche der Wirbel nähern, oder im Falle sie selbst oberflächlich sind, wird sich vom Augenblicke ihres Entstehens an die Beinhaut entzünden, sie trennt sich mit allen Fasergebilden von der Oberfläche der Knochen und erzeugt eine Masse von neuer Bildung, welche unter günstigen Umständen alsbald in knochenartigen Zustand übergeht und die beiden getrennten

Theile der Wirbelsäule verkleben, und so den Zusammenhang wieder herstellen kann.

Pathologische Streitigkeiten und Widersprüche auszugleichen liegt nicht in unserm Zwecke, auch sind einem Arzte in der Zivilpraxis ohne Spital, nicht so viele Leichenöffnungen vergönnt, um sich von jedem Zustande eigene Ansichten zu bilden, daher es hier entschuldigt werden möge, wenn wir mehr Andere als uns selbst über diesen Punkt sprechen liessen.

Es ist übrigens klar, dass in Folge solcher Zufälle die Krümmung stets winklicht sein müsse, und es hat die Winkelkrümmung bei diesen Zerstörungen der Substanz noch einen mechanischen Grund ihrer Richtung, nämlich an den Rückenwirbeln die Rippen, und an den Lendenwirbeln die Stellung der Gelenkfortsätze, die das Ausweichen nach der Seite verhindern und in der Ebene von Hinten nach Vornen erhalten.

Knochenerweichung. Eine grosse und bedeutende Knochenkrankheit kann ohne Leiden des Markkörpers und der Beinhaut nicht Statt finden. Manchmal trifft das Uebel die Knochen der Glieder, an denen vorzüglich die Gelenkenden leiden. Es verändert mehr oder weniger die Gestaltung der Knochen, oder vielmehr nach Aufhebung der natürlichen Festigkeit überlässt es dieselben ohne Widerstandskraft den Zusammenziehungen der Muskeln.

Manchmal beschränkt das Uebel seine Wirkung auf das Rückgrath oder auf das Becken, die es auf eigene Weise missbildet.

Die Heilung geschieht durch Volumszunahme und vermehrte Dichtigkeit.

Mark und Beinhaut sind die Ernährungsorgane

der Knochen, und ohne sie ist keine Krankheit und keine Heilung möglich.

Durch diese Eigenschaft Ernährungsfehler zu sein, schliesst sich die idiopathische Knochenerweichung oder eigentliche Osteomalazie an die Rhachitis an, von der im folgenden Abschnitte die Rede ist.

Diagnose der Knochenleiden.

Die Erkenntniss dieser Gattung ist etwas schwierig. Am Unsichersten ist sie wo ursprüngliches Leiden der Bandscheiben zwischen den Wirbeln Ursache ist. Vorwalten des lymphatischen Systems, Vorkommen lymphatischer Anschwellungen an andern Gelenken, Schwäche, Mangel an Haltung, Neigung sich überall zu stützen, Liebe zur Ruhe, leichte Ermüdung, Vermeidung der Bewegung, eigenthümliche Stellung beim Bücken u. s. w. sind begleitende Zeichen, die bei bestehender Krümmung auf ein Leiden der Ligamente aufmerksam machen müssen. Die Krümmungen dieser Art selbst sind unbestimmt, bald nach dieser bald nach jener Richtung, verschwinden häufig beim Aufhängen am Kopfe oder den Armen.

Vorhandensein eines Schmerzes, dessen Stelle aber nicht genau angegeben werden kann, heftiger Schmerz beim Druck auf den Dornfortsatz und Abwesenheit von Muskel- und Knochenleiden müssen die Diagnose bestätigen.

Mehrmals haben wir schon gesagt, dass durch die ligamentösen Apparate der Muskel zum Knochen übergehe, so auch hier wieder im pathologischen Zustande, und es ist die durch Leiden der Ligamente erzeugte Krümmung erst Bogenkrümmung und vorübergehend, bis in der Folge auf mechanische Weise durch den Druck, oder auf chemische Weise durch Zersetzung auch der Knochen ergriffen wird, womit dann diese Bogenkrümmung in Winkelkrümmung übergeht und bleibend wird.

Ist eine winklichte Krümmung vorhanden, ragen ein oder mehrere Dornfortsätze spitz nach Hinten hervor, ist daselbst grosse Schmerzlichkeit, Anschwellung oder schon Eiterung, oder haben sich Eiterbeulen bald nach dem Beginn der Krümmung an andern Orten gezeigt, ist eine erlittene äussere Gewalt bekannt, war langer und heftiger Schmerz in der leidenden Stelle zugegen, so ist die Erkenntniss leicht.

Eben so deutlich wird man den Zustand erkennen, wenn Erweichung der Knochen eingetreten ist, und diese dem Muskelzuge nachgegeben und sich auf vielfache Weise verkrümmt und verschoben haben. Becken und Brustbein zeigen dieses in der Regel am Auffallendsten.

Schwieriger ist aber die Diagnose, wenn ein Knochenleiden erst in der Entwicklung begriffen und noch keine Spur davon äusserlich hervorgetreten ist.

Schmerz an einer bestimmten Stelle, Unfähigkeit zu gewissen oder allen Stellungen, allgemeine Schwäche, Neigung sich überall zu stützen, Halten des Kopfes mit den Händen, wenn es an den Nackenwirbeln, Stemmen der Hände in die Seiten, wenn es an den Rückenwirbeln fehlt, Gefühl von allgemeiner Unbehaglichkeit, u. s. w. geben genügende Vermuthung, und müssen auf ein beginnendes tiefes Knochenleiden aufmerksam machen.

Anlage, Alter, Aussenverhältnisse der Ernährung

und Erziehung, einwirkende Schädlichkeiten, die nächsten veranlassenden Ursachen u. s. w. müssen in solchen Fällen Aufschluss geben, was zu erwarten, zu hoffen, oder zu fürchten sei.

Unserm Zwecke ist es fern, hier eine Diagnostik der Knochenkrankheiten zu geben, daher möge dieses genügen.

IV. Krümmung durch eigenthümliche Krankheiten veranlasst, *Curvatura dyscrasica*

Die spezifischen Krankheiten, die auf die Gestaltung des Körpers Einfluss äussern, sind vorzüglich Rheumatismus, Skropheln, Rhachitis, Arthritis und Syphilis.

Man erwarte von diesen Krankheitszuständen hier keine vollständige Schilderung, da es nicht in unserm Zwecke liegt Monographieen derselben zu liefern, und diese Krankheiten selbst uns hier nur in soweit interessiren, als sie ihre Wirkung auf das Gliedersystem, auf Knochen, Muskeln, Bänder und Gelenke verbreiten, und dadurch auf die Gestaltung des Körpers nachtheiligen Einfluss äussern.

Rheumatismus, Leiden der Fasergebilde, der Muskeln, Flechsen, Scheiden, Ligamente, durch Anlage, Aussenverhältnisse, oder auch erblich erworben, ist ein weit verbreitetes Uebel.

Durch Spannung, Schmerz, Anschwellung der Ligamente und Synovialmembranen, der Muskeln und übrigen Umgebungen bewirkt es Beschränkung der natürlichen Bewegung, veranlasst zu unnatürlicher Haltung, erzeugt Unbeweglichkeit, Steifheit der ergriffnen Theile, und je mehr diese Zustände anhaltend sind, um so nachtheiliger ist der Einfluss auf die Gestaltung.

Da man alle Ursache hat, anzunehmen, dass die rheumatische Affektion oberflächlicher Gebilde, der Scheiden, Flechsen, Ligamente, Synovialmembranen, auch tiefer greift, und die benachbarten Faserknorpel zwischen den Wirbelkörpern und endlich diese selbst in Mitleidenschaft zieht, so kann man sich die Grösse der Folgen dieses Uebels leicht vorstellen.

Auf zwei höchst wichtige Krankheitsformen muss ich hier aufmerksam machen, die weisse Geschwulst oder den Gliedschwamm, und den eigentlichen Gelenkkrebs, die Arthrokaze, deren jede in einer Varietät aus rheumatischer Affektion ihren Ursprung nimmt.

Es giebt nämlich vom Gliedschwamm zwei Varietäten, die eine mehr von den Weichgebilden der Gelenke, den Membranen, Knorpeln, Flechsen, Ligamenten ausgehend, und in der Folge erst den Knochen ergreifend, die rheumatische — und es giebt eine andere Art, mehr aus der Tiefe des Knochens entspringend, und in der Folge erst die umliegenden oberflächlichen Weichgebilde der Gelenke zerstörend, die skrophulöse Varietät. Die erste im spätern reifern Alter vorkommend, die leztere mehr dem kindlichen und Entwicklungsalter eigen.

Eben so verhält es sich mit dem eigentlichen Gelenkkrebs der Arthrokaze. Es besteht eine Art, die sich Anfangs als Knorpelkrebs äussert, erst die weichen Theile, die Knorpel, Gelenkkapseln u. s. w. zerstört und dann die Knochen angreift, und eine zweite, die im Knochen ihren Ursprung nimmt, und dann erst auf die Weichgebilde übergeht. Erstere abermals mehr von Rheumatismus und Gicht, leztere mehr von Skropheln und Syphilis ausgehend.

Kann aber der Rheumatismus nun solche Folgen äussern, kann sich unter rheumatischer Anlage auf eine äussere Verletzung ein so unheilbringender Zustand entwickeln, so verdient er gewiss bei den orthopädischen Krankheiten die grösste Aufmerksamkeit, namentlich da er eine Krankheit ist, die einzig in den Weichgebilden des Gliedersystems besteht. Es bedarf aber gar nicht so hoher Grade des Leidens, schon Spannung, Schmerz, Anschwellung, Steifheit einzelner Theile aus rheumatischer Ursache sind oft schwierig genug zu heilen.

Gewissermaassen im Gegensatz mit dem Rheumatismus stehen die

Skropheln. Was nämlich das Rheuma mehr oberflächlich für Membranen, Ligamente, Knorpeln ist, das bewirkt die Skrophulosis in der Beinhaut und den Knochen, und die schwammigen Körper der Wirbel sind es recht häufig, die sie sich zum Heerde ihrer Zerstörungen erwählt.

Die Skrophelschärfe ergreift alle Organe, Haut, Zellstoff, Muskeln u. s. w., am Frühsten aber erscheint sie an der Beinhaut, und verändert dadurch auch bald die Knochen.

Es ist zwar nicht gerade jede skrophulöse Geschwulst in der Nähe eines Gelenkes Auftreibung des Knochens, es können auch die Weichgebilde angeschwollen sein; meist aber sucht sich diese Schärfe die Gelenkköpfe und schwammigen Parthieen der Knochen zu ihrem Sitze.

Daher bemerkt man beim Beginn der Krankheit

an solchen Individuen, die schon den Gebrauch ihrer Glieder hatten, anfangendes Unvermögen dazu, an kleinen Kindern späteres Eintreten dieser Fähigkeit.

Am Rückgrathe zeigt sich die Einwirkung des Uebels dadurch, dass die Leidenden nicht im Stande sind, die Wirbelsäule aufrecht zu halten, an den untern Extremitäten äussert sich eine Ungeschicklichkeit oder Unfähigkeit sie richtig zu gebrauchen. Bei Kindern beobachten wir dasselbe an den obern Gliedmaassen beim Betasten und Festhalten mit den Händen.

Vorzüglich das Anlehnen und Stützen des Rumpfes und Rückgrathes an jeden äussern Gegenstand, das Anhalten mit den Händen, und überhaupt die Zeichen, dass es der Wirbelsäule an natürlicher Kraft und Festigkeit fehle, müssen auf das Beginnen oder Vorhandensein eines solchen Krankheitsprozesses aufmerksam machen.

Wenzel sagt, die Folge der tiefern Einwirkung der Skrophelkrankheit auf die Knochen sei Entzündung und dadurch unterscheide sie sich wesentlich von der Rhachitis. Er giebt aber zu, es sei nicht zu bestreiten, dass die Skropheln, wenn sie die Beinhaut ergriffen hätten, auch Veränderungen in den Knochen selbst erzeugten, nur genau nachgewiesen wären diese Veränderungen nicht, ehe die Entzündung einträte. Die uns deutlich sichtbare Einwirkung der Skrophelschärfe auf die Knochen soll Entzündung und Eiterung sein, dennoch aber soll man diese Erscheinung weniger aus den eigenthümlichen Zufällen der Entzündung, als aus der Eiterung erkennen, man übersehe die Entzündung oft, treffe in den meisten Fällen kein reines Eiter, dieses sei aber kein Beweis gegen das Vorhandensein der Entzündung u. s. w.

Wir verschmähen pathologische Spitzfindigkeiten, deren wir Wenzel hier beschuldigen möchten, wir begnügen uns, den Einfluss der Skropheln auf unsere orthopädischen Zustände angedeutet zu haben, indem wir alles Weitere den Pathologen überlassen.

Ist uns aber noch eine Ansicht erlaubt, so möchten wir glauben, dass Wenzel mit seinen nicht zu bestreitenden, aber nicht nachgewiesenen Veränderungen in den Knochen vor Eintritt der Entzündung, mit seiner Entzündung und Geschwürigkeit der Wirbel; Pravaz mit seiner Carie des vertèbres, und Delpech mit der Affection tuberculeuse des vertèbres ein und dasselbe Ding bezeichnen, aber in verschiedenen Zuständen, weil die Zeiträume nicht unterschieden sind.

Nehmen wir unter Wenzels nicht nachgewiesenen Veränderungen Delpechs Tuberkeln an, deren Entzündung natürlich nicht so rein erscheinen kann, weil der Tuberkel mehr erweicht, als sich entzündet und vereitert; sehen wir in dem unreinen Eiter die erweichten Tuberkeln, deren Verlauf Delpech nicht weiter verfolgt; und betrachten wir endlich den lezten Zeitraum mit allen Verheerungen, die die Geschwürigkeit angerichtet hat; so glauben wir nur drei Stadien der Tuberkelbildung zu erblicken, ganz analog denen der Lungen.

Es scheint auch natürlich, dass die Ursache der Tuberkeln die Skrophulosis sei. In diesem Falle müsste auch jener Abschnitt aus der Curvatura ossaria in die dyscrasica versezt werden, doch bis zu weiterer Aufklärung mag es, wie es ist, verbleiben.

Vom Gliedschwamm und der Arthokaze aus skrophulöser Ursache ist schon die Rede gewesen.

Rhachitis. Die Rhachitis ist ebenfalls eine eigenthümliche Krankheit, auf Umbildung der Knochen beruhend, von Beinhaut und Markgebilden ausgehend, aber wohl von der Osteomalazie zu unterscheiden.

Als allgemeine Wirkungen der Rhachitis auf die Knochen findet man, dass allmählig und als Folge des chronischen Ganges der Krankheit die Härte derselben vermindert und ihre Festigkeit wesentlich beeinträchtigt wird, indem die Knochen bei langer Dauer des Uebels weich und biegsam werden.

Die Krankheit befällt die schwammigen wie die festen Knochen, doch sind es gewöhnlich die schwammigen in der Nähe der Gelenke, die sie durch Erweichung und Auftreibung zuerst ergreift.

Die Knochen können den Muskeln an den erweichten Stellen nicht widerstehen, und wenn diese erweichten Stellen nicht durch andere antagonistisch wirkende Muskeln im Gleichgewichte erhalten werden, so müssen sie dem Zuge der einseitig wirkenden Muskelkraft nachgeben, und man findet auf diese Weise die Wirkungen der Krankheit an allen Stellen des Skelettes, auf die keine andere Kraft als die der Muskeln Einfluss äussert.

Dieser Krankheitszustand entsteht in der Regel vom achten Monate bis Ende des zweiten Jahres, und muss allerdings als Entwicklungskrankheit des Knochensystems betrachtet werden.

Ueber den eigenthümlichen spezifischen Krankheitsstoff der Rhachitis ist man noch nicht im Reinen, doch müssen theils angeborne Anlagen, theils äussere

Schädlichkeiten in ihrem Zusammentreffen eine Gesammtwirkung äussern, die uns als Rhachitis erscheint.

Für unsern Zweck ist es abermal genug, den Einfluss dieses Uebels auf das Knochensystem im Allgemeinen und besonders auf das Rückgrath anzudeuten.

Die Wirbel nämlich, als schwammige Knochen, sind dem Ergriffenwerden von rhachitischer Erweichung nicht weniger unterworfen, als die übrigen Knochen des ganzen Körpers, und dadurch werden unter den bekannten Einflüssen des Muskelzuges und der Schwere die mannigfaltigsten und grössten Missstaltungen hervorgerufen.

Arthritis. In Folge eingewurzelter alter Gicht können grosse Missbildungen der Wirbelsäule Statt finden, sowohl Verkrümmungen als Verwachsungen, ja Zerstörungen der Wirbel. Der hartnäckige heftige Kreuzschmerz älterer Leute, namentlich der niedern Klassen, die anstrengenden Arbeiten ausgesezt sind, ist meines Erachtens meist arthritisch; und nicht selten habe ich seine eben angedeuteten Folgen als Verkrümmung, Verwachsung ja Vereiterung der Wirbel, namentlich der untern Parthieen der Wirbelsäule, beobachtet.

Syphilis. Ungefähr ein Aehnliches gilt von diesem Uebel, dessen Zufälle zu bekannt sind, um noch besonderer Beleuchtung zu bedürfen.

In Folge der bis jezt abgehandelten Krankheitszustände bilden sich häufig am Rückgrathe und seinen Umgebungen Abszesse, aus denen Eiter und Jauche verschiedener Gattung entleert wird, aus denen nicht selten kleinere und grössere Knochenstücke, ja die Reste ganzer Wirbel abgehen. Diese Eiterbeulen sind jedoch nichts Ursprüngliches, sondern nur die Folge der längst am Rückgrathe bestandenen Entzündung, Erweichung, Vereiterung, Verjauchung. Daher auch diese keiner besondern Ausführlichkeit bedürfen.

Somit wären auch die spezifischen Krankheiten, die Einfluss auf die Gestaltung des Körpers haben, abgehandelt.

Es ist sehr natürlich, dass die Folge des Rheumatismus eine Curvatura muscularis, daher eine Bogenkrümmung, die Folge der Skropheln nach tuberkulöser Verschwärung der Wirbel eine Curvatura ossaria oder dyscrasica, daher Winkelkrümmung sein werde.

Arthritis und Syphilis werden wohl stets als Curvatura dyscrasica und Winkelkrümmung erscheinen.

Die Rhachitis dagegen kann, je nachdem ihre jedesmalige Eigenschaft ist, Bogenkrümmung oder Winkrümmung veranlassen, und zwar jede wieder nach den Seiten, nach Hinten oder Vornen, je nachdem die erweichten Stellen an einer oder der andern Seite liegen, und das Ausweichen nach einer Richtung, Gegenkrümmung nach der andern erfordert.

Auch das Vorkommen der Verkrümmungen der Art und der Zeit nach, wie es oben schon angegeben, wird durch diese Krankheitsschilderungen bestätigt.

Ich sagte, dass Winkelkrümmung mehr in der frühern Jugend und im spätern Alter, Seitenkrümmung mehr im Entwicklungsalter vorkomme.

Das Erscheinen der Rhachitis ungefähr vom neunten Monate an bis zum dritten Jahre, das Auftreten der Skropheln etwas später ungefähr vom achtzehnten Monate an bis zum fünften oder sechsten Jahre, beweisen dieses hinlänglich. Nach dieser Periode werden Skropheln oder Rhachitis nur selten noch so viele Gewalt über den in Entwicklung begriffenen Organismus haben, dass sie die Wirbelsäule zu verunstalten vermöchten.

Muskelschwäche aber und rheumatische Anlage begründen nun meistens die Seitenkrümmung bis der Körper seine vollendete Ausbildung erreicht hat.

Arthritis endlich äussert ihren verderblichen Einfluss erst wieder im spätern Alter und macht dann wieder zur Winkelkrümmung geneigt.

Ueber die Diagnose der angeführten Dyskrasieen will ich mich hier nicht verbreiten, weil sie jeder Arzt kennen muss. Wer über die einzelnen Krankheiten, die Knochen, Muskeln, Bänder und Gelenke in dynamischer und mechanischer Hinsicht befallen können, noch eine ausführlichere Uebersicht wünscht, mag in unserer ersten Abtheilung Seite 133 bis 203 vergleichen.

Untersuchungsweise orthopädischer Kranken.

Nachdem wir die verschiedenen Veränderungen im Mechanismus des Knochenbaues betrachtet, und so eben die dynamischen Ursachen gelehrt haben, aus denen diese Missstaltungen entspringen, sind noch einige Worte über die Art und Weise zu sagen, wie solche orthopädische Missstaltungen ärztlich untersucht werden müssen.

Ist die Missstaltung sehr gross und auffallend, so ist sie oft durch die Kleidung hindurch zu erkennen, und in manchen andern Fällen verrathen Gang und Haltung den tiefer liegenden oft sorgfältig versteckten Fehler.

Ist die Missstaltung geringer, so lässt sie sich durch die Kleidung verbergen und erscheint nur bei näherer Untersuchung.

Diese Untersuchung muss aber genau und gründlich geschehen, wenn sie zu einem genügenden Resultate führen soll, und es ist in den bisherigen Darstellungen der orthopädischen Krankheiten und ihrer Ursachen genugsam angegeben worden, was Alles gefunden und unterschieden werden muss.

Man untersucht mit dem Auge und nach dem Augenmaass, man betrachtet und vergleicht das Verhältniss der einzelnen Theile gegen einander, und einem nur etwas geübten Blicke wird es nicht lange verborgen bleiben, wo der Fehler liege.

Man untersucht mit den Fingern. Man fühlt den Verlauf und die Abweichung der Knochen, vorzüglich der Dornfortsätze, der Hüftbeinkämme, Rippen, Brustbeine, Schulterblätter. Man berührt die hervorragenden Punkte, man fasst zwei entsprechende Punkte zu gleicher Zeit, z. B. die beiden untern Schulterwinkel oder die beiden Schulterhöhen, die obern und vordern Spitzen der Hüftbeinkämme, und vergleicht sie gegeneinander. Ein gutes Augenmass und feines Gefühl der Finger ist hier der beste Leiter.

Man untersucht mit Werkzeugen. Man bedient sich eines Maasses von Papierstreifen, um Länge, Breite, Umfang, Entfernung zu messen, man kann sich in manchen Fällen eines Tastzirkels, wie des Baudeloque'schen Beckenmessers bedienen.

Bei ungleicher Höhe der Schultern legt man an die beiden untern Winkel, bei Seitenkrümmung des Beckens an die vordern Spitzen der Hüftbeinkämme ein Lineal, um die schiefe Richtung auffallender zu machen. Man legt an die Spitze der obersten Halswirbel, oder an das Hinterhaupt selbst eine Schnur mit Gewicht, um so durch die Richtung des Bleiloths die seitliche Abweichung der Wirbelsäule zu erforschen. Ist die Richtung der Krümmung unsicher, die Wirbelsäule sehr verschiebbar und die Krümmung daher bald dahin bald dorthin gerichtet, so kann man sich die Abweichung der Dornfortsätze mit Farbe bezeichnen, und mit der Richtung in einer andern Stellung vergleichen.

Zu bedauern ist es, dass die Ausmessungen des Körpers in seinen relativen Verhältnissen nicht sehr bekannt sind. Z. B. so soll der Umfang des Kopfes das Dritttheil sein von der Länge des ganzen Körpers; so sollen die ausgespreizten Arme und Hände von einem Ende des Mittelfingers zum andern gleich sein der Länge des Körpers. Bei solchen Angaben liesse sich dann bei grossen Missstaltungen aus bekannten Grössen berechnen, wie viel an der Normalgestaltung fehlt. Doch ist alles dieses dem Auge und Finger des geübten Arztes so ziemlich entbehrlich, wenigstens zur Diagnose; nöthiger ist es zur Abmessung der erforderlichen Bandagen und Maschinen.

Wichtiger, als die Werkzeuge zum Ausmessen, sind die verschiedenen Stellungen und Situationen, in denen die Untersuchung vorgenommen wird.

Man untersucht im Stehen, Sitzen, Liegen, Gehen. In diesen einfachen und natürlichen Stellungen sind die Erscheinungen verschieden. Im Stehen zeigt sich manche Krümmung, die im Liegen verschwindet; im Stehen bei fester Haltung zeigt sich oft die Wölbung nach einer Seite, die sich nach einigen Schritten gegen die andere Seite neigt. Oder man glaubt beim ersten Anblick in ruhiger Haltung eine Verkrümmung in der Rückengegend zu sehen, nach einer kleinen Bewegung findet man eine Abweichung in der Lendengegend.

Daher untersucht man zuerst im Stehen, und prüft dann die erhaltenen Resultate, während der Patient auf einer festen Matratze oder Sopha liegt. Hier muss sich ergeben, welche vorübergehende sekundäre Krümmungen, und welche primäre bleibende sind, welche Missstaltungen zur Zeit noch auf übler Haltung oder geringem Leiden der Muskeln und Bänder beruhen, und welche durch organische Umbildungen der Muskeln und Knochen begründet sind.

Man untersucht in verschiedenen zusammengesezten künstlichen Stellungen. Es geschicht dieses, um einzelne Theile besonders hervorzuheben, so lässt man im Stehen oder Sitzen den Oberkörper vorwärts neigen, um die Dornfortsätze deutlicher sehen und fühlen zu können; so lässt man den Oberkörper seitwärts bewegen, um die Verschiebung der Rippen zu erforschen.

Um die ungleiche Höhe der Schultern genauer zu prüfen, lässt man beide Arme an die Seiten des Körpers anlegen, und mit der flachen Hand die Rollhügel des Schenkels berühren, oder man lässt die Hände gekreuzt über den Kopf legen zu gleichem Zwecke. Um die Vollheit und das Hervorstehen der Schulter nach Hinten zu untersuchen, lässt man die Arme vor-

und rückwärts beugen. Man lässt die Kranken bücken, kleine Körper von der Erde aufheben, eine kleine Last tragen, um sich von der Haltung und Bewegung zu überzeugen.

Endlich untersucht man, indem man die Schwere des Oberkörpers durch Aufhängen am Kopfe oder an den Händen aufhebt. Kleinere Kinder kann man zu diesem Zwecke an oder unter den Armen oder mit dem Kopfe aufheben lassen, grössere Personen lässt man an einen Stab mit den Händen sich hängen, oder an ein Seil, das von einem Thürpfosten zum andern geht, oder man gebraucht eine eigene Vorrichtung um den Patienten auf einige Zeit an dem Kopfe in die Höhe zu ziehen.

Unter diesem Verfahren müssen ebenfalls die noch nicht bleibend gewordenen Missstaltungen, namentlich die beginnenden Gegenkrümmungen verschwinden, und es muss die Wirbelsäule grosse Beweglichkeit und Verschiebbarkeit gestatten, so dass auf diese Weise der Unterschied zwischen Leiden der Bänder und Knochen zu ermitteln ist.

Ist nun auf diese Weise das Mechanische in der Abweichung des Gliederbaues gefunden, so muss jezt das Dynamische, als die Varietät, der die Missstaltung zuzuzählen ist, gesucht werden. Die Diagnostik der Varietäten ist aber bereits angegeben.

Meine Methode orthopädische Patienten zu untersuchen war bisher folgende.

Nachdem ich kleinere Kinder ganz, grössere und Erwachsene so weit es der Anstand gestattet und die Nothwendigkeit erfordert, habe entkleiden lassen, beginne ich die Untersuchung im Stehen.

Ich lasse nun den Patienten eine Art soldatischer Stellung annehmen, möglichst gerade stehen, die Brust heraus, den Unterleib zurückziehen, den Kopf gerade halten, so dass die Augen nicht auf- oder abwärts, sondern gerade vor sich hin sehen; die Füsse müssen an den Fersen an einander, die Vorfüsse auswärts gestellt, die Arme am Leibe ausgestreckt und die Hände an die Schenkel angelegt werden.

In dieser Stellung beginne ich mit Untersuchung der Wirbelsäule. Ich verfolge eine Senkrechte vom Hinterhaupte bis zum Kreuzbein, und erforsche die Abweichung der Wirbel von ihrer natürlichen Stelle. Hier ergiebt sich nun die Art der Abweichung als Schlangen- oder Winkelkrümmung mit ihren verschiedenen Modifikationen. Es ergiebt sich was Krümmung, was Gegenkrümmung ist, es zeigt sich die Verdrehung u. s. w. Nunmehr untersuche ich die Stellung des Beckens von Hinten, die hintern Höcker der Hüftbeinkämme, ihr Verhältniss zum Kreuzbein und dieses selbst. Jezt wende ich mich zu Untersuchung der Rippen und endlich zu den Schultern, bei denen der innere Rand und untere Winkel den meisten Aufschluss giebt. Ich berühre die entsprechenden Punkte an beiden Seiten mit den Fingern, und dadurch wird zur Genüge erhoben, was oben von der hohen und der vollen Schulter gesagt worden ist.

Jezt wende ich mich nach Vornen. Ich untersuche die Rippen, das Brustbein, ich betrachte die Achselhöhe und das Schlüsselbein, endlich das Becken, indem ich die obern und vordern Spitzen der Hüftbeinkämme mit den Fingern berühre, und in dieser

Art die Verschiebung und Verdrehung des Beckens feststelle.

Nun lasse ich das Rückgrath nach Vornen beugen, und untersuche wieder, ich lasse die Hände über dem Kopfe kreuzen und untersuche abermals. Ich lasse endlich den Patienten einige Schritte gehen und beobachte auch hier seine Haltung und Stellung.

Nach Beendigung dieser Erforschung lasse ich den Patienten legen, auf ein Sopha, Matratze, Bank, oder dergleichen Etwas, und nun untersuche ich abermals, erst während Patient auf dem Gesichte und Unterleibe, und dann während er auf dem Rücken liegt. Die Schenkel müssen ausgestreckt, die Füsse an einander gehalten werden, die Arme und Hände auf die oben bezeichnete Weise am Leibe und den Schenkeln liegen. Die Untersuchung wird ganz in der angegebenen Art vorgenommen, und die Resultate mit den in stehender Situation erhaltenen verglichen.

Sollten noch Zweifel obwalten, so lasse ich kleinere Kinder vorsichtig an den Händen, unter den Armen, oder am Kopfe aufheben; Erwachsene an einem horizontal befestigten Stabe oder Seil sich aufhängen. Die Aufhebung der Schwere des Oberkörpers und der Zug des Unterleibes und der Füsse dehnen das Rückgrath aus und machen es der Untersuchung zugänglicher.

Auf diese Weise pflege ich meine orthopädischen Patienten zu untersuchen, und ich glaube, dass ich mir durch die bisherige Darstellung auch einiges Verdienst in der Unterscheidung und Diagnostik der orthopädischen Krankheiten erworben habe.

Behandlung.

Aus der Wichtigkeit der Stelle, die die Wirbelsäule im Organismus einnimmt, und aus der Wichtigkeit der Verletzungen aller Funktionen, die ihre Formveränderung nach sich zieht, ergiebt sich auch die Wichtigkeit der Behandlung dieser Krankheitserscheinungen.

Nur die Verwechslung der Ursachen und unklare oder irrige Ansichten über das Wesen und die Entstehung der Rückgrathskrümmungen haben zu der Verwirrung geführt, die in der Behandlung herrschte; nachdem aber nunmehr der Mechanismus der Formveränderungen entwickelt, und das Dynamische der Ursachen in ein helleres Licht gesezt ist, wird die Behandlung leicht, sicher, ergiebt sich gleichsam von selbst.

So lange man Arten und Unterarten der Krümmungen nicht unterschied, konnte man über eine sichere und rationelle Behandlung nicht in das Reine kommen, und wer den Stand der Dinge fasst, wie er bis jezt von uns geschildert wurde, der muss sich freilich wundern, wenn er die verschiedene Behandlungsweise angesehener Aerzte vergleicht.

So gebrauchte Ranchin zur Heilung einer Rückwärtskrümmung erst eine Leinwandpresse, und als diese Erstickungszufälle bewirkte und doch noch nicht stark genug war, eine Fuhrmannswinde; Wenzel verbietet dagegen sogar den leisen Druck der angelegten Hand, weil er Zerstörungen davon fürchtet. Jener hatte nur Verrenkung im Auge, dieser vorzüglich die Geschwürigkeit oder tuberkulöse Vereiterung der Wirbel. Alle jetzigen Orthopäden halten bei der mechanischen Behandlung die Ausdehnung und Streckung für das erste und wichtigste Moment, die ältern verwerfen sie als nutzlos und schädlich. Eben so geht es mit Fontanellen, Einreibungen und allen angewendeten Mitteln.

Erst ganz neuerlich schilt Benedikt alles orthopädische Heilverfahren „orthopädische Alfanzereien", weil einem orthopädischen Arzte eine Kur durch Maschinen misslang, ein Hirte aber durch Auflegung eines Pflasters einen Patienten herstellte. Wir können uns darüber beruhigen, weil wir bereits gezeigt haben, dass wir keine Alfanzereien treiben, doch müssen wir uns wundern, wie man vor ein Paar Jahren noch so Etwas schreiben konnte.

Gleich zu Anfange der Behandlung drängen sich uns zwei Bemerkungen auf, die unsere vollste Aufmerksamkeit verdienen.

1) Die Natur und Entwicklung des Organismus heilt bereits bestehende Verkrümmungen nicht. Der einmal verschobene Schwerpunkt verschiebt sich immer mehr, die Muskeln erhalten immer grössere Winkel ihrer Anheftung, und dadurch steigert sich ihre Kontraktion immer höher. Der erfahrne Druck erzeugt

Resorption der Wirbelsubstanz, durch den Substanzverlust verkürzen sich die Muskeln noch mehr, durch den abermals erregten Druck steigert sich die Aufsaugung und Verminderung der Knochenmasse wiederum, und so wird das Uebel immer grösser. Wie sich aus einer bereits bestehenden Krümmung die zweite und dritte, die Drehung und endlich Verschiebung aller Gebilde des Rumpfes entwickle, ist schon gezeigt, und es gehört hieher nur die Erfahrung, dass die Natur durch fernere Ausbildung des Körpers diese Gebrechen nicht heile, sondern dieselben sich nur vergrössern, wenn sie sich selbst überlassen bleiben.

2) Eine andere Bemerkung ist es, dass Maschinenkuren allein nicht haltbar sind. Durch die Maschinen wird die Thätigkeit der Muskeln ersezt oder aufgehoben, diese werden daher schwach, unthätig, vermögen die Knochen nicht zu tragen und zu bewegen. Aller Mechanismus zu bleibender Geradrichtung der Wirbelsäule ist vergeblich, wenn er nicht die Reaktion des Rückgraths gegen die Schwere berücksichtigt, und die tragende und bewegende Muskelkraft in Thätigkeit sezt.

Es ist ein schwerer Vorwurf, den diese Kurart nicht von sich abwälzen kann, dass die gelungensten und glänzendsten Maschinenkuren nur zu oft nicht haltbar sind, und dass nach der Entfernung aus dem Institute und dem Ablegen der Maschinen das alte Uebel oft nur in höherem Grade wiederkehrt.

Wenn nun der Mechanismus allein ungenügend ist, und durch ihn die Krümmungen gar nicht, oder wenigstens nicht bleibend geheilt werden, abgesehen jezt noch von den Beschwerlichkeiten und Gefahren die der Maschinengebrauch mit sich bringt — wenn aber auf der andern Seite keine Naturheilung Statt findet und hier die Natur nicht, wie in andern Fällen, ein heilsames Bestreben äussert, den vorhandenen Uebelstand zu entfernen, auch von der Entwicklung der einzelnen Systeme und des ganzen Körpers Nichts zu erwarten ist — wenn also zur Heilung von Krümmungen weder der natürliche Entwicklungsprozess des Organismus, noch die orthopädische Mechanik allein genügt; so muss wohl die Behandlung in einem Ineinandergreifen dieser beiden Momente bestehen. Wir haben daher eine äusserliche und eine innerliche Behandlung.

Da nun aber die mechanisch veränderten Theile innerlich belebt sind, durch Gefässe und Nerven gebildet und ernährt wie auch destruirt und rekonstruirt werden, und dieser Prozess der Ernährung und Zerstörung so wie der Stärkung und Befestigung ein dynamischer ist; und da die Krankheiten der Formveränderung rein mechanisches Abweichen von der natürlichen Gestaltung sind, und ihre Geradrichtung rein Werk des Mechanismus ist — so haben wir zwei Behandlungsweisen, eine dynamische und eine mechanische.

Wir haben also auch hier streng den Gesetzen der allgemeinen Therapie gemäss eine Behandlung des Charakters und eine Behandlung der Form; das Charakteristische und Allgemeine ist nämlich hier die Varietät, ob eine Krümmung auf Muskel- oder Knochenleiden u. s. w. beruhe, und das Formelle und Spezielle ist die einzelne Art der Missstaltung selber, als z. B. die Seitenkrümmung der Rückengegend nach

Rechts u. s. w. Durch diese Vereinigung der dynamischen und mechanischen Behandlung sind mehrere Fragen gelöst, die man sonst stellen könnte; allenfalls: ob man den organischen Leib rein mechanisch behandeln dürfe? ob man während des Maschinengebrauches Arzneien, und während des Arzneigebrauches Maschinen anwenden solle? u. s. w.

Es ist einer der wichtigsten Lehrsätze der Orthopädie, den Heine aufgestellt hat, dass jedes Organ in seinem Baue etwas Mechanisches habe, und dass die Störung des Mechanismus eines Gebildes auch auf seine Funktion zurückwirke.

Krankheiten und Zustände, die nun von der Verkrümmung bedingt werden, und daher konsekutive Erscheinungen zu nennen sind, bedürfen daher keiner besondern Behandlung, sondern verschwinden wenn ihre mechanische Ursache gehoben ist.

So heilen Lungenübel und Respirationsbeschwerden, die von Verschiebung des Rückgraths, der Rippen und des Brustbeins herrühren, so bald die Wirbelsäule zu ihrer Normalität zurückgekehrt ist, so hören Verdauungsbeschwerden auf, wenn die Verkrümmung, die die Digestionsorgane beeinträchtigte, gehoben ist. Ein Gleiches gilt von Herzklopfen, Schwindel u. s. w.

Als allgemeine Grundsätze orthopädischer Behandlung können folgende gelten:

alle kausalen Krankheitszustände der Missstaltungen müssen auf dynamische Weise behandelt werden;

alle konsekutiven Erscheinungen bedürfen keiner, oder nur palliativer Behandlung;

die mechanischen Formveränderungen müssen zu

ihrer Zeit und auf ihre Weise mechanisch behandelt werden.

Wer weitere Ausführung solcher allgemeinen Ansichten sucht, kann solche in unserer ersten Abtheilung Seite 256 bis 290 finden. Wir haben es dort für nöthig gehalten, ausführlicher über diese Punkte zu sprechen, und berufen uns, um Wiederholung zu vermeiden, auf jene Stellen.

Die Aufgaben, die der orthopädische Arzt zu lösen hat, sind die Heilanzeigen oder Indikationen und namentlich folgende:

1) Entfernung der Ursachen und Hebung derjenigen krankhaften Anlagen oder wirklichen Krankheiten, die die Verkrümmung hervorgebracht haben;
2) Erregung eines dynamischen Prozesses zur Umbildung und Umgestaltung der erkrankten Organe, deren Rekonstruktion und Erhaltung in der wieder erlangten Normalität;
3) Zurückbringen der verkrümmten und missstalteten Gebilde zur natürlichen Struktur und Funktion und Erhaltung darin;
4) Palliative Behandlung, Linderung der Beschwerden und Aufhebung der Mängel bei unheilbaren Uebeln.

Die Erfüllung dieser Anforderungen geschieht durch die Behandlung, und die erste und zweite Indikation werden mehr durch dynamisches, die dritte durch mechanisches, die vierte durch gemischtes Heilverfahren ausgeführt.

Eine streng systematische Ordnung in Darstellung der Behandlung ist zur Zeit nicht wohl möglich, da theils die Verschiedenheit der zugleich anzuwendenden

Mittel eine Anordnung derselben in Klassen nicht gestatten, theils endlich belehrende Vorarbeiten fehlen.

Wir können bei Ausführung der ersten und zweiten Indikation das Diätetische und Therapeutische nicht trennen, und müssen immer der dazwischen eingreifenden Mechanik gedenken, und oft ist es wirklich unbestimmt unter welche Klasse ein Heilmittel gestellt werden soll, z. B. das horizontale Liegen auf festen mit aromatischen Kräutern ausgestopften Matratzen, gehört dieses, durch das Horizontale und Feste der Lage zur mechanischen, durch das Aromatische der Kräuter zur therapeutischen, oder durch seine Gewöhnlichkeit zur diätetischen Behandlung?

Um solchen Schwierigkeiten zu entgehen, theilen wir die orthopädische Behandlung ein, in eine Behandlung der innern ursächlichen Momente, diese Behandlung ist meist dynamischer Art, mehr eine allgemeine, weil sie mehr das Charakteristische der Zustände umfasst, wir nennen sie *Behandlung der Varietäten;* und wir theilen ferner ein, in eine Behandlung der einzelnen Missstaltungen, und diese Behandlung ist mehr eine mechanische spezielle, jeder besondern Formverletzung anzueignen, diese nennen wir *Behandlung der Formveränderungen.*

Die Behandlung der Varietäten ist therapeutisch-diätetisch, die Behandlung der Formveränderungen ist mechanisch-gymnastisch und in dieser Art sollen sie jezt abgehandelt werden.

In der Vereinigung dieser beiden Heilmethoden liegt nun die ganze Aufgabe des orthopädischen Arztes.

Heine hat die Art und Weise seines Verfahrens noch nicht bekannt gemacht. Er spricht in seinen Darstellungen neben dem Maschinengebrauch allerdings von anderweitiger Behandlung, freier Luft, Bewegung, Bädern u. s. w., jedoch sind es nur einzelne Ankündigungen, die bekannt geworden sind, sein Lehrsystem der Orthopädie ist immer noch nicht erschienen. So viel uns bekannt ist, beruht seine Kurart grösstentheils auf Maschinenbehandlung, deren er auch wohl unübertrefflicher Meister ist. Er legt neu angekommene Patienten sogleich von 24 Stunden 22 in die Streckbetten. Ob gymnastische Uebungen in seinem Institute eingeführt sind, ist uns unbekannt.

Ausführlicher sind wir unterrichtet über den Gang der Behandlung, den Delpech einschlägt. Der Kranke bringt die Nacht auf einem harten horizontalen Lager zu, er ist aber nicht gespannt, er macht Morgens und Abends einige leichte Uebungen auf dem Wagen an einem Seile. In der Folge versucht man leichtes Aufhängen mit den Händen an der Zapfensäule oder Schneckensteige. Endlich grössere gymnastische Uebungen und Ausdehung mit Seitendruck.

Eine andere Art seiner Behandlungsweise schildert Delpech folgendermaassen. Die Patientin befand sich 12 bis 14 Stunden auf einem harten horizontalen Lager ausgespannt, und Kopf und Becken in gerader Richtung aus einander gezogen durch Federn, deren Kraft in den ersten zwei Monaten 25 Pfund nicht überschritt. Zu gleicher Zeit übte sie gymnastische Spiele drei Stunden Morgens und Abends. Die übrige Zeit war der Ruhe und dem Umhergehen auf Krücken gewidmet. Im dritten Monate wurde der seitliche

Druck zugefügt, die ausdehnenden Kräfte wurden auf 40 und endlich 50 Pfund erhöht, Patientin nahm Morgens und Abends eine Unze antiskorbutischen Sirup. Nebenbei gymnastische Uebungen. Als sie nach sieben Monaten die Anstalt verliess, trug sie ein leichtes Korsett mit einigen Vorrichtungen, um noch ferner Druck auf die ausgewichene Seite zu üben.

Am Bestimmtesten spricht sich Jalade Lafond darüber aus. Seine Zeiteintheilung und Verbindung der dynamischen und mechanischen Behandlungsweise ist folgende.

Im Sommer Morgens von 6 bis 8 Douchebäder, Kneten, Reibungen der Muskeln und einige gymnastische Uebungen.

Von 8 bis 9 Uhr Frühstück.

Von 9 bis 11 Uhr Ausdehnung gurch Maschinen.

Um 11½ zweites Frühstück.

Von Mittag bis 2 Uhr verschiedene Uebungen.

Von 2 bis 5½ Uhr Ausdehnung in den Betten. Kleine Mahlzeit.

Von 5½ bis 6½ Uhr vierte und lezte Mahlzeit.

Uebungen bis 9 Uhr.

Ausdehnung bis zum nächsten Morgen.

Im Winter erleidet diese Tagesordnung einige Abänderungen.

Es versteht sich wohl von selbst, dass jeder Fall ein anderer ist, und anders behandelt werden muss, es giebt aber diese Tagesordnung eine Uebersicht des Ineinandergreifens der beiden Behandlungsweisen, und es sollen alle diese Momente unter der Schilderung der mechanischen Behandlung ausführlich genug betrachtet werden.

Die Dauer solcher Kuren ist sehr langwierig, es kann ein Zeitraum von 6 bis 10 Monaten, oft aber auch von 2 bis 3 Jahren zur Herstellung erforderlich sein. Als Mitte dürfte nicht weniger denn 15 bis 16 Monate angenommen werden.

Endlich dürfte auch noch der Schwierigkeiten gedacht werden, die orthopädische Kuren mit sich bringen. Die Länge der Zeit, die Beschwerden der Maschinen, das langsame Vorschreiten der Heilung, die vielen Kosten, die namentlich der mechanische Theil der Behandlung veranlasst, sind grosse Hindernisse, die schon in orthopädischen Anstalten gefühlt werden. Noch mehr tritt dieses in der Privatpraxis ein, wo in vielen Fällen eine vollständige Ausführung der Kur dadurch ganz unmöglich wird.

Verschämtheit erwachsener Frauenzimmer, die schon die Untersuchung erschwert, und die Verkrümmung selbst sammt der Kur verbergen will, Ungeduld bei langsamen Erfolge, Schmerz, Unbequemlichkeit, die die Maschinen veranlassen, Mangel an Zeit, Unterrichtsstunden, unzeitige Nachsicht der Aeltern, absichtliche Täuschung des Arztes, und recht oft Scheue der Kosten, oder nicht der Grad des Vermögens, der die Anschaffung kostspieliger Maschinen und Instrumente gestattet — sind die Ursachen, die die redlichsten Bestrebungen des orthopädischen Arztes zu Nichte machen.

Therapeutisch-diätetische Behandlung der Varietäten.

Diese Abtheilung der Behandlung richtet sich nach den Arten und Unterarten der zu heilenden Krankheiten, sie theilt sich also ein in die vier Hauptabschnitte, die wir Varietäten genannt haben, und deren Unterabtheilungen, und beginnt von mehr entfernten zum Theil äusserlichen mechanischen Einflüssen, um zu den tiefern wesentlichen fortzuschreiten.

Behandlung der Curvatura habitualis.

Diese Behandlung ist mehr eine negative vorbauende, und ihr Gebiet ist das der Diätetik im weitesten Sinne, und ihre Aufgabe beruht grösstentheils auf Verhütung schädlicher Einflüsse oder deren Entfernung.

Gegen angeborne Fehler der ersten Bildung ist höchstens palliative Hülfe möglich, und die therapeutische und mechanische Kunst mag suchen dem Fehler so viel als möglich abzuhelfen, um seinen Folgen vorzubauen.

Krankheitsanlagen, die Folgen auf die äussere Gestaltung des Organismus haben können, Zartheit des Baues, Reizbarkeit des Nervensystems, Schwäche der irritabeln Faser, sind nach allgemeinen Regeln des ärztlichen Handelns durch Diät, freie Bewegung, Gymnastik u. s. w. zu beseitigen.

Auf eben diese Art ist das Kranksein solcher Gebilde zu behandeln, die eigentlich dem Gliedersysteme fremd sind, aber dennoch eine schädliche Rückwirkung darauf äussern. So müssen Anschwellungen, Auftreibungen, Vereiterungen innerer Organe nach den Regeln der Heilkunst gehoben werden.

Die Vereiterungen der Lungen und des Rippenfelles oder vielmehr die Vernarbung dieser Gebilde nach ausgeworfenen Tuberkeln ist ein sehr wichtiges hicher gehöriges Moment. Wie Narben nach Verwundungen, Verbrennungen an Haut und Muskeln äusserlich entstehen, so bilden sie sich hier innerlich. Unsere eigene Beobachtung hat uns dieses gelehrt, und uns vollkommen von den Angaben Delpechs überzeugt.

Berücksichtigung der Lage während dsr Eiterung solcher Tuberkeln, und überhaupt der Brustkrankheiten, von Zeit zu Zeit entgegengesezte Bewegungen, möglichstes Vermeiden des Zusammenkrümmens bei Husten, Schmerz und Entzündlichkeit, öfteres tiefes Athmen u. s. w. sind wohl das Einzige, was sich empfehlen - wohl aber meistens nicht ausführen lässt; gegen die bereits gebildeten Narben ist Nichts zu thun.

Verkürzung einer untern Extremität fordert deren Abhülfe. Ist zu erwarten, dass z. B. bei Klumpfüssen u. dergl. eine Behandlung fruchtbar sein werde, so ist die gewöhnliche Behandlung anzuwenden. Bei sonstigem Leiden, Linimente, Friktionen, Douchen, Kneten der Muskeln.

Ist Heilung der Verkürzung nicht auf dynamischem Wege zu erreichen, wie nach Beinbruch, Koxarthrokaze u. dergl., dann muss die mehanische Aushülfe eintreten und das Fehlende der Länge ersetzen.

In diesen Fällen wird eine Korksohle zweckmässig bereitet dem Zwecke entsprechen. Die Erhöhung der Ferse allein ist nicht gut, der ganze Vorfuss muss durch eine keilförmig zulaufende und etwas ausgehöhlte Sohle erhöht werden.

Ist die Verbindung der Schenkelköpfe im Pfannengelenke lose, so wird ein Gürtel um diese Gegend sie befestigen,

Ja Uebung, fester Wille, Ausdauer in zweckmässiger Stellung und Haltung allein, vermag Vieles zur Herstellung eines gestörten Gleichgewichts, so lange der Fehler nicht in Missbildung der Knochen liegt.

Angeborne Fehler in der Neigung des Beckens gestatten wenig Abhülfe. Eine Seitwärtsneigung des Beckens, durch Ungleichheit der untern Extremitäten veranlasst, wird oft durch die so eben bezeichnete Verlängerung des einen Fusses gehoben, auf die Neigung kann nur Haltung, Stellung, Beschäftigung u. s. w. Einfluss äussern.

Ist jedoch zu grosse Vorwärtsneigung durch Angezogensein der Oberschenkel an den Unterleib bedingt, und dieses wiederum durch Verkürzung der langen Lenden- und der Darmbeinmuskeln entstanden, so kann dem Uebel durch Streckung dieser Muskeln abgeholfen werden. Liegen auf Gesicht und Unterleib in einem Bette, das in der Mitte beweglich ist, wodurch allmählig Unterleib und Schenkel von einander entfernt werden, hat sich hier wirksam bewiesen.

Fehler der Ernährung und Entwicklung des ganzen Gliedersystems oder seiner einzelnen Theile. Hier tritt eine prophylaktische Aufgabe ein, die Geneigtheit der Wirbelsäule aus ihrer normalen Richtung abzuweichen zu berücksichtigen, und den bereits gebildeten Uranfängen des Uebels zu begegnen.

Die Vorschriften zu einer vernünftigen und in solchen Fällen zweckgemässen physischen Erziehung der Kinder gehören nur zum Theil hieher, da die Ernährung zu befördern, Krankheitsanlagen zu heben, und überhaupt Atrophie, Paralysis u. s. w. zu beseitigen, zur Diätetik oder Heilkunde in Allgemeinen gehört. Uns muss es vorzüglich darum zu thun sein, das Rückgrath vor solchen schädlichen Einflüssen zu schützen, und Missbildungen der Wirbelsäule vorzubeugen, bis die veranlassenden Momente auf anderm Wege entfernt werden können.

Beschränkung der Bewegungen und Verrichtungen der Wirbelsäule ist hier unsere Aufgabe, und sie wird gelöst durch Ruhe, Unbeweglichkeit, Liegen auf horizontaler fester Unterlage. Hierzu dienen Matratzen von Rosshaaren, Seegras, Moos, Spreusäcke u. dergl. mehr. Am Zweckmässigsten sind die verstellbaren Rahmenmatratzen, indem ein Rahm, das durch Riemen in jede beliebige Höhe gestellt werden kann, unter die Matratze gelegt wird, oder die Matratze selbst auf das Rahm gepolstert ist. Vergl. die dritte Tafel.

Vorzüglich bei Knochenleiden aus mangelnder Ernährung ist auf diese Weise die nachtheilige Wirkung der Muskeln auf die kranken Wirbel zu beseitigen.

Ist Kurzsichtigkeit die Veranlassung der Krümmung, so mag zweckmässiger Gebrauch eines Augenglases, abgemessene Höhe des Tisches u. s. w. dem Auge zu Hülfe kommen.

Ungleiche Vertheilung der Kräfte, namentlich der muskulösen, erfordert Herstellung des Gleichgewichts, Ruhe der überwiegenden, grössere Bewegung und Uebung der geschwächten Parthie. So z. B. bei Rechtskrümmung aus überwiegender Muskelkraft grössere Uebung und häufigern Gebrauch der linken Hand,

Drehen eines Rades an der Kurbel mit der linken Hand, Ballspiel mit derselben u. dergl. Die Gymnastik lehrt das Weitere.

Gewohnheit einer Stellung, Haltung, Nachlässigkeit, Trägheit erfordert festen Willen, gespannteste Aufmerksamkeit des Patienten. In solchen Fällen wird Ermahnung zu gerader Haltung zweckmässig sein. In solchen Fällen statt der Schulterriemen, Korsetts u. dergl., die durch festen Druck dem Uebel steuern sollen, lieber leicht zerreissbare Kleidungsstücke, so dass die Patientin, statt sich auf den Druck ihres Korsetts zu verlassen, vielmehr durch ihre Stellung und Haltung vorbeugen muss, ihre Bänder oder Kleider von Gaze, Tille oder Seidenflor nicht zu zerreissen. Auf diese Weise wird die Geradhaltung vortheilhafter erzielt, indem der Druck des Korsetts aufhört, sobald es abgelegt wird, die Wirkung der angewöhnten Haltung aber bleibend wird.

Einhalten einerlei Richtung und Bewegung erfordert Ausgleichung, vornämlich Aufmerksamkeit im Evolutionsalter, ehe der Körper seine volle Reife erhalten hat.

Kleidung. Vom nachtheiligen Einfluss einiger Kleidungsstücke ist schon die Rede gewesen, derselbe Einfluss kann aber auch zum Heilzweck dienen, so die Korsetts um das Ausweichen der Wirbel und Rippen zu verhüten, Korsetts mit Achselstützen um die Last des Oberkörpers zu tragen, Hosenträger oder ähnliche Schulterriemen, Gürtel um die Lenden u. s. w. Doch davon ist unter den mechanischen Mitteln die Rede.

Sogar die Schuhe mit hohen Absätzen, die den

Körper hinten erheben und nach Vorwärts treiben, könnten bei Rückwärtsneigung des Beckens und deren Folgen als Heilmittel benüzt werden, um die zu geringe Inklination zu vermehren.

Die Folgen unpassender Kleidung, oder die Nachtheile, die die Versuche sich dem Drucke und Zwange einer solchen zu entziehen, veranlassen, sind durch Entfernung der Ursache zu beseitigen.

Die Einflüsse der verschiedenen Situationen sind bereits angegeben. Ihre Nachtheile sind zu vermeiden, und durch Abwechslung und entgegengesezte Richtung Dasjenige wieder zu ersetzen, was bereits verloren ist.

Das Liegen mit zu hohen Kopfkissen, auf zu weichen Unterbetten u. s. w. ist nachtheilig, und beide sind zu entfernen. Man lege die Kinder mehr horizontal oder auf geneigte Flächen und gebrauche feste Matratzen zur Unterlage. Noch mehr ist diese Aufmerksamkeit bei Patienten nöthig, wenn man Anlage oder bereits eingetretene Spuren der Missstaltung bemerkt. Man wechsle die alten Plätze, in denen sich das Uebel zu erzeugen scheint. Eigene Erfahrung hat uns von den Vorzügen dieser Veränderung über-überzeugt. Ueber das Liegen wird im mechanischen Theile der Behandlung noch mehr gesprochen werden.

Das Sitzen auf unverhältnissmässigen Stühlen oder Bänken ist ebenfalls als höchst nachtheilig angegeben worden. Die Stühle müssen nach Verhältniss der Grösse der Kinder gefertigt werden. Ist das Freisitzen nachtheilig, indem die Wirbelsäule allein die Last des Oberkörpers tragen muss, so müssen diese Stühle mit Lehnen und Füssstühlchen versehen sein, um Stützung des Rückgrathes und Anstemmen der Füsse zu gestatten. Eben so müssen die Tische von zweckmässiger Höhe sein, dass Kinder in Lehrstunden den Boden mit den Füssen berühren können.

Endlich das Sitzen in Lehrstunden, Unterrichts, Strick- Nähstunden betreffend, muss neben angemessener Höhe der Tische und Stühle auch Raum genug zu freier Bewegung vorhanden sein, dass jede Schülerin sich frei und ungehindert bewegen kann, weil im entgegengesezten Falle durch nothwendiges in einander Richten und gegenseitiges Ausweichen schiefe Haltung und dadurch Verkrümmung erzeugt wird.

Schon beim Tragen der kleinen Kinder, während sie noch auf dem Arme der Wärterin sitzen, ist Abwechslung und Aufmerksamkeit anzuwenden.

Stehen und Gehen äussern ebenfalls grossen Einfluss auf die Haltung. Mechanischen Gebrechen ist auf mechanische Weise abzuhelfen, so der Verkürzung eines Fusses durch Unterlagen an den Schuhen; der Schwäche oder Halblähmung eines Gliedes durch Stützen, Krücken, Gehmaschinen. Uebrigens müssen die Kinder selbst und ihre Lehrer oder Aeltern Aufmerksamkeit auf die Stellung, Haltung und Bewegung haben, und fester Wille mit passender Muskelübung wird manches Unheil verhüten, manches Uebel wieder gut machen können.

Die eigentlichen Beschäftigungen, wenn sie anhaltend sind, erfordern fortgeseztes Verharren in einerlei Richtung, anhaltende Wiederholung, einerlei Bewegung und zwingen dadurch den Körper bleibend in diese Richtung einzugehen.

Im Allgemeinen ist hier Ausgleichung dieser Einseitigkeit zu versuchen. Wechsel der Beschäftigung, auf eine Lehrstunde im Schreiben oder Zeichnen, eine andere in Musik oder vom Tanzmeister, nach anhaltendem Sitzen Erholung durch Ballspiel. Erholung zwischen anhaltenden Lehrstunden selbst, Wechseln der Plätze u. s. w.

Dass hier weniger von Knaben als vielmehr von Mädchen die Rede sei, ergiebt sich wohl von selbst. Knaben haben alle diese Rücksichten weniger nöthig. Im Allgemeinen aber suche man Ausgleichung jeder Einseitigkeit zu bewirken. Bewegung nach Ruhe, Gehen und Springen nach Stehen und Sitzen, und man wird weniger Missstaltungen erblicken.

Man sorge dabei für passende Kleidung, die möglichste Freiheit aller Bewegungen gestattet, man lasse überhaupt der Natur mehr Recht, und suche neben der geistigen Entwicklung auch die körperliche zu begünstigen, so werden unzählige Uebelstände verschwinden.

Hieher gehören nun die gymnastischen Uebungen für Mädchen, die die neuere Zeit versucht und mit Vortheil in Anwendung gebracht hat. Clias, Amoros und Andere haben die Gymnastik für die weibliche Jugend zur Bildung des Leibes, für Schönheit und Kraft eingeführt, und in orthopädischen Instituten, soviel uns bekannt geworden, vornämlich von Jalade Lafond und Delpech werden die verschiedenartigsten körperlichen Uebungen auch als Heilmittel zur Befestigung orthopädischer Kuren angewendet.

Sollte das Ende dieses Abschnittes eine Schilderung des Nachtheils enthalten, der durch orthopädische Instrumente und Maschinen erzielt werden kann, so würde grosse Ausführlichkeit nöthig sein. Doch Einiges zu bemerken mag gestattet werden.

Wie das Tragen der Korsetts die Muskeln schwäche, ist bereits gezeigt, und doch geschieht nichts häufiger, als dass man zu diesem Mittel beim ersten Anfang einer Krümmung seine Zuflucht nimmt.

Von Schulterriemen und ähnlichen Bandagen gilt ganz Dasselbe.

Ein Gleiches von dem Liegen auf der schiefen Fläche, wodurch die Muskelthätigkeit so sehr geschwächt wird. Shaw erzählt traurige Beispiele, die ein solches blindes Vertrauen auf diese Vorrichtungen erzeugte; denn die Patientinnen kamen missstalteter vom Planum herab als hinauf.

In wiefern das Ziehen und Ausstrecken durch Streckbetten nachtheilig werden könne, welche Folgen es durch den Druck auf die Stellen, an denen die Maschinen befestigt werden, äussere, wie die Beckengürtel und Kopfkränze wirken, davon kann man sich leicht überzeugen, wenn man entzündliche oder paralytische Zufälle der Extremitäten, Narben von wundgedrückten Stellen und dergleichen mehr noch mehrere Jahre nach der (misslungenen) orthopädischen Kur zu beobachten hat.

Dieser unser bitterer Tadel wird uns aber vom Maschinengebrauche keinen Augenblick abhalten, nur lehren mag er Andere, was wir bereits genugsam gesehen haben.

Lehren wird er aber ferner, dass solche üble Folgen zu vermeiden sind, und dass der Maschinengebrauch, wo er nicht angezeigt ist, unterlassen werden muss; doch kann dieses, so wie die zweckmässige

Anwendung der Maschinen, erst im Abschnitte von der mechanischen Behandlung gelehrt werden.

Für jezt möge es genügen gezeigt zu haben, wie viele Vorsicht die Behandlung auch mit ihren besten Mitteln nöthig habe, um nicht mehr Schaden als Nutzen zu stiften.

Behandlung der Curvatura muscularis.

Während die Behandlung der Missstaltungen, die aus übler Haltung entspringen, aus verschiedenartigen Elementen zusammengesezt ist, ist die Behandlung der Krümmungen aus Muskelleiden desto einfacher.

Es geht dieselbe auf zwei Hauptgrundsätze zurück:

1) dass Bewegung, Uebung und Thätigkeit die Muskelkraft stärke und ihre Wirksamkeit erhöhe, Ruhe und Unthätigkeit sie schwäche und vernichte;
2) dass alle Missstaltungen, die auf Muskelleiden beruhen, von überwiegender, oder mangelnder, oder ungleichförmiger Muskelthätigkeit ausgehen.

In dieser Hinsicht bestehen für den orthopädischen Arzt auch zwei Aufgaben:

1) durch Uebung und Thätigkeit und zweckmässigen Wechsel von Ruhe und Bewegung die Muskelwirkung zu erheben, zu stärken und bei der erlangten Kraft zu erhalten;
2) die überwiegende Muskelwirkung zu beschwichtigen, die mangelnde zu bekräftigen, die Ungleichförmigkeit dieser Thätigkeiten auszugleichen.

Die Erhöhung der Muskelthätigkeit, ihre grössere Ausbildung und die Erhaltung darin wird durch Gymnastik erreicht, von der am Ende dieses Werkes besonders gehandelt wird; die mangelnde Thätigkeit wird durch eben dieselbe erweckt und gesteigert, nebenbei durch Medikamente unterstüzt; die überwiegende durch Uebung und Bewegung der entgegengesezten Theile zur Ausgleichung gebracht, oder durch Ruhe selbst herabgestimmt, und auf dieselbe Weise auch die Ungleichförmigkeit der Muskelwirkung gehoben.

In Beziehung auf den ersten Punkt, dass Thätigkeit die Kraft der Muskeln erhöhe und stärke, wird deren Uebung in gymnastischer Hinsicht benüzt, um die Kuren, die der Mechanismus begann oder unterstüzte, haltbar und bleibend zu machen.

Es sei eine Kur durch Maschinen und Werkzeuge noch so gut gelungen, die verschobenen Knochen seien durch Druck und Zug zur Ueberraschung glücklich in ihre natürliche Stelle zurückgebracht, so wird dennoch diese Herstellung nicht bleibend sein, wenn die Muskeln nicht Kraft und Energie genug besitzen, die zurückgebrachten Knochen in der alten Lage und Richtung zu erhalten. Sobald die Patientin vom Streckbett herabsteigt, oder ihre tragbaren Maschinen mit Beckenring, Nackenstange und Kopfkranz ablegt, wird die Krümmung wieder eintreten, wenn nicht während der Kur durch Maschinen, auch für die Herstellung der Muskelkraft gesorgt worden ist.

Von den Vorwürfen dieser Art, die man der gelungensten Maschinenkur machen kann, ist oben schon die Rede gewesen. Nichts desto weniger kann es nicht zu oft gesagt werden, wie viele Nachtheile aus derjenigen orthopädischen Heilmethode entspringen, die die Herstellung der Muskelkraft vernachlässigt.

Man darf annehmen, dass der allergrösste Theil der heilbaren Krümmungen Curvatura muscularis sei, man gedenke nur der Seitenkrümmung unserer zartern künstlich erzogenen weiblichen Jugend; ist aber dieses der Fall, so ist der Schade unübersehbar, der durch verkanntes und misshandeltes Leiden der Muskeln gestiftet wird. In dieser Beziehung kann es unmöglich überflüssig sein, nochmals darauf aufmerksam zu machen, wie übel diejenigen Aerzte ihre Patienten berathen, die Ausdehnung durch Leibmaschinen, Korsetts, Achselstützen, wenn es hoch kommt noch durch Streckbetten, für das Einzige halten, was sie gegen eine Verkrümmung unternehmen können.

Wir selbst wollen in orthopädischer Hinsicht für einen Mechaniker gelten, und durch den Titel unseres Buches haben wir angedeutet, dass wir den Werth der Mechanik lehren und ihr Recht in der Heilkunde vindiziren wollen. Nichts desto weniger sehen wir uns zu solcher Sprache veranlasst.

Dagegen erkennen wir aber auch die Nothwendigkeit der mechanischen Behandlung, sogar in Beziehung auf die Muskeln selber.

Ist nämlich eine Formverletzung so gross, dass die Muskelthätigkeit die ausgewichenen Knochenpartheen nicht nur nicht zur Normalität zurückführen kann, sondern durch die günstigern Anheftungspunkte noch vergrössern muss, dann ist Mechanismus in der Behandlung nöthig.

Durch Unbeweglichkeit und Unthätigkeit wird die Muskelkraft vernichtet. Ist ein Muskel durch überwiegende Kraft seiner Antagonisten ausser Thätigkeit gesezt, oder durch Ausweichen der Knochen aus seiner natürlichen Lage gedrängt, so ist seine Wirkung aufgehoben, und er kann durch eigene Thätigkeit zur alten Funktion nicht zurücktreten.

Diese Funktion kehrt aber wieder, sobald der Muskel an seine alte Stelle zurückgebracht und in seine alten Rechte wieder eingesezt ist. Die Kraft kehrt wieder, sobald der Muskel in seine natürlichen Verhältnisse zurückgetreten ist, die er durch Ausweichen der Knochen verloren hatte.

Die mechanische Behandlung wirkt hier zur naturgemässen Regulierung der Muskelkraft, und die mechanische Einrichtung verschobener Gebilde wirkt hier also tonisch, ist ein Mittel geschwächte Muskelkraft zu stärken.

Dieser Satz verdient alle Aufmerksamkeit, man gestatte daher, ihn etwas weiter auszuführen.

Man nehme die häufigste unter allen Missstaltungen der Wirbelsäule die Rechtskrümmung der Rückengegend mit der Gegenkrümmung nach Links.

Durch die überwiegende Thätigkeit der rechten Seite ist oben die linke konkav, ihre Muskeln sind daher an Thätigkeit gehindert und nur die Zurückbringung der Wirbelsäule giebt ihnen ihre Freiheit wieder — umgekehrt unten, hier überwiegt die Kontraktur der rechten Seite, die konvexe linke ist durch diese überwiegende Kraft ausgedehnt, überwältigt, unthätig gemacht, nur die Aufhebung der Kontraktur und Reduktion der Gegenkrümmung kann der erschlafften Muskulatur der linken Seite ihre alte Kraft wieder geben.

Es möge dieses genügen, die Nothwendigkeit und

Wohlthätigkeit der mechanischen Einwirkung auch für den Muskel selbst zu erweisen.

Hauptgrundsatz bleibt jedoch immer: Wechsel zwischen Maschinen und Gymnastik, deren erstere die Kur beginnen, deren leztere sie haltbar machen muss.

In Beziehung auf den zweiten Punkt, das Ueberwiegen, den Mangel, oder die Ungleichförmigkeit der Muskelkraft gilt Folgendes.

Die überwiegende Muskelwirkung ist zu beschwichtigen, die mangelnde zu stärken, die ungleichförmige auszugleichen.

Die überwiegende Muskelwirkung ist entweder auf Seiten der Konvexität oder auf Seiten der Konkavität.

Ist sie auf Seiten der Konvexität wie z. B. bei der Rechtskrümmung der Rückengegend, dann ist sie durch einseitigen Gebrauch, vorherrschende Thätigkeit und grössere Uebung dieser Seite entstanden, ist gleichsam aus der Curvatura habitualis in die muscularis übergegangen. Durch Haltung, vorzüglich Beschäftigung und einseitigen Mehrgebrauch dieser Gebilde sind die Muskeln stärker, kräftiger, voluminöser geworden.

In diesem Falle fordert die Behandlung Ruhe, mindern Gebrauch, geringere Thätigkeit dieser Seite, dagegen Uebung der entgegengesezten. Man lasse die rechte Seite mehr in Ruhe, übe die linke, und lassen manche Dinge ohne dringende Noth z. B. Schreiben, Zeichnen sich nicht links treiben, so ersetze man dieses durch andere Uebungen, Ballspiel, Raddrehen, oder sonstige Beschäftigungen, in denen die linke Hand und Seite vorzugsweise thätig sein kann.

Kann auf diese Weise die Muskelkraft die linke Seite nicht mit der rechten in das Gleichgewicht bringen, so mag mechanische Einrichtung die ausgewichenen Knochen in ihre Lage zurückzuführen suchen, und die links zu entwickelnde Muskelthätigkeit wird sich freier äussern und ihre alten Rechte einnehmen können.

Diese Aufgabe wird mehr von der Gymnastik gelösst und später noch ausfuhrlicher behandelt; mehr in die eigentliche Therapie schlägt die Behandlung ein, wenn das Uebergewicht der Muskelwirkung auf Seite der Konkavität ist.

In diesem Falle sind die Muskeln der kräftigern Seite verkürzt, gespannt, hart, haben ihre Ausdehnbarkeit verloren, und diesen Zustand heisst man Kontraktur. Die Kontraktur erscheint meist in der Gegenkrümmung, kann aber auch für sich eine ursprüngliche Krümmung veranlassen.

Bei Verkrümmung des Halses durch einseitige Verkürzung des Kopfnickers, an der Seitenkrümmung der Rücken- Lendengegend durch vorherrschende Zusammenziehung des viereckigen Lendenmuskels, ist diese Art des Muskelleidens, als für sich idiopathische Krümmung erregend, am Deutlichsten ausgesprochen.

Die Zusammenziehungen und Verkürzungen der Beugemuskeln der Extremitäten, wo die Kontraktur am Häufigsten erscheint, gehören, allenfalls das Angezogensein der Oberschenkel an den Unterleib ausgenommen, nicht hieher.

Die Behandlung der Kontraktur erfordert Erweichung und Ausdehnung der verkürzten und verhärteten Gebilde, daher erweichende, erschlaffende Einreibungen von Oelen, Fetten und dergleichen Salben Mandelöl, Eibischsalbe, Ochsenmark, Gänsefett, Klauenfett und dergleichen mehr; erweichende Umschläge, Fomentationen, Pflaster, erweichende Bäder von Wasser, Seife, Kräutern, Malz, Dampfbäder, Dampfdouchen an die leidenden Theile u. s. w.

Diesem therapeutischen Verfahren geht das mechanische zur Seite, gelinde Versuche die Ausdehnung zu bewirken, vom Patienten selbst durch eigne Muskelkraft, oder von fremder Hand als äussere Hülfe; allmählige Verstärkung dieser Versuche, und endlich vollständige Anwendung der Streckapparate, wenn die Verkürzung auf keinem andern Wege zu überwinden ist.

Durch dieses Verfahren erhalten die Antagonisten ihre alte Kraft und ihre Rechte wieder, und ist man, während die kontrahirt überwiegenden Muskeln erweicht und gestreckt werden, zugleich darauf bedacht, die expandirten Schwächlinge gegenüber zu stärken und zu üben, so wird auf diesem Wege das Gleichgewicht hergestellt, und die orthopädische Kur auch haltbar gemacht werden.

Der bis jezt verhandelten überwiegenden Kraft auf einer oder der andern Seite steht gegenüber die mangelnde Muskelwirkung, und auch diese kann auf der einen oder der andern, der konvexen oder konkaven mangelnd sein.

Ungewöhnliche Ausdehnung, Verdünnung, Erschlaffung, Unmöglichkeit den Antagonisten das Gleichgewicht zu halten, Abmagerung, Schwinden u. s. w. sind die Zeichen dieses Leidens. Es ist abermals doppelt, und besteht in Schwäche des Muskels und seiner Faser, oder in Lähmung des Nervens.

Im ersten Falle bei Erschlaffung und Schwäche des Muskels und seiner irritabeln Faser entsteht die Krümmung häufig durch Uebergewicht der Antagonisten, doch können auch die Antagonisten normal geblieben, und nur durch diese Schwäche relativ überwiegend geworden sein.

So z. B. bei einseitiger Zusammenziehung des Kopfnickers, viereckigen Lendenmuskels. Sei aber die Schwäche veranlasst durch was sie wolle, bald überwältigt der Antagonist die geringe Kraft, der Muskel dehnt sich aus, verliert die Fähigkeit zur Kontraktion ganz durch seine Unthätigkeit, und nimmt daher stets ab an Wirksamkeit und Masse.

Hier muss nun stärkend eingewirkt werden, um die Spannkraft der geschwächten Muskeln zu erhöhen.

Innerlich tonische Mittel sowohl diätetisch als therapeutisch; äusserlich stärkende Einreibungen von Weingeist, ätherischen Oelen, Melissengeist, Rosmaringeist, Lavendelgeist, Kajeputöl, Therbenthin, Kantharidentinktur, ferner Bäder, aber hier stärkende von aromatischen Kräutern, Gerberlohe, Eisen, Wein, Tropf- und Douchebäder auf die leidenden Theile, aromatische Dampfdouchen aus eigenen Vorrichtungen.

Mechanischer Seite Reiben, Puffen, Kneten, Streichen der geschwächten Parthieen, endlich Aufhebung der antagonistischen Kraft und Einrichtung der verschobenen Knochen und Muskeln an ihre natürliche Stelle durch Manipulationen und orthopädischen Mechanismus.

Es wird sich in diesem Falle der übermässig ausgedehnte Muskel wieder verkürzen, an Volum und Kraft zunehmen, und ebenfalls die Kur haltbar bleiben.

Leidet als zweiter Fall der Nerve an partieller oder gänzlicher Lähmung, so können die Antagonisten ganz normal geblieben sein, dennoch aber werden sie den unthätigen Muskel leicht überwältigt haben. In diesem Falle ist ganz die Behandlung der Nervenlähmung einzuhalten. Reizende Einreibungen und Waschungen mit aromatisch-spirituösen Flüssigkeiten, Blasenpflaster, Douchebäder, Moxen, innerlich tonica irritantia; im Uebrigen ist die Behandlung der eben geschilderten vollkommen gleich.

Bei Zerstörung der Nerven oder Muskeln ist nur ganz mechanische oder gar keine Hülfe möglich. Paralysis ohne Destruktion ist durch die angegebenen Mittel heilbar, wo Zerstörung Statt findet, dort Ersatz der Muskeln durch elastische oder steife Stützen und den übrigen nothwendig werdenden orthopädischen Mechanismus.

Es ist bei dieser Behandlung der Muskelschwäche grösstentheils nur diejenige berücksichtigt worden, die auf der gewölbten Seite Statt findet, die eben darum die häufigste ist, weil der thätigere Muskel sich zusammenzieht und der gelähmte ausgedehnt wird.

Diejenige Muskelschwäche, die auf der eingebogenen Seite liegt, und durch Mehrentwicklung der gewölbten veranlasst wird, muss mehr durch Gymnastik als auf therapeutischem Wege gehoben werden, und es ist dieses bereits angedeutet worden.

Der lezte Punkt unserer zweiten Aufgabe ist nun die Ausgleichung der ungleichförmigen Muskelwirkung.

Wenn nicht in allen, doch in den meisten Fällen wird es bei Rückgrathskrümmung von Muskelwirkung vorkommen, dass die beiden eben verhandelten Erscheinungen der Muskelkraft, nämlich überwiegende und mangelnde Thätigkeit, zugleich an verschiedenen Stellen des Rumpfes vorhanden sind; so dass die Ausgleichung ungleichförmiger Thätigkeit nur auf dem Ineinandergreifen der beiden gegen zu grosse und zu geringe Muskelwirkung gerichteten Behandlungsweisen beruht.

In dieser Hinsicht werden nun alle zur Behandlung der Muskelleiden gegebenen Vorschriften neben einander und zu gleicher Zeit in das Werk gesezt werden müssen.

Man nehme, wie in unserer Schrift immer, eine durch überwiegende Muskelwirkung entstandene Rechtskrümmung der Rückengegend mit Gegenkrümmung nach Links, so wird die Behandlung ungefähr folgende sein.

Die am Meisten entwickelten Muskelparthieen um die rechte Schulter bedürfen der Ruhe, müssen in Unthätigkeit gesezt werden, um an Kraft zu verlieren; dieselben Muskelparthieen der linken Seite wollen geübt, mehr gebraucht werden, um an Kraft und Volum zu gewinnen; die Muskeln der untern Krümmung auf der linken Seite, die expandirt sind, verlangen stärkende reizende Einreibungen; die Kontraktur derselben Muskeln rechts erfordert erweichende Mittel — die gesammte Körperkonstitution passendes Regime; die gesammte Verkrümmung die Anwendung des angezeigten Mechanismus, und auf diese Weise können für einen einzigen Fall alle Hülfsmittel nöthig werden, die der orthopädische Arzt aufzubieten hat.

Gymnastik und Streckbetten vertragen sich auf diese Weise ganz zweckmässig neben einander.

Entzündung, Eiterung, Anschwellung, Verhärtung; die Folgen, die Krämpfe und Konvulsionen zurücklassen; Zerreissungen, Wunden der Muskeln u. s. w. müssen auf gewöhnliche Weise behandelt werden, wenn sie dem Orthopäden als ursächliche Momente vorkommen. Besondere Rücksicht verdienen Haut- und Muskelnarben z. B. nach Verletzungen, Verbrennungen. Sie sind ähnlich der Kontraktur durch Einreibungen und Extension, sonst nach den Regeln der Chirurgie, wo es angeht, durch Ausschneiden zu behandeln.

Als ein Hauptmoment in diesem Abschnitte verdient grosse Berücksichtigung die allgemeine Muskelschwäche ohne eigenthümliches Leiden einzelner Muskelparthieen. Bei dieser allgemeinen Muskelschwäche fehlt oft die bestimmte Richtung der Verkrümmung, weil bloss Mangel an Energie und Thätigkeit die Wirbel ausweichen lässt, ohne dass durch besonderes Leiden einzelner Muskelparthieen auch eine bestimmte Richtung der Abweichung bedingt wäre. Dieser Zustand hat in Erscheinung und Behandlung sehr viele Aehnlichkeit mit der Erschlaffung und Nachgiebigkeit der ligamentösen Apparate, von denen alsbald die Rede sein wird. Die Behandlung der allgemeinen Muskelschwäche ist aber folgende.

Innerlich tonische Mittel, Eisen, China; Salz- u. Eisenhaltige Mineralwasser, und eine entsprechende Diät. Fleischspeisen, Wein u. s. w. Aeusserlich Alles, was die Muskelthätigkeit erregen und erhöhen kann, vorzüglich Uebungen des Körpers aller Art, von den einfachen leichtern zu den verwickeltern schwereren übergehend. Stärkende Einreibungen, von geistigen Flüssigkeiten, ätherischen Oelen, nach Wenzel Einreibungen von Chamillenpulver. Es werden diese Einreibungen längs des Rückgraths zu beiden Seiten der Dornfortsätze auf die Muskeln gemacht, täglich mehrere Male und jedes Mal doch wenigstens eine viertel bis halbe Stunde lang, so dass auch selbst der Akt des Reibens Wirksamkeit äussern kann.

Dazu Bäder der verschiedensten Art. Gewöhnliche Wasserbäder. Flussbäder, Seebäder. Lafond empfiehlt kalte Bäder mit einer Temperatur von 14 oder 12 Grad angefangen und so weit getrieben, dass das Eis in den Wannen herum schwimmt. Er will keinen Nachtheil davon gesehen haben. Dass natürlich darauf schnelle Wiedererwärmung in Zimmern und Betten, oder durch die kräftigste Muskelthätigkeit nöthig sei, versteht sich von selbst.

Besser möchten sich aber doch unsere gewöhnlichen Flussbäder empfehlen.

Ferner natürliche oder künstliche Mineralbäder, Kräuterbäder. Endlich die künstlichen Vorrichtungen zu Tropf - Douche - Dampfbädern, z. B. aromatische Dampfdouchen u. s. w.

Ausserordentlich zu empfehlen ist das Reiben, Kneten, Streichen, Puffen der Muskeln, das Strecken, Ziehen, Drücken, von dem alsbald die Rede sein wird.

Mechanische Ausdehnung allein würde hier gar Nichts nützen, jedoch wird sich das horizontale Liegen auf harter Unterlage und gelindes Spannen durch schwache Federn sehr vortheilhaft zeigen, weil diejenige Abweichung, die die Muskelschwäche den Tag über gestattet hat, während der Nacht wieder aufgehoben, und wenigstens eine gerade Richtung zur Zeit des Schlafes und der Ruhe dadurch erhalten wird.

Bei zu grosser Muskelschwäche, die alle Bewegungen, oder dieselben nur theilweise unmöglich macht, muss mechanische Abhülfe eintreten, die den Körper so lange stützt, bis sich einige Kraft entwickelt hat, und die beim Kräftigerwerden der Muskeln allmählig vermindert, und endlich ganz entfernt wird. Hieher gehören zur Stützung des Rückgrathes die tragbaren Maschinen des Rumpfes, Achselkrücken, Gehmaschinen u. s. w.

Die Behandlung der Ausdehnung und Nachgiebigkeit der ligamentösen Apparate erfordert ebenfalls Berücksichtigung, und wir halten diesen Ort hiezu für den schicklichsten.

Anschwellung und Ausdehnung dieser Gebilde ändert ihre Dichtigkeit und gestattet, dass sich die Wirbel auf einander verschieben.

Vorerst ist aber noch Untersuchung nöthig, ob es wirklich die ligamentösen Apparate sind, die leiden, und in wiefern diese ergriffen sind, namentlich wie gross die Theilnahme der Faserknorpel zwischen den Wirbelkörpern an dem Uebel ist.

Man lässt die Wirbelsäule ausstrecken, um aus der bereits vorhandenen Länge bei vorsichtig versuchter Dehnung den Grad der noch bestehenden Ausdehnbarkeit zu erforschen. Bedeutende Verlängerung der Wirbelsäule bei geringer Kraft deutet auf Erschlaffung der Bandscheiben.

Man drückt die Dornfortsätze gegen einander und sieht ob Schmerz oder konvulsivische Zuckungen entstehen, in diesen Fällen ist Ausdehnung schädlich.

Man vergleiche die Höhe des Rumpfes Morgens und Abends, man lasse dazu den Patienten des Nachts auf horizontalem harten Lager durch schwache Federn ausgedehnt liegen, des Tages über ganz frei umhergehen; bedeutende Verminderung der Grösse des Abends deutet auf Leiden der Bandscheiben.

In diesen Fällen heilt keine Ausdehnung, man kann zwar den Patienten, zur Verhütung des Abweichens der Wirbelsäule und zum Ersatze der täglichen Verminderung an Grösse, des Nachts durch schwache Federn ausdehnen, wobei die Streckung sehr leicht geschieht; man muss aber zugleich auf andere Weise für die Festigkeit der Gelenkverbindungen sorgen.

Wenn Schmerzen da sind, die nicht gerade auch auf Entzündung deuten, so beurkunden sie Ueberfüllung der Blutgefässe; um diese zu heben und der Entzündung und chronischen Eiterung vorzubeugen, blutige Schrepfköpfe, Blutegel.

Man übertreibe es aber nicht, die Knorpel neigen nicht sehr zu Entzündung, und leiden mehr an Mangel an Reaktion.

Gelinde Reize wirken hier schon, daher Kampferlinimente, aromatische Einreibungen, Vesikantien, Fontanelle, Douchen von kaltem oder warmen Wasser, von Dämpfen, wo das Uebel hartnäckiger ist, selbst Moxen auf den Krankheitsheerd, wenn das Uebel sehr bedeutend ist.

Gymnastik nur beschränkt und mit Vorsicht

Endlich bei gebildeter Krümmung mechanische Hülfe, Aufziehen am Kopfe ohne die Füsse vom Boden zu entfernen, Druck von den Seiten, der höchst schätzenswerth ist u. s. w.

Soviel von Behandlung der Erschlaffung der Ligamente.

Ich habe die Manipulationen am Rückgrath bereits gerühmt, und so günstigen Erfolg davon gesehen, dass ich nicht umhin kann, die Art meines Verfahrens dabei zu schildern.

Ich lasse den Patienten, so weit es nöthig ist, entkleiden, und auf Gesicht und Unterleib auf ein horizontales hartes Lager legen. Die Füsse müssen an einander gelegt ausgestreckt sein, die Arme müssen seitwärts am Körper anliegen, oder unter dem Gesichte gekreuzt werden.

Soll eine Einreibung stärkender oder erschlaffender Art gebraucht werden, so ist sie zu gleicher Zeit anzuwenden.

Nun lasse ich das Rückgrath möglichst strecken, und suche dieses noch zu begünstigen, indem ich gelinde an Kopf und Schenkeln zugleich oder abwechselnd ziehe.

Während solcher Streckung, die die Rückgrathsmuskeln bedeutend anstrengt, fasse ich die Dornfortsätze der ausgewichenen Wirbel, und ziehe sie anfangs mit gelinder, dann mit verstärkter, endlich mit ziemlich hoch gesteigerter Kraft in ihre natürliche Lage zurück; dieses geschieht dann zugleich an der Ur- und an der Gegenkrümmung nach entgegengesezten Richtungen. Diese Manipulation wird mehrmals wiederholt.

Jezt setze ich beide Daumen zu beiden Seiten der Dornfortsätze und streiche stark aufdrückend die ganze Länge des Rückgraths herab. Auch Dieses wird mehrere Male wiederholt.

Endlich fasse ich den Rumpf auf beiden Seiten und suche die Rippen, Brustbeine, überhaupt die ausgewichenen Theile in ihre alte Lage zurückzubringen.

Dieses Strecken, Ziehen, Streichen, Drücken u. s. w. muss nun ungefähr eine halbe Stunde täglich zwei bis drei Male fortgesezt werden.

Die Empfindlichkeit des Patienten dabei verliert sich bald, und der Erfolg ist überraschend, wenn diese Manipulationen mit gehöriger Gedult und Kraft einige Zeit fortgebraucht werden.

Vor Allem kann ich das kräftige Zurückziehen der Wirbel an ihren Dornfortsätzen nicht genug empfehlen. Man kann hier drücken oder ziehen, doch wirkt der Zug der vier Finger, die man an die Dornfortsätze ansezt und gegen sich zieht, am Kräftigsten.

Sollte durch diese Manipulationen die Haut zu sehr gereizt und empfindlich werden, so ist Einreibung öliger Mittel, namentlich gereinigtes Klauenfett anzurathen.

Behandlung der Curvatura ossaria.

Die Behandlung dieser Varietät ist wieder etwas vielfacher nach den verschiedenartigen Krankheitserscheinungen, die die Knochen und ihre nächsten Umgebungen betreffen.

Bei allen Zufällen dieser Gebilde, es mögen die Bandscheiben oder die Wirbelkörper selbst von mechanischem Drucke leiden, oder von innern Krankheitsprozessen ergriffen sein, stets sind sie zu ihrer natürlichen Funktion unfähig, und weder zur Stützung des Rumpfes noch zur Bewegung tauglich.

Um dieser Unfähigkeit zur Stützung und Untauglichkeit zur Bewegung willen, muss nun der Druck der Schwere und der Einfluss der Muskeln auf die kranken Gebilde aufgehoben werden. Da die Einwirkungen der Muskeln und der Schwere fast in jedem Zeitraume eines Uebels gleich nachtheilig sind, so muss deren Entfernung so ziemlich in allen Stadien eines Krankseins der Knochengebilde gleichmässig Statt finden.

Die Aufhebung dieser Einflüsse ist nur dem Mechanismus möglich, der nun auch, je mehr wir uns in den Knochen mechanischen Formveränderungen nähern, immer deutlicher hervortritt.

In manchen Fällen werden tragbare Leibmaschinen dem beabsichtigten Zwecke entsprechen, und wenigstens bei Tage dem Kranken einige Bewegung gestatten, in den heftigern Zufällen und bei Nacht ist immer und jedesmal das horizontale Liegen auf harter Unterlage, und in den meisten Eällen das Spannen und Ausstrecken durch Federn erforderlich.

Leiden der Bandscheiben durch mechanischen Druck aufliegender oder verschobener Wirbel erfordert Beseitigung dieses Druckes. In diesem Falle werden Leibmaschinen mit Rückenstangen und Kopfkränzen, Achselstützen u. s. w. genügen, dem krankhaften Drucke wenigstens bei Tage die erforderliche Kraft entgegen zu setzen, bei Nacht ist ausgestrecktes Liegen im Spannbette nöthig.

Mangel an Ernährung, gesteigerte Aufsaugung in den Bandscheiben, meist mit dem krankhaften Drucke im Zusammenhange, verlangt nach Entfernung der Ursachen, Steigerung der Ernährung und Reproduktion im Allgemeinen, und da wir für jezt nicht im Stande sind, Mittel anzugeben, die gerade die Reproduktion der Bandscheiben befördern, so berufen wir uns auf Alles das, was wir über Ernährungsfehler überhaupt und des Knochensystems insbesondere vorzutragen haben.

Dynamische Krankheiten der Bandscheiben, Entzündung, Anschwellung, Eiterung, Verschwärung u. s. w. müssen mit Blutegeln, Schrepfköpfen, Einreibungen, Vesikantien, Moxen u. s. w. behandelt werden. Ueberhaupt geht ein solches Leiden vom Knochen aus oder bald auf den Knochen über, und aus der Verwandschaft der Krankheitszufälle erwächst auch die Aehnlichkeit der Behandlung.

Uebrigens ist dieses Leiden der Bandscheiben schon ein Zufall, der absolute Ruhe, daher Entfernung alles Druckes und aller Bewegung erfordert. Unverrücktes Liegen, nöthigenfalls leichtes Spannen, nur um Bewegung zu verhüten.

Bildungsfehler der Knochen selbst, ungleiche Höhe der Wirbel u. s. w. gestatten keine Hülfe, wenn nicht die Natur durch entsprechenden Bau anliegender Organe dem Uebel zu begegnen gesucht hat. Ist der Zustand erkennbar und verursacht er äussere Missbildung, so mag der Mechanismus ihm abzuhelfen suchen.

Ernährungs- und Entwicklungsfehler der Knochen sind ein weit ausgedehntes Feld, sie erfordern Beförderung der Entwicklung in Allgemeinen und Besondern, die Ursachen sind aufzusuchen und zu entfernen. Da aber diese Heilung sehr langsam vor sich geht, und bis sie zu Stande kommt, eine vorhandene Krümmung sich bedeutend vergrössern würde, ja neue erst entstehen könnten, so sind die natürlichen Verrichtungen der Wirbelsäule zu beschränken, und der Einfluss der Muskeln auf die Knochen aufzuheben; denn die Muskeln, wenn sie auch geschwächt sind, bilden immer ein wesentliches Moment zur Verunstaltung des Rückgraths.

Diese Aufgabe kann nur durch Ruhe und mässige Ausdehnung im Streckbette, zur Zeit aber, um dem Patienten einige Bewegung zu gönnen, durch tragbare Maschinen ausgeführt werden.

Neben allgemein passendem Regime haben wir innerlich stärkende Mittel angewendet, äusserlich Bäder empfohlen. Von dem guten Erfolge der innerlich gegebenen Färberröthe, so wohl im Dekokt als Extrakt, glauben wir uns überzeugt zu haben, so wie wir auch die Bäder aus einem Absud von Eichenlohe als höchst wirksam aus eigener Erfahrung empfehlen können.

Mechanische Störung der Wirbel, gesteigerte Aufsaugung durch Druck veranlasst, und dadurch bewirktes Abschleifen und Niedrigerwerden der Wirbelkörper an einer Seite, ist durch Aufhebung des Druckes und Einrichtung der den Druck veranlassenden Verkrümmung zu heben. In diesem Falle wird die Anwendung von tragbaren Extensionsmaschinen dem Patienten wenigstens bei Tage einige Freiheit der Bewegung gestatten, bei Nacht wird horizontales Liegen und gelindes Ausdehnen im Streckbette unerlässlich bleiben.

Hier sogar, wie auch bei Ungleichheit der Bandscheiben aus mechanischer Ursache, leichte gymnastische Uebungen, theils um der gedrückten Seite mehr Freiheit zu verschaffen, theils um den Druck auf die entgegengesezte Seite zu verlegen.

Uebrigens Berücksichtigung der zu steigernden Reproduktion und Behandlung wie bei Ernährungsfehlern.

Entzündung und Vereiterung der Wirbel, die sonst noch unter verschiedenen Benennungen vorkommen, haben wir als Tuberkelleiden betrachtet, und wollen sie dem zu Folge nach den verschiedenen Zeiträumen ihrer Entwicklung abhandeln.

Im ersten Zeitraum der Tuberkelbildung, der aber nur selten erkannt werden wird, würden wir gelind-auflösende und stärkende Mittel empfehlen. Seifenhaltige Extrakte, Plummersches Pulver, milde Narkotika, Selterser, Fachinger Wasser, würden an ihrem Platze sein. Ueberhaupt wäre ein Verfahren einzuhalten ungefähr wie gegen die Skropheln, mehr beruhigend auflösend, bei irritabeln; mehr reizend stärkend bei torpiden Subjekten.

Im zweiten Zeitraum der Entzündung, ist es die wichtigste Aufgabe die Grösse und Ausdehnung des Uebels genau zu erforschen, um durch richtige Behandlung der Eiterung und weitern Zerstörung vorzubeugen. Das Vorhandensein der Entzündung erfordert Blutentleerungen, Schrepfköpfe, Blutegel. Bei Erwachsenen mögen Schrepfköpfe den Vorzug verdienen. Wir gebrauchen nun äussere Mittel, durch die wir beabsichtigen, in der Nähe der leidenden Stellen einen Reiz zu erregen, der grösser ist, als jener, durch den die Entzündung bedingt wird. In diesem Zeitraume dürfen diese Reize aber nicht die heftigsten sein; noch keine künstlichen Geschwüre und Moxen, sondern Blasenpflaster zu beiden Seiten des Rückgraths, scharfe Salbe, Brechweinsteinsalbe, Brechweinsteinpflaster an verschiedene Stellen des Rückgraths. Diese Reizmittel genügen in der entzündlichen Periode, und niemals werden die kräftigsten Reize in diesem Zeitraume zu rechtfertigen sein, besonders wenn hohe Grade von Schmerzlichkeit vorhanden sind. Die äussern Reize sollen auch dem Heerde des Uebels nicht zu nahe gelegt werden, theils weil sie dort den Schmerz erhöhen, theils ihren eigentlichen Zweck Ableitungsmittel zu werden verfehlen. Es ist daher gut, diese Reizmittel in grösserer Entfernung von der leidenden Stelle anzuwenden. Auch soll man die Reizmittel am Rückgrathe nicht gegenüber legen, sondern auf der einen Seite eine höhere, auf der andern eine tiefere Stelle wählen, und immer neue Mittel anbringen, ehe die reizende Einwirkung der ersten vorüber ist.

Im dritten Zeitraum der Eiterung und weitern Zerstörung, nachdem die Entzündungsperiode vorüber ist, und sich bereits Zeichen der anfangenden Verunstaltung des Rückgraths eingestellt haben, dann werden höhere Grade von Reizungen ihre Stelle finden. Diese künstlichen Geschwüre und Ableitungsmittel sind rücksichtlich ihrer Wirksamkeit keineswegs von der Menge des Eiters bedingt, den sie täglich entleeren, sondern von dem Grade der Reizung, in dem sie unterhalten werden. Ihr Zweck bleibt immer, auf der äussern Oberfläche des Körpers einen Reiz zu erregen, entfernt von der leidenden Stelle, um die Kongestion des Blutes von der ursprünglich kranken Stelle auf die künstlich gereizte zu leiten. Aetzstein, Moxen, Glüheisen sind die wirksamsten dieser Reize, und es ist sehr zweckmässig, nach dem Abfallen der Brandschorfe die wunden Stellen mit gelinde reizenden Salben zu verbinden, um diese bis zu erneuerter Anwendung wiederholter Kauterisationen in der beabsichtigten Reizung zu erhalten.

Den günstigen Erfolg dieser oft gewagt scheinenden Mittel haben wir in eigener Erfahrung beobachtet, und hönnen daher ihre kühne Anwendung empfehlen.

Dass hier die Missstaltung der Wirbelsäule nicht Ursache, sondern Folge sei, und vom Anbeginn des Uebels, wenigstens vom ersten Eintreten der entzündlichen Symptome an strengste Ruhe und möglichste Unbeweglichkeit eingehalten werden müsse, versteht sich von selbst.

Bei weiterer Zerstörung, Abszessen, theilweisem Abgange der Wirbel oder deren zerstörten Resten aus den Eiterheerden ist nur palliative Hülfe, die die Therapie und Chirurgie zu lehren hat, möglich.

Der Orthopäde kann hier Nichts mehr thun, als durch möglichste Ruhe und Unbeweglichkeit dem Drucke des Rückenmarkes vorzubeugen, und die Anchylose zu befördern.

Sucht die Natur durch neu erzeugte Knochenmasse, Ossifikationen der Wirbelränder, Verknöcherung der Bandscheiben u. s. w. die getrennten Stellen zu vereinigen, so muss man dieses durch Vermeidung aller Bewegung und Erhaltung des Körpers in der angenommenen Lage möglichst zu befördern suchen.

Die Lagerung des Patienten auf Gurtbetten mit dem Rücken nach Oben haben wir zu beobachten und anzuwenden noch nicht Gelegenheit gehabt. Zur Reinigung der natürlichen und künstlichen Geschwüre, Schutz vor dem Aufliegen und dergleichen möchte sie allerdings zweckmässig sein, wenn ihr nicht andere Schwierigkeiten entgegen träten.

Knochenerweichung. Dieses Leiden fällt in Beziehung auf seine Behandlung so ziemlich mit der Rhachitis zusammen, so wie die Behandlung unserer Wirbeltuberkeln eigentlich in der der skrophulösen Dyskrasie besteht.

Unverrückte ruhige Lage, um die Wirkung der Schwere und der Muskeln auf die erweichten Knochen auf das Strengste zu vermeiden, aber kein Anspannen und Ausdehnen oder selbiges nur mit grösster Vorsicht, damit die erweichten Knochengebilde nicht durch den Druck der Maschinen und Bandagen leiden.

Gute Diät, Einreibungen, Kräuter-, Malzbäder, Bäder von Eichenlohe, die ich aus eigener Erfahrung auf das Nachdrücklichste empfehle, innerlich Eichelkaffee, Färberröthe, bittere Extrakte mit aromatischen Aufgüssen u. s. w. Unter Rhachitis ein Mehreres.

Eine nach Vereiterung oder Erweichung der Knochen eingetretene Anchylose ist ein heilsames Bestreben der Natur und darf nicht gestört werden. Es seien die Knochen nach Entzündung und Eiterung mit einander verwachsen, oder nach Erweichung unter einander verschmolzen, so muss man suchen diese Vereinigung zu befördern und befestigen. Man darf dem Patienten nicht früher das Aufstehen von seinem Lager gestatten, als bis man die Ueberzeugung hat, dass die Knochenstücke vereinigt und befestigt sind, und muss sie auch dann noch bis zur vollkommenen Konsolidation durch den Mechanismus unterstützen.

Behandlung der Curvatura dyscrasica.

Die Behandlung dieser Varietät ist verschieden nach den verschiedenen Dyscrasieen, die wir in sie aufgenommen haben. Man erwarte aber hier keine vollständige Abhandlung über die Heilung solcher Zufälle, deren Einfluss auf die Gestaltung und deren Beseitigung wir bloss andeutend berühren wollten. Die Heilung der hieher zu zählenden Erscheinungen gehört nur zum geringsten Theil dem Orthopäden an.

Rheumatismus. Seine Wirkung besteht grösstentheils in Kontraktur; Muskeln und Ligamente werden straff und steif, die Beweglichkeit verringert oder aufgehoben.

Erweichende, zertheilende, reizende Einreibungen, allgemeine und örtliche Bäder, nebst den geeigneten innern Mitteln müssen in Awendung kommen. Sind aber Muskeln und Flechsen verkürzt, kontrahirt, ist die Bewegung dadurch gehindert, dann tritt der Mechanismus ein, und sucht diese Uebel im Streckbett, auf dem Streckstuhl oder sonst durch Maschinen zu heben und die Heilung durch Gymnastik dauerhaft zu machen.

Skropheln. Die Behandlung dieser Krankheit ist sehr weitläufig, wir beschränken uns darauf, aufmerksam zu machen, dass wenn dieses Leiden im Körper besteht und die Knochen noch nicht ergriffen hat, Bewegung und Gymnastik ihre Stelle finden, im Uebrigen gehört dieses Uebel für den innerlichen Arzt, und ergreift es die Wirbel, so wird es sowohl in der Erscheinung als Behandlungsweise mit den oben beschriebenen Wirbeltuberkeln zusammenfallen, die wir ohnehin grösstentheils auf Rechnnng der Skropheln schreiben mussten.

Rhachitis. Die Erscheinungen der Rhachitis sind schon in der Erkenntniss von der Knochenerweichung im kindlichen Alter schwer zu trennen, und treffen in der Behandlung noch mehr damit zusammen, daher ich oben den Artikel Knochenerweichung auf Rhachitis verwiesen habe. Auch die Behandlung dieser Zufälle, die ich eine Entwicklungskrankheit des Knochensystems genannt habe, gehört in das Gebiet der eigentlichen Medizin. In wiefern nun die Konsolidation der erweichten Knochen durch gesteigerte Ernährung befördert werde, in wiefern innerliche Arzneien, bittere, stärkende, reizende Mittel dazu nöthig werden, und äusserlich Einreibungen, vorzüglich Bäder der verschiedensten Art günstigen Einfluss äussern, überlassen wir dem praktischen Arzt. Unsere Erfahrungen über vortheilhafte Wirkung der Färberröthe und der Eichenlohbäder haben wir schon mitgetheilt.

Dem Orthopäden bleibt in diesen Zuständen nicht sehr viel zu thun. Bewegung, gymnastische Uebung darf bei rhachitischen Individuen nicht Statt finden, auch das Ausdehnen auf dem Streckbette darf gar nicht, oder nur mit grösster Vorsicht geschehen. Leicht könnte den erweichten Knochen durch die Anlegung von Maschinen und Bandagen eine grössere Missstaltung zugefügt werden, als die Krankheit selbst veranlassen würde.

Vermeidung übler Stellungen, horizontales Liegen

auf festen mit aromatischen Kräutern ausgestopften Matratzen, Vorsicht bei allen Bewegungen, und möglichste Verhütung der bevorstehenden Verunstaltungen ist so ziemlich Alles, was der orthopädische Arzt in solchen Fällen unternehmen kann.

Wir erinnern uns eines vierthalbjährigen Mädchens, das wir vor einigen Jahren in Behandlung hatten. Erst verlor es die Fähigkeit zu gehen und zu stehen, dann lag es unbeweglich und gelähmt, so dass alle Ausleerungen unwillkührlich erfolgten, und dennoch, bei wenig Sorgfalt seiner Pflegmutter, erholte es sich unter solcher Behandlung zu einer Kraft und Lebendigkeit, über die wir uns jezt noch wundern.

Arthritis und Syphilis äussern ihren verderblichen Einfluss erst später auf die Knochen und gestatten keine mechanische Hülfe, daher war es auch genug, diese Krankheitszufälle als Mitursachen der Missstaltungen des spätern Alters angeführt zu haben.

Mechanisch-gymnastische Behandlung der Formveränderungen.

Diese zweite Abtheilung unserer orthopädischen Behandlung theilen wir ab in die Mechanik und die Gymnastik. Wir fühlen es wohl, dass diese Eintheilung nicht wissenschaftlich sei, doch für den praktischen Zweck, der uns jezt vorliegt, mag sie nicht unpassend sein. Auch dürfte es nicht leicht werden, die Gränzen zu bestimmen, wo das mechanische Strecken und Dehnen aufhört, und die gymnastische Uebung anfängt.

Mechanische Behandlung.

Wir betreten jezt das Gebiet der eigentlichen Mechanik, und hier ist der Ort, ihren Werth in der Heilkunde geltend zu machen, ihre Rechte in Anspruch zu nehmen, aber ihr auch ihre Schranken anzuweisen.

Wir beginnen sie mit den einfachen Sätzen, dass das Gliedersystem mit seinen Knochen, Bändern, Muskeln und Gelenken das mechanische System im Organismus sei;

die natürliche Funktion desselben im gesunden Zustande nach den Gesetzen der Mechanik Statt finde;

die Formveränderung im kranken Zustande nach denselben Gesetzen der Mechanik geschehe;

und die Heilung von eben denselben Prinzipien der Mechanik auszugehen habe.

Dass für unsern Fall diese Grundprinzipien der Mechanik in dem Drucke der Schwere und dem Zuge der Muskeln bestehen, braucht wohl kaum noch erwähnt zu werden.

Ob die Anwendung der Mechanik in der Heilkunde erlaubt, ob sie nützlich, nothwendig u. s. w. sei, darüber haben wir uns bereits ausgesprochen, und wir verschmähen alle spitzfindigen Untersuchungen über Dinge, in denen die Erfahrung längst entschieden hat.

Als vor ungefähr vier Jahren die erste Abtheilung unserer Orthopädie erschien, schien uns eine ausführliche Rechtfertigung dieser Ansichten nöthig, da wir durch unser Werk die Mechanik in die Heilkunde einzuführen versuchen wollten.

Damals schien uns die wissenschaftliche Orthopädie

noch sehr in der Wiege zu liegen. Ausser einigen ältern Werken war wenig bekannt. Von Heine war Nichts herausgekommen, als einige Ankündigungen und einige Auflagen seiner Hausordnung, wie ich denn überhaupt nicht weiss, dass ausser dem Verzeichniss des systematischen Bestandes seines Modellen-Kabinetts Etwas von ihm erschienen sei.

Die Werke von Shaw und Wenzel schienen wenig bekannt, ersteres wohl durch die ausländische Sprache, lezteres durch seine Grösse und Preiss.

Harrison und Pravaz schrieben mit mir gleichzeitig, die Verbandlehre von Gerdy, die Werke von Lachaise, Jalade Lafond und Delpech erschienen alle später.

Von dieser Zeit an sprechen auch die Journale von orthopädischen Kuren, nachdem vorzüglich Blömer von dem gewöhnlichen Verfahren, die orthopädischen Heilanstalten aussen mit prunkendem Glanze zu umgeben und innen mit geheimnissvollem Dunkel zu umhüllen, eine ehrenvolle Ausnahme gemacht, und einige seiner Werkzeuge öffentlich mitgetheilt hat.

Nun ist die Orthopädie auch in der Medizin Mode geworden, und alle Verbandlehren beeifern sich, der Orthopädie auch ein Plätzchen zu gönnen, und liefern in ewigen Nachstichen eine Menge — schlechte — Abbildungen von Werkzeugen, Verbänden und Maschinen zu orthopädischen Kuren.

Dieses Alles war vor vier Jahren noch nicht, als ich die erste Abtheilung meiner Orthopädie verfasste. Damals hielt ich es für nothwendig, über die allgemeinen Ansichten des organischen Mechanismus, seines Erkrankens und seiner Heilung ausführlicher zu sein, und berufe mich auf Alles das, wass ich in der gedachten ersten Abtheilung in der Einleitung und den Abschnitten von der Mechanik und der Therapie vorgetragen habe.

In der vorliegenden Abtheilung unseres Werkes sind wir nun so weit gekommen, dass wir nachgewiesen haben:

im ersten Abschnitte von der Mechanik des menschlichen Leibes, wie der ganze Bau des Gliedersystems dem Mechanismus entspreche, wie die Knochen die Last, die Gelenke mit den Ligamenten den Stützpunkt darstellen, um den sich die Last und Kraft bewegen, wie Schwere und Muskeln mechanisch auf den Mechanismus wirken; und wir haben dieses nicht allein durch anatomische Beschreibung der Theile und der bewegenden Kräfte gezeigt, sondern auf unsern beiden ersten Tafeln sogar bildlich dargestellt;

im zweiten Abschnitte von der Pathologie der einzelnen Formen, wie die Gestaltung mechanisch verändert werde durch diese oder andere Einflüsse, und wir haben hier immer nur der mechanischen Verschiebung der Form des Knochenbaues erwähnt;

im dritten Abschnitte von den Varietäten, wie dynamische Einwirkungen nachtheiligen Einfluss auf das Gliedersystem äussern, wir haben aber auch schon gelehrt in der ersten Hälfte des vierten Abschnitts, wie man diese dynamischen Einflüsse und Ursachen auf dynamische Art entfernen und heilen müsse;

und es bleibt uns für jezt Nichts weiter übrig, als die

mechanische Behandlung der mechanischen Formveränderungen vorzutragen.

Nachdem wir nun den Zug und den Druck als die Grundprinzipien in der Anatomie, Physiologie und Pathologie des Gliedersystems erläutert haben, so sollen nun diese beiden Agentien auch als Grundkräfte mechanischer Heilung durchgeführt werden.

Angezeigt ist das Eingreifen des Mechanismus dort, wo es nöthig oder nützlich ist, Abweichungen von der natürlichen Lage dahin zurückzubringen, darin zu erhalten, oder der Abweichung vorzubeugen, ferner als Abhülfe unheilbarer Lähmungen oder Substanzverluste.

Diejenigen Formveränderungen werden also grösstentheils hieher gehören, die wir unter der Curvatura habitualis und muscularis abgehandelt haben. In diesen beiden Varietäten wird sich der Mechanismus auch mehr thätig, wirksam, wo er in Curvatura ossaria und dyscrasica eintreten muss, wird er sich mehr abhaltend und beschränkend äussern.

Uebrigens haben wir in der Behandlung der Varietäten schon überall angedeutet, wo der Mechanismus einzutreten habe, und entsteht irgend ein Zweifel, in wiefern das mechanische Einwirken schädlich werden könne, so mag es mit allen Vorsichtsmassregeln, die man bei jedem kräftigen Heilmittel nöthig hat, versucht und die Erfahrung zu Rathe gezogen werden.

Diese mechanischen Kuren werden nun durch die Maschinen ausgeführt.

Wir verstehen unter Maschinen Apparate und Werkzeuge, die aus festen Stoffen mannigfaltiger Art bereitet, auf die Gestaltung des Leibes einwirken, und die, wenn sie einmal angelegt sind, nicht durch eine im Leibe, sondern in ihnen selber liegende Kraft eine fortwährende gleichmässige Wirkung äussern.

Es. handelt sich häufig nicht um die durch die Maschinen auszuübende Gewalt, sondern um die lange anhaltende, gleichmässig fortdauernde Stätigkeit der Wirkung, die auf keine andere Weise erreicht werden kann.

Alle Kraft der Mechanik ist aber anziehend oder abstossend, und so auch hier der Druck und der Zug der orthopädischen Maschinen.

Die Wirkung der Maschinen ist entweder eine direkte, um geradezu auf das verschobene Gebilde, fast immer den Knochen, einzuwirken, um selbiges der Ausweichungslinie entgegen zur Normallage zurückzuführen, dieses ist der Druck; oder die Wirkung der Maschinen ist eine indirekte, indem durch Hebung der Hindernisse, Ausdehnung von Verkürzungen, meist der Muskeln, die natürliche Lage hergestellt wird, und dieses ist der Zug.

Da aber die Krankheitszustände, die orthopädische Heilung zulassen, fast einzig und allein auf Abnormitäten der Lage und Verbindung der Knochen bestehen, die von aufgehobener, übermässiger, oder verkehrt wirkender Muskelaktion aus ihrer Lage verschoben sind, so ist es Aufgabe der orthopädischen Mechanik, die erkrankten Theile theils einander zu nähern, theils von einander zu entfernen, und die Maschinen leisten dieses durch Druck und Zug, als Compressions- und Extensionswerkzeuge.

Die Maschinen auf diese Weise gebraucht, sind Mittel zur Heilung, und werden nach der Genesung abgelegt, so bald die Theile ihre alte Lage und Festigkeit wieder angenommen haben. Wo sie nur palliativ wirken, wie zum möglichsten Ersatze von Mängeln oder bei Lähmungen, dort werden sie für immer gebraucht.

Wir müssen für Diejenigen, die unsere erste Abtheilung nicht zur Hand haben, mit einigen Abänderungen ein Paar Blätter über die allgemeinen Gesetze des Maschinengebrauches aus jenem Bande ausheben.

Die orthopädischen Maschinen haben zum Zweck die Einrichtung verschobener und verkrümmter Gebilde, oder die Unterstützung geschwächter Organe zur Ausführung der Bewegung, sie wirken drückend und ziehend, und verhalten sich in dieser Hinsicht ganz nach den Gesetzen der übrigen allgemeinen chirurgischen Mechanik.

Jede Maschine muss ihre Stützpunkte und Wirkungspunkte haben, an jenen ist sie befestigt, auf diese äussert sie ihre Kraft. Der Punkt ihrer Wirkung geht immer auf das erkrankte Gebilde, der Stützpunkt ist an festen gesunden Theilen des Organismus, oder es liegt der Stützpunkt ausser dem Organismus, und bloss die Wirkung geht auf den Körper.

Die Maschine soll nicht an den kranken Theil befestigt sein, sondern nur ihre Wirkung auf ihn äussern, bei einer Verkrümmung des Rückgraths z. B. geschieht die Befestigung am Becken und Kopfe.

Nur die Muskeln lassen sich strecken, verkrümmte Knochen lassen sich allenfalls gerade biegen, aber strecken nicht. Daher dürfen die Muskeln eines Gliedes, das eingerichtet werden soll, nicht gedrückt werden, und die Befestigungspunkte der Maschinen müssen so gewählt werden, dass die zu streckenden Muskeln ganz frei liegen. Zur Streckung des Rückgraths kommen die Maschinen an Kopf und Becken, oder Schultern und Becken, um die längs der Wirbelsäule vorlaufenden Streckmuskeln des Rückgraths nicht zu drücken.

Ausdehnende und gegenausdehnende Kraft müssen sich gleich sein, Druck und Gegendruck sich entsprechen.

Die Ausdehnung muss in der Achse des kranken Gliedes geschehen, das gestreckt werden soll, und die Kraft muss in der Richtung dieser Achse wirken.

Die Gegenausdehnung muss in derselben Richtung auf die Achse des zu streckenden Gliedes wirken.

Bei dem Drucke gelten andere Gesetze; der Druck einer Maschine wirkt senkrecht auf die Achse des Gliedes, das genähert oder entfernt werden soll, und vom Gegendrucke gilt dasselbe.

Die Wirkung und Kraft der Maschine muss der Kraft des Widerstandes der kranken Theile angemessen sein, und diese mechanische Aktion darf nicht zu schwach und nicht zu stark sein, weil sonst Wirkungslosigkeit oder Beschädigung und Verletzung eintreten würde. Es muss also die Kraft der Maschine nach der Stärke der Muskeln und Ligamente, der Straffheit oder Erschlaffung der Faser, Härte oder Erweichung der Knochen, nach dem Alter der Patienten u. s. w. auf das Genaueste berechnet und bemessen sein. In diesem Falle erregt verhältnissmässiges Spannen auf dem Streckbette häufig ein wohlthätiges Gefühl, weil die krankhafte Kontraktur aufgehoben und die Lebensthätigkeit der umgebenden und anliegenden Gebilde freier wird.

Die Kraft der Maschinen, so wie der von ihnen zu überwindende Widerstand werden wohl am Besten nach Gewichten berechnet, um sie gegenseitig auszugleichen.

Die Maschinen selbst werden in ihrer Wirkung durch Gewichte und Federn ermässigt, deren vergrösserter oder verminderter Druck, deren erhöhte oder verringerte Spannung sich der lebendigen Kraft des Körpers anfügen. Auf diese Weise gebraucht man Gewichte, die über Rollen laufen, an Hebeln hängen, oder auf schiefen Flächen sich bewegen, und Federn, die sich ausdehnen und in ihre alte Lage wieder zurückspringen.

Die Wirkung des Druckes und Zuges der Maschinen also, ihre zu bezweckende Annäherung oder Entfernung, Zusammenfügung oder Ausdehnung der kranken Gebilde, muss allmählig und nach und nach geschehen, anfangs mit der schwächsten Kraft beginnen, sich stufenweise verstärken und erhöhen. Wie die Krankheit selbst das Vorbild giebt, in ihrem Verlaufe allmählig zunimmt, und sich steigert, so muss nun die orthopädische Behandlung dieses Verhältniss umkehren, das Progressive der Krankheit zum Regressiven der Heilung umbilden. Wenn gleich die Kraft der Maschinen mit der gelindesten Wirkung anfangen und sich bis zur Genesung, oder dem ihr möglichst nächsten Ziele steigern und fortsetzen soll, so darf man doch nie vergessen, dass dieses Wirken mechanisch sei, also immer schon gleich Anfangs eine ziemlich bedeutende Kraft erfordere.

Es muss die ausdehnende Kraft auch häufig bei fortschreitender Heilung verstärkt werden. Je grösser der Bogen einer Krümmung ist, um so leichter lässt er sich vom Anfange an ausdehnen und gerade richten, je weiter aber diese Verminderung des Bogens fortschreitet, um so stärker muss die Kraft sein, die den lezten Rest auszugleichen hat.

Das Steigern der Kraft findet in doppelter Hinsicht Statt. Einmal der Intensität der Wirkung nach, oder der Zeit nach, die der Kranke der Wirkung der Maschine unterworfen ist. Zur Steigerung der Kraft gebraucht man immer schwerere Gewichte, stärkere oder schärfer gespannte Federn u. s. w. Der Beschwerden wegen, die der Gebrauch der Maschinen macht, kann man dem Kranken anfangs dieselben nicht immerfort aufbürden, bis er durch Gewohnheit sich diesen Beschwerden leichter fügt. Daher der Zeit nach die Maschinen auch anfangs kürzer, späterhin länger und nach Verhältniss immerfort gebraucht werden müssen. Abgesehen von der Zeit, die zur Stärkung der Muskeln auf andere Weise zu verwenden ist.

Die Maschinen müssen möglichst langsam, ununterbrochen mit allmählig zunehmender und verstärkter Kraft wirken. Plötzliche Ausdehnung oder Steigerung der Kraft würde Krämpfe und Zerreissungen erregen, eine Unterbrechung der Anwendung die gewonnene Wirkung wieder verloren gehen lassen; je mehr aber die kranken Theile schon ausgedehnt oder zusammengedrückt sind, und dieses noch mehr geschehen soll, um so stärker und kräftiger muss die Einwirkung der Maschinen sein; daher langsam bis die Theile sich der Wirkung fügen, ununterbrochen damit das Gewonnene nicht wieder verloren werde, und mit allmählig zunehmender Kraft, um den immer grössern Widerstand zu überwinden.

Die Maschinen müssen in einem gegebenen Falle so lange gebraucht, oder mit andern vertauscht werden, bis die Heilung vollkommen erreicht ist; bis entweder die Muskeln so gestreckt, und die Knochen in ihre Lage und Funktion zurückgebracht sind, dass sie keine Verkürzung mehr gestatten, oder bis die Knochen zu solcher Consolidation und Festigkeit gelangt sind, ihre Reife und Ausbildung erreicht haben, dass eine Rückbildung zur Krankheit nicht mehr möglich ist. Ist daher einmal der Gebrauch einer Maschine nothwendig geworden, so muss sie auch während der Entwicklung des Knochensystems so lange getragen oder angewendet werden, als der Knochen zunimmt und sich ausbildet, sonst wird nach Ablegung der Maschine die Verkrümmung wieder schlimmer.

Die Theile des Körpers, an denen die Maschinen befestigt werden, müssen vor Druck und Schmerz geschützt werden. Es muss daher eine Vertheilung des nothwendigen Druckes auf die grösstmöglichste Fläche Statt finden, die Punkte, an denen die Maschine anliegt, müssen also zu grossen Flächen ausgedehnt werden, die Unterlagen und Bandagen gut gefüttert, weich, nachgiebig u. s. w. überhanpt zweckmässig gearbeitet sein.

Die Maschinen sollen durch ihren Druck und ihren Zug nicht allein die ausgewichenen Theile in ihre normale Lage zurückführen, sondern sie auch in derselben erhalten, daher müssen sie lange liegen bleiben, weniger Veränderung bedürfen, nicht zerbrechlich sein u. s. w.

Die Maschinen müssen zweckmässig gebaut sein, damit sie den Kranken so wenig als möglich belästigen, und zu den unvermeidlichen Beschwerden, die ihre Anwendung mit sich führt, nicht noch unnöthige bringen. Sie dürfen während sie auf einen Theil wirken dem andern keinen Schaden bringen, während sie ein Glied heilen, die Integrität des andern nicht gefährden. Sie müssen genügende Festigkeit mit möglichster Leichtigkeit vereinigen u. s. w.

Die Maschinen müssen dem Kranken so viele Bequemlichkeit gewähren, als möglich, sie müssen der Schaamhaftigkeit schonen, diese nicht verletzen, sie sollen auch dem Aussehen nach einen möglichst erträglichen Anblick gewähren u. s. w.

Aus dem Bisherigen ergiebt sich nun auch wohl, wie die orthopädischen Maschinen einzutheilen seien, nämlich:

1) in solche, die durch Ausdehnung oder Zug,
2) in solche, die durch Druck, und
3) in solche, die durch Zug und Druck zugleich wirken.

Diese Eintheilung gilt aber nur für die Aufzählung der bisher bekannt gewordenen Maschinen; wir selbst können diese Eintheilung nicht annehmen, und zwar aus dem Grunde, weil man wohl an jeder Maschine Zug und Druck möglichst zu vereinigen suchen wird, damit die eine Wirkungsart die andere unterstütze.

In dieser Hinsicht äussern nun wohl die meisten jezt gebräuchlichen Maschinen eine gemischte Wirkung, und die dritte Klasse derselben ist wohl nur die einzige, die anzunehmen ist.

Von anderweitigen Eintheilungen kann erst in der Folge die Rede sein.

Das erste Moment orthopädischer Heilung ist aber die Ausdehnung, die Streckung, mithin der Mechanismus, an dem der Zug vorherrschend ist.

Sowohl durch gelungene als nicht gelungene orthopädische Kuren, als auch durch Leichenöffnungen hat die Erfahrung gelehrt, dass ein grosser, vielleicht der grösste Theil der orthopädischen Krankheiten, die Heilung zulassen, auf Verkürzung der Muskeln beruhe.

Es sei nun dieses Muskelleiden idiopathischer Art, so dass die primäre Kontraktur der Muskeln die Knochen aus ihrer natürlichen Lage gezogen hat, und in einer widernatürlichen festhält, wobei Form und Struktur der Knochen erst in der Folge verändert werden; oder es seien zuerst die Knochen erweicht, biegsam, zerbrechlich geworden, so dass diese der normal gebliebenen Kraft der Muskeln nachgegeben haben und die Verkürzung der Muskeln sekundär entsteht, in beiden Fällen ist die Verkürzung der Muskeln das Erste, was gehoben werden muss.

Ist nun die Missstaltung des Körpers durch einseitig überwiegende oder widernatürliche Zusammenziehung der Muskeln entstanden, so muss diese übermässige Thätigkeit derselben, die den Knochen in unnatürliche Lagen hinzieht, oder dort befestigt, aufgehoben werden, damit der Knochen zur Normalität der Funktion und Gestaltung zurückkehren könne.

Ist die Missstaltung entstanden aus Erweichung, Nachgiebigkeit, Zerbrechlichkeit des Knochens, oder aus Schlaffheit der Ligamente, die der Muskelaktion keinen Widerstand leisten können, so muss die Muskelwirkung aufgehoben werden, damit der erweichte Knochen nicht ferner verschoben und verbogen werde, sondern zu seiner Normallage zurückkehren könne.

Eben so haben wir schon gezeigt, dass bei Entzündungen der Bandscheiben und Wirbel und den Folgen entzündlicher Affektionen dieser Gebilde der Druck der Schwere und der Einfluss der Muskeln beseitigt werden müsse.

Hat die Pathologie gelehrt, dass durch den Druck verschobener Knochen auf einander deren Resorption und Destruktion befördert werde, so muss derselbe aufgehoben werden.

Will man den Rekonstruktionsprozess der Knochen bethätigen, und ihre Vegetation erhöhen und beleben, so ist Aufhebung des von Zusammenziehung der Muskeln veranlassten Druckes, mithin Aufhebung dieser Zusammenziehung nöthig.

Zur Reduktion der verschobenen Gebilde in ihre Normallage ist aber Raum nöthig, ist dieser Raum nun durch übermässige Muskelzusammenziehung verengt, so muss derselbe durch Aufhebung des Hindernisses erweitert, also die Muskelaktion aufgehoben werden. Bei der Einrichtung einer Verrenkung oder eines Beinbruches geschieht dieses schnell, bei der Einrichtung einer orthopädischen Missstaltung allmählig.

Auch der Druck und die Neigung der Schwere, die Last der obern Gebilde, die über einer Verkrümmung ruht, muss aufgehoben werden, weil dieser Druck die verschobenen Theile immer noch mehr verschiebt. Der Schwerpunkt muss daher gestützt werden.

Es entsteht also für die Kunst die Aufgabe, den Einfluss der Muskeln auf die Knochen aufzuheben; ist aber nun dieser Einfluss die Zusammenziehung, so kann die Wirkung der Kunst nur ihre Ausdehnung veranlassen, Ausdehnung der Muskeln ist aber ihre Streckung.

Dieses wäre also der Beweis, dass Streckung oder Ausdehnung die erste und Hauptaufgabe des orthopädischen Mechanismus sei.

Der Extension gegenüber steht die Kompression, oder die Anwendung vom Druck.

Es möchte so eben genugsam erwiesen worden sein, dass die Ausdehnung und Streckung bei allen Missstaltungen aus Muskelkontraktur das erste Moment sei, und der Druck nur als zweites zu des ersten Unterstützung angewendet werden könne.

Die Wirkung des Druckes ist aber schon in dieser Hinsicht nicht zu verachten, man denke dabei nur an die zur rechten Zeit auch vortheilhafte Wirkung der Schnürbrüste, überhaupt den Einfluss des Druckes bei Rückwärts- und Seitenkrümmungen. Man betrachte seine Wirkung auf einzelne ausgewichene Theile, auf ausgetretene Rippen, Brustbeine, hohe Schultern u. s. w.

Man wolle hiebei nicht übersehen, dass der Druck direkt und geradezu auf die ausgewichenen Theile wirkt, und sie unmittelbar in ihre natürliche Lage zurückzudrängen sucht, während die Ausdehnung solches nur indirekt, mittelst ihrer Wirkung auf das ganze Rückgrath bewerkstelligen kann.

Es giebt aber Fälle, bei denen die Ausdehnung gar nicht Statt findet, allgemeine Erschlaffung und

Schwäche der Muskeln, übermässige Nachgiebigkeit und Ausdehnbarkeit der Ligamente. In solchen Fällen würde die Streckung das Uebel nur vergrössern. Es kann zwar auch in diesen Fällen während der aufrechten Haltung des Körpers die Streckung das Gewicht der natürlichen Schwere aufheben, und so ein weiteres Ausgleiten zu verhüten suchen, die direkte Heilung wird aber hier immer durch den Druck vermittelt, und nur der Druck bleibt hier das heilende Moment

Die Anforderungen an einen Streckapparat sind, dass er durch künstliche Extension der überwiegenden Kontraktion der Muskeln entgegen wirke, die abwärts sinkende Neigung des natürlichen oder verschobenen Schwerpunktes über der leidenden Stelle aufhebe, und die Wirksamkeit erschlaffter Antagonisten und den mangelnden Widerstand der Knochen ersetze; die Anforderungen an einen Druckapparat sind, dass er mit genau bemessener Kraft der Ausweichung entgegenwirke, unter steter Berücksichtigung der Gebilde, auf die er angewendet wird, weil er unmittelbar auf die kranken Stellen angebracht wird.

Da wir in unsern Maschinen die Wirkung der Ausdehnung und des Druckes zu vereinigen suchen, so kennen wir keine andere Eintheilung, als solche Werkzeuge, in denen der Zug, und solche in denen der Druck vorherrschend ist.

Alle Maschinen zu beschreiben wäre uns so unmöglich als dem Leser unnütz, wir wählen nur diejenigen, die als die besten empfohlen worden sind.

Man hat zum Zwecke orthopädischer Heilungen eine Menge der verschiedensten Werkzeuge angewendet.

Mit Uebergehung der ältern von Hippokrates, Petit, Plattner, Duverney, Nuck, Camper, Ulhorn u. s. w. wollen wir nur die neuern aufführen, die sich Ruf erworben haben.

Man versuchte durch Ausdehnung allein zu wirken, und in dieser Hinsicht kamen folgende Werkzeuge in Anwendung.

Glisson's Halsschwinge. Es besteht diese Maschine aus Bändern oder gepolsterten Riemen um Hals und Kopf, um dadurch mittelst eines über eine Rolle an der Decke des Zimmers laufenden Seiles den Patienten in die Höhe zu ziehen. Diese Operation kann aber nicht lange ausgehalten werden und wirkt mehr auf die Nacken - als Rücken - und Lendengegend. Eine Abänderung dieses Werkzeugs zieht noch Bänder unter den Schultern durch, oder man lässt die Patienten an einem Stabe oder Seile mit den Händen aufhängen und sich strecken oder schaukeln.

Hieher gehört auch die Streckschaukel oder Schaukelschwebe, deren Anwendung man noch im vorigen Jahre als Geheimmittel in einem versiegelten Umschlage empfohlen hatte!

Alle diese Vorrichtungen wirken mehr auf die obern Muskelparthieen, sie strecken allerdings etwas, indem die Last des Körpers die Ausdehnung macht. Die Glisson'sche Vorrichtung wirkt vorzüglich nur auf die Muskeln, die vom Kopfe an den Rumpf verlaufen, die übrigen Schweben und Schaukeln verbreiten ihre Wirksamkeit etwas tiefer. Auf die Lendengegend wirken sie aber gar nicht, und da man deren Anwendung überhaupt nur kurze Zeit auszuhalten vermag, so ist deren Werth nicht sehr hoch anzuschlagen.

Le Vacher's Streckmaschine. Sie besteht in einer Schnürbrust vornen geschnürt, auf den Hüften aufliegend, an dieser Stelle stark gepolstert. Hinten geht ein eiserner Stab, der verstellbar befestigt ist, in die Höhe und über den Kopf, eine Mütze mit Bändern wird an den Kopf selbst befestigt und mit dem Stabe in Verbindung gesezt, so dass dadurch das Rückgrath ausgestreckt wird.

Sheldrake hat diese Maschine dahin modifizirt, dass er hinten eine blecherne wohlgepolsterte Platte anbrachte, die über den Rücken herabläuft und an die Kreuzgegend fest anzuliegen kommt, ferner, dass die Platte zwei Schenkel hat, die sich an die Hüftbeinkämme legen. Der Kopfapparat ist geblieben.

Stark veränderte diese Maschine abermals, indem er den Kopfapparat wegliess und dafür ein Halsband gebrauchte, durch welches die Ausdehnung gemacht wird. Das Halsband ist von Blech, wohl gepolstert, liegt am Hinterhaupte, den Zitzenfortsätzen und Unterkiefer an, und der eiserne Stab ist beweglich daran befestigt. So sind auch die Maschinen nach Feiler, die sonst sehr häufig im Gebrauche waren, und wo ich nicht irre, ist Feiler als Erfinder dieser Halsringe, die in der Folge noch vielfach verändert und verbessert vorkommen, zu betrachten.

Diese Maschine ist zwar nicht unwirksam, sie dehnt das Rückgrath aus, wirkt aber ebenfalls grösstentheils nur auf die Nacken- und die obere Parthie der Rückenmuskeln, so dass diese gestreckt und geschwächt werden, die Muskeln dagegen auf der Vorderseite des Halses ein Uebergewicht bekommen, und den Kopf nach Vornen ziehen.

Langenbeck's Maschine besteht in einer Beckenfeder, wie ein Bruchband um das Becken gelegt, in einer Brustfeder um den Thorax gelegt. Mittelst Achselstützen, die durch den Druck einer Feder wirken, werden die Schultern in die Höhe gehoben und dadurch das Rückgrath gestreckt.

Diese Maschine wirkt nur mittelbar auf die Wirbelsäule, indem sie nur die Schultern hebt. Ihre Wirkung kann daher nicht sehr gross, und nur bei Krümmungen unterhalb der Schultern anwendbar sein.

Shaw hat eine Maschine angegeben die Wirbelsäule während des Sitzens und Arbeitens gerade und gestreckt zu erhalten, die Maschine besteht in einer Art von Schnellgalgen, und wird hinter dem Stuhle aufgestellt oder an die Lehne angeschraubt.

Ueber das Queerholz laufen zwei Schnüre an Rollen, die hinten durch Gewichte gezogen werden. An die untere mit dem schwereren Gewichte wird der Thorax mittelst eines Mieders, an die obere der Kopf mittelst Stirn- und Kinnbandes befestigt, und so Rückgrath und Hals gerade und gestreckt erhalten.

Eine andere Maschine mit einem beweglichen Queerholze oder Hebel, an dem ein Gewicht hängt, soll beim Spielen des Flügels gebraucht werden.

Delpech hat mit französischer Zierlichkeit das Queerholz in einen auf einem Gestelle sitzenden Schwan verwandelt, durch dessen Schnabel die Schnur gezogen wird.

Auch diese Vorrichtungen können keine grosse Wirksamkeit äussern.

Shaw hat auch noch eine tragbare Maschine zum Herumgehen angegeben. Sie besteht aus einem Beckengürtel und beweglichen Achselstützen, die dem Rumpfe Beugung und Drehung gestatten. Sollte noch Stützung des Kopfes und Streckung des Nackens nöthig werden, so wird eine Platte an den Beckengürtel, und an diese eine Rückenstange befestigt und durch einen von beiden Achselstützen quecrlaufenden Blechstreifen in der Lage erhalten. Auf diese Weise kann nun mittelst eines Stirn- und Kinnbandes auch der Kopf gestüzt werden.

Was man auf diese Weise von der Ausdehnung allein erwartet hatte, versuchte man auf andere Art durch Druck zu bewirken. Die vorzüglichsten Werkzeuge, die durch Druck allein wirken, sind nun folgende.

Schnürbrüste und Korsetts mannigfaltiger Art von festem Zeuge oder feinem Leder, mit Fischbein, Stahlfedern, Wattirungen, Polsterungen, Metallplatten, Druckschrauben u. s. w.

Von dem Nachtheil, den sie als Kleidungsstücke oder als Heilmittel bringen können, war schon genugsam die Rede; zweckmässig verfertigt und angewendet sind sie aber auch nicht ohne Nutzen. Sie dienen als Unterstützungsmittel anderer Werkzeuge während diese gewechselt, oder am Ende der Kur ganz abgelegt werden.

Heister's Kreuz verbessert von Bell. Es besteht dieses Werkzeug aus einem Halsbande, von dem ein eiserner Stab, der bis an das Kreuzbein zu liegen kommt, nach Unten läuft. Von den seitlichen Enden des Stabes, die als Seitenarme gegen die Schultern ausgehen, laufen Riemen um die Schultern, wodurch sie befestigt werden, das untere Ende des Stabes befestigt man durch einen Riemen, der um den Leib geht.

Stark gebraucht eine Maschine aus einem viereckigten Blech mit abwärtslaufendem Stabe. Durch Riemen und Achselbänder wird dieses Werkzeug um die Schultern, durch einen breiten Gürtel an den Leib befestigt.

Le Vacher hat ebenfalls eine Maschine angegeben, die durch Druck ihre Wirkung äussert.

Van Gescher's Maschine besteht aus einem Beckenringe mit zwei durch Schrauben verstellbaren Stäben, die an den Seiten der Wirbelsäule nach Oben verlaufen und daselbst an das Schulterstück befestigt sind. Dieses Schulterstück wird mittelst Riemen um die Schultern angelegt. Nach der höhern oder tiefern Lage der Krümmung müssen auch die Stäbe verschieden gefertigt werden.

Jörg gebraucht gegen geringere Grade von Krümmungen, namentlich bei dem Höherstehen einer Schulter, einen Druck durch eine Art von Hosenträger, der durch Federn elastisch gemacht, allmählig die höhere Schulter niedriger machen und dadurch die Krümmung der Wirbelsäule ausgleichen soll.

Jörg gebraucht ferner bei grössern Seitenkrümmungen seine Druckmaschine. Sie besteht aus zwei Theilen, einem harten und einem elastischen, und stellt eine Art von Schnürbrust dar. Der harte Theil, aus Lindenholz geschnitten, wird auf die konkave Seite gelegt, er ruht auf der Hüfte, stüzt sich auf die Schulter, und umfasst die Hälfte des Rumpfes. Der elastische Theil besteht aus neben einander liegenden eingenähten Drathfedern. Dieser elastische Theil ist vornen an den harten Theil befestigt, wird hinten durch vier Riemen und Schnallen an ihn geschnallt, und umfasst die andere Hälfte des Rumpfes, nämlich die konvexe Seite. Der Raum unter der harten Hälfte bleibt hohl, und so soll die Ausweichung durch den elastischen Druck zurückgebracht werden.

Jörg rühmt diese Maschine ausserordentlich, von Andern ist sie getadelt, doch häufig nachgeahmt worden.

In einem Falle haben wir die eine feste Hälfte von Kupfer fertigen, und mit einer Schnürbrust, die die Stelle der elastischen Hälfte vertrat, in Verbindung setzen lassen, und haben unter den vorhandenen Umständen ziemlichen Erfolg davon gesehen.

Diese Einseitigkeiten erkennend, und die Mängel jeder Methode, der ausdehnenden und drückenden allein wohl fühlend, suchte man die Vortheile beider zu vereinigen, und dadurch entstanden diejenigen Werkzeuge und Maschinen, die durch Ausdehnung und Druck zugleich wirken. Die wesentlichsten sind folgende.

Die Maschine von Schmid. Zwei Halbzirkel umfassen den Rumpf, einer das Becken von den Hüftbeinkämmen zum Kreuze, ein anderer den Rücken unter den Schultern. Vom untern steigen Scheiden auf, in denen sich durch Schrauben vorstellbare Achselstützen befinden. Zu beiden Seiten des Rückgraths laufen Stäbe von einem Halbzirkel zum andern, unter denen längliche gepolsterte Pelotten liegen, die durch Schrauben, die durch die Stäbe laufen, angedrückt werden können.

Bei der Anlegung wird die Maschine an eine mit Fischbeinstäbchen versehene Schnürbrust befestigt und diese vornen geschnürt.

Die Ausdehnung geschieht nur mittelbar durch die Schultern, und der Druck kann nur bei Rückwärtskrümmung angewendet werden.

Maschine von Gräfe. Sie besteht aus einem Lendengürtel, welcher durch zwei halbmondförmige Platten auf den Hüftbeinkämmen aufliegt, aus einem Brustgürtel, der bei Mädchen noch besondere Segmente zur Aufnahme der Brüste hat, aus Stäben und Scheiden und Achselstützen; und die Einrichtung ist von der Art, dass die Achselstützen in den Scheiden auf zylindrischen Spiralfedern ruhen, die durch eine Walze und Schraube ohne Ende verstellbar sind.

Will man Druck üben, so werden Platten mittelst Schrauben an einen oder beide Gürtel befestigt.

Chelius hat diese Maschine abgeändert und einfacher gemacht. Ein Gehäuse von Eisenblech, wohlgepolstert, umschliesst das Becken und wird vornen geschnallt, Stangen und Achselstützen sind durch Schrauben verstellbar, und so geschieht die Ausdehnung wie bei der vorigen Maschine. Um Druck zu üben, gebraucht Chelius keine Platten, sondern elastische Züge wie Jörg, bei Rückwärts- und Seitwärtskrümmungen über die gewölbten Stellen zu ziehen und an den seitlichen Stangen zu befestigen. Eben so soll ein Zug über die höhere Schulter angebracht werden.

Da in beiden Maschinen die Ausdehnung abermals nur mittelbar durch die Schultern geschieht, so kann auch diese Wirkung nicht sehr gross, und die Maschine nur zu kleinern Krümmungen zu empfehlen sein.

Borella's Apparat zur Ausdehnung der Wirbelsäule ist sehr komplizirt, er erstreckt sich von den

Füssen bis zur Achselhöhle. Der untere Theil besteht aus einer Art von Halbstiefel mit Unter- und Ober-Schenkelschienen, der obere aus einem Leibchen, Lendenbügel, Schutzstreifen für den Rumpf, Achselstützen, Schrauben u. s. w.

Delacroix's Maschine zur Geradrichtung des Rumpfes besteht aus einer Spindel oder Schaft, aus einem Schulterstück nebst Riemen, aus einem Sakrolumbalstück, aus einem Kopfbügel, aus einer an diesem hängenden Art von Steigbügel, woran die Kopfbänder befestigt sind.

Diese Maschine dürfte viele Vorzüge in sich vereinigen und sehr zu empfehlen sein, nur dass ihre Anwendung durch ihre ausserordentlich mannigfaltige Zusammensetzung sehr erschwert werden wird.

Zimmermann's erst ganz neuerlich bekannt gemachte Maschine besteht aus einem Gürtel von schwachem Bleche oder steifem Leder, an den zu beiden Seiten gegen Vornen elastische Federn angenäht sind, und der vornen geschnallt wird; aus einem Rückenstücke, ebenfalls von Blech oder Leder, das hinten an den Gurt befestigt, oben durch Riemen mit den Schultern vereinigt wird, aus Achselstützen, die durch ein verstellbares Rad, nach Art einer Fuhrmannswinde höher und tiefer gestellt werden können.

Die Ausdehnung geschieht nur mittelbar durch die Achselstützen, der Druck auf Wirbelsäule oder Schultern durch das Rückenstück.

Bei kleinern Verkrümmungen mag diese Maschine allerdings gut sein, bei grössern muss es an Wirksamkeit fehlen, weil die Ausdehnung nur mittelbar durch die Schultern geschieht. Ausserdem dürften

Einfachheit und leichte Möglichkeit der Anschaffung dieses Werkzeug empfehlen.

Darwin sezte seine Patienten auf einen eigens gefertigten Stuhl, an dem Achselstützen und eine Vorrichtung zur Hebung des Kopfes mittetst Stirn- und Kinnbandes die Ausdehnung, und die Lehne des Stuhls den Druck bewirkten.

Blömer's Streckstuhl. Mittelst Kopfapparates und Gewicht wird die Ausdehnung gemacht, der Druck nach Bedürfniss von Hinten, Vornen, Rechts, Links, oder an mehreren Stellen zugleich angebracht.

Lafond's Streckstuhl, fauteuil extenseur, befestigt die Patientin mit breiten Beckengürteln und Riemen an den Sitz des Stuhles, und macht mit grosser Komplikation die Ausdehnung am Kopfe und unter den Achseln. Nach der hier geltenden eigenen Ansicht muss die oszillirende Ausdehnung durch Räderwerck geschehen. Pelotten an Federn üben den Seitendruck.

Um mit der Ausdehnung und dem Drucke auch die Vortheile der horizontalen Lage zu vereinigen hat man die Streckbetten erfunden.

Die Erfindung dieser Streckbetten ist eine der vorzüglichsten Leistungen, die die neuere chirurgische Mechanik geliefert hat, und es können mittelst dieser Vorrichtungen Uebelstände und Gebrechen gehoben werden, die bisher als unheilbar betrachtet werden mussten.

Die horizontale Lage hebt die Schwere des Körpers auf, die so häufig die Veranlassung zu Krümmungen giebt, und man braucht dieser nicht besonders entgegen zu wirken, es bringt diese horizontale Lage das Rückgrath von selbst in eine gerade oder dieser möglichst nahe Richtung, sie verbreitet den Druck der unvermeidlichen Schwere auf die grösste Fläche, sie verhindert weitere Ausweichungen, und gestattet der heilenden Mechanik mehr Raum zur Anbringung, längere Zeit zur Anwendung, höhere Kraft der Einwirkung, und grössere Sicherheit beim Gebrauche der treffenden Maschinen und Werkzeuge.

Die erste Idee dazu ging von Venel aus, der die Ausdehnung vorzüglich unter den Schultern machte, die Gegenausdehnung am Becken, wie auch nachher überall geschah.

Feiler liess die Ausdehnung am Kopfe mittelst eines besonders dazu erfundenen am Unterkiefer und Hinterhaupte anliegenden Halsbandes machen, und daraus entstand

Schregers Streckapparat. Durch einen Beckengürtel, allenfalls auch an den Füssen, wird die Gegenausdehnung gemacht, die Ausdehnung selbst mittelst des Feiler'schen Halsbandes. Die Riemen der Gegenausdehnung wurden am Fussbrett des Bettes durch Schnallen befestigt, die Riemen vom Halsband verliefen in einen Ring, der abermals in einem Riemen hieng, und dieser leztere Riemen konnte am Kopfbrett der Bettstelle mittelst Walze und Stellrades nach Bedürfniss mehr oder weniger gespannt werden.

Aus dieser Idee erwuchsen nun verschiedene Modifikationen und Verbesserungen.

Heine war unseres Wissens der Erste, der diesen unelastischen Apparat in einen elastischen umwandelte, und durch Federn der Muskelwirkung auch im Mechanismus ein Aequivalent gewähren wollte.

Von den Heine'schen Apparaten, die wir jezt ab

sichtlich übergehen, ist bei Beschreibung unserer Abbildungen, die Nichts als Heine'sche Instrumente sind, ausführlicher, als von allen andern die Rede.

Leithof's Streckbett ist im Ganzen dem Heine'schen ähnlich. Verschieden ist der Kopfapparat, der sich vorzüglich an die Zitzenfortsätze der Schläfebeine anlegt, auch weicht die Vorrichtung zum Seitendruck von der Heine'schen ab.

Shaw's Streckbett, oder vielmehr Rollwägelchen, besteht aus einem Gestelle, auf dem eine schmale aber feste Unterlage die Schultergegend stüzt, oberhalb läuft in zwei Rinnen des Gestelles ein kleiner Karren, auf dem der Kopf liegt, und mittelst Kinnbandes befestigt wird, unterhalb befindet sich ein längerer Karren, auf dem der übrige Rumpf, Becken und Füsse liegen. Das Becken wird mittelst Gurtes an diesen Karren befestigt, die Schultern an die feste Unterlage. Beide Karren laufen auf Rädern. Wird nun das ganze Gestell schief gestellt, so zieht der untere Karren das mit ihm verbundene Becken abwärts, und streckt das Rückgrath aus. Noch mehr geschieht dieses, wenn beide Karren mittelst an Hebeln hängender Gewichte auseinander gezogen werden, wobei die Schultern unverrückt bleiben, der Kopf aber nach Oben, das Becken nach Unten gezogen wird. Seitendruck ist durch Federn leicht anzubringen. Einfachheit und Wohlfeilheit sind daran zu empfehlen.

Maisonabe legt die Patienten horizontal, gebraucht Kopfapparat und Beckengürtel zur Ausdehnung, und führt die Riemen von diesen Apparaten über Rollen zwischen die doppelten Wandungen des Kopf- und Fussbrettes der Bettstelle. Unter dieser laufen auf verstellbaren schiefen Ebenen dreiräderige Karren mit Gewichten, an die jene Riemen befestigt sind. Je nachdem diese schiefen Flächen, auf denen die Karren laufen, höher oder niedriger gestellt werden, kann die Ausdehnung verstärkt oder vermindert werden.

Blömer gebraucht bei seinem Streckbette das Halsband, das am Unterkiefer und Hinterhaupte anliegt, ohne weitern Kopfapparat als einfache Riemen, zur Gegenausdehnung das Becken, oder die Füsse über den Knöcheln. Seine Federn sind nicht gekreuzt, wie die von Heine und Leithof, sondern halbmondförmig, und in der Mitte befestigt. Das Anspannen geschieht mittelst der Schnallen in den Riemen, daher fehlt das Stellrad.

Jalade Lafond auf die Meinung gestüzt, dass die Muskeln ohne Wechsel von Anspannung und Ruhe durch blosse Ausdehnung allein geschwächt würden, sucht dieser gefürchteten Schwäche dadurch zu begegnen, dass er die Ausdehnung oszillirend macht. Durch höchst komplizirten Mechanismus, mittelst eines elliptischen Rades wird diese schwingende Ausdehnung bewerkstelligt. Zu allenfallsiger Uebung einer obern Extremität muss meistentheils der Patient selbst das Rad in Bewegung setzen, wozu man diejenige Hand wählt, deren Seite in grössere Thätigkeit versezt werden soll.

Sind mehrere Betten in einem Zimmer, so sollen deren Räderwerke durch eine Maschine nach Art eines Bratenwenders in Bewegung geszt werden! Eben so sind die Streckstühle von Lafond konstruirt.

Die neueste Maschine ist von

Langenbeck, und dieser verwirft die elastische Streckung. Eine Kopfschlinge, und ein Gürtel um das Becken von Kupferblech, werden mittelst Schrauben und eisernen Stäben aus einander getrieben und bewirken eine dem Lafond'schen Prinzip geradezu entgegengesezte unelastische, feste, unbewegliche Streckung.

Der Druckapparat besteht aus gepolsterten Kupferplatten, Gurten, Schnallen u. s. w.

Wem unsere bisherige Beschreibung von Maschinen nicht genügt, oder wem wir auch ferner zu kurz und zu einfach scheinen, den verweisen wir an die neuern Verbandlehren und einzelnen Werke über diese Gegenstände. Wir zeichnen darunter aus, die wir selbst benüzten:

Henkel, Anleitung zum chirurgischen Verbande, neu herausgegeben von Dieffenbach. Berlin bei Reimer 1829. Mit 40 Tafeln.

Stark, Anleitung zum chirurgischen Verband. Jena bei Cröker 1830. Mit 48 Tafeln.

Gerdy, chirurgische Verbandlehre. Weimar 1828. Mit 20 Tafeln.

Chirurgische Kupfertafeln, Weimar.

Dann die schon öfter berührten Werke:

Recherches pratiques sur les Difformités du corps humain par Jalade-Lafond, Londres et Bruxelles 1829.

De L'Ortomorphie par rapport à l'espece humaine par Delplech, Paris 1829. II. tom. et Atlas.

Gräfe und Walther's Journal Bd. IX. H. 4. 1827.

Ueber die Verkrümmungen des Rückgraths von John Shaw, Weimar 1825.

Die Krümmungen des Rückgraths von Zimmermann, Leipzig 1830.

Jörg, über die Verkrümmungen 1810.

Mühry de spinae dorsi distorsionibus, Goettingae 1830 cum III. tabulis.

Wir werden auch in der jezt sogleich zu gebenden Beschreibung unserer Abbildungen, welche Heine'sche Werkzeuge sind, uns sehr einfach und kurz fassen, so wie wir auch die Abbildungen selbst sehr einfach geliefert haben. Wir wissen recht wohl, dass die Heine'schen Streckbetten und Tragmaschinen bei Weitem komplizirter sind, als wir dieselben hier gegeben haben; wir sind aber gerade der Meinung, unserm Leser dadurch einen Dienst zu erzeigen, dass wir ihm nur das Einfache und Wesentliche vor Augen legen, indem er sich über das Weitere in den so eben bezeichneten Verbandlehren von Henkel und Stark noch weitern Raths erholen kann.

Die Grundidee aller dieser Apparate ist aber:

> Längenausdehnung der ganzen Wirbelsäule an Kopf und Becken mit gleichzeitigem Seitendruck auf die ausgewichenen Theile.

Die Ausdehnung wirkt auf die Verbindungsmittel der Knochen, auf Muskeln und Bänder, und ist eine feste, bewegliche, elastische und oszillirende.

Die feste, unbewegliche, geschieht durch Riemen und Stäbe, dergleichen die Streckmaschinen des Le Vacher, Stark, und das erste Streckbette, das Schreger'sche, so wie das neueste von Langenbeck.

Die bewegliche geschieht durch den Zug der Gewichte, desgleichen die Shaw'schen Ausdehnungsapparate, Shaw's Streckbette oder Rollwägelchen, Maisonabe's Streckbette u. s. w.

Die elastische geschieht durch Federn wie bei Heine, Leithof, Blömer, Delpech.

Die oszillirende wird durch Räderwerk bewirkt von Jalade Lafond, wie schon angegeben.

Eine andere Eintheilung der Werkzeuge besteht darin, in welcher Situation sie wirken, als die Betten im Liegen, die Stühle im Sitzen, die Leib- oder Tragmaschinen im Herumgehen.

Mit Ausnahme der Kontrakturen der Muskeln und der daher entstandenen Missbildungen, ist bei Gelenksteifigkeit durch Kontraktur der Ligamente, oder noch beweglichen Adhäsionen der Synovialmembranen, oder neu erzeugtem Zellgewebe unelastische Ausdehnung erforderlich.

Die Muskeln aber erfordern elastische Ausdehnung, man muss vorsichtig zu Werke gehen, den Organen Zeit gestatten, sich an die äussere Gewalt zu gewöhnen.

Die Streckung oder jede fremde Gewalt auf das Rückgrath darf nur elastisch geübt werden, andere wird oft gefährlich, kann Lähmung, Blindheit, Konvulsionen u. s. w. durch plötzliche Wirkung auf das Rückenmark erzeugen.

Die Zwischenwirbelknorpel, die einmal so dehnbar geworden sind, dass sie die Wirbel ausgleiten lassen, vertragen keine grössere Gewalt, als gelindes elastisches Ausdehnen. Besonders im Nacken ist jede andere Einwirkung gefährlich.

Die unelastische Kraft ist zu roh, ist unmessbar, die elastische ist messbar, lässt sich nach Gewicht berechnen, und ist die geeignetste für den Muskel, da sie den Muskel nicht in Unthätigkeit sezt, sondern demselben Zusammenziehung gestattend nachgiebt, und sobald die Muskelthätigkeit nachlässt wieder zurückkehrt.

Die elastisch bewegliche Ausdehnung wird durch Gewichte oder Federn bewirkt. Die Gewichte wirken immerfort gleich, werden sie angezogen um den Muskeln nachzugeben und erfolgt dann der Nachlass der Muskelwirkung plötzlich, oder hat eine schnelle Bewegung Statt, so fällt das Gewicht plötzlich zurück, veranlasst einen Stoss, Erschütterung, Zuckung — die Feder dagegen spannt sich um so mehr, als der Muskel sich zusammenzieht, aber allmählig, und ihre Kraft sinkt sobald der Muskel nachgiebt und sich wieder ausdehnt, es bleibt also die Muskelkraft mit der Wirkung der Feder stets in gleichem Verhältniss. Bei erhöhter Thätigkeit des Muskels und je mehr sich dieser zusammenzieht, wird durch ihn selbst die Feder gespannt, und sobald diese Thätigkeit nachlässt auch die Feder wieder erschlafft, ganz im Verhältniss der Muskelwirkung selber.

Wenn nun die Muskelkraft erschlafft ist oder auch nur nachgiebt, wäre es gefährlich die Bänder einer grössern oder nur stätig fortwirkenden gleichen Gewalt auszusetzen.

Zwei Federn sind zu gleichförmiger Vertheilung der Kraft erforderlich.

Da wir die zuckende Bewegung der Lafond'schen Oszillation als unnatürlich verwerfen, so glauben wir bewiesen zu haben, dass für die Ausdehnung der Wirbelsäule nur der elastische Apparat mit Federn geeignet sei, und wenn wir die Gründe zu dieser Nachweisung auch aus Andern geschöpft haben, so müssen wir doch das Verdienst von Heine, dieses zuerst erkannt zu haben, stets dankbar verehren.

Wir machen die Ausdehnung in der Längenachse der Wirbelsäule durch einen Kopfapparat, der sich an den Unterkieferrand und das Hinterhaupt stüzt, und durch einen Beckengürtel, der über den Hüftbeinen oder zwischen diese und die Rollhügel angelegt wird.

Die Ausdehnung hat aber ihre Gränzen, und es wäre mit grosser Gefahr verbunden, wenn man die Ausdehnung so weit treiben wollte, dass die Missstaltung durch sie allein gehoben würde.

Bei grossen Krümmungen hat die Ausdehnung auch Anfangs schnelle Wirkung, weil die Kraft unter grossen Winkeln auf die Enden des Krümmungsbogens wirkt. Wenn aber die Heilung bereits Fortschritte gemacht hat, oder mehrere kleine Krümmungen da sind, dann macht die gerade Ausdehnung wenig Wirkung mehr, weil die ausdehnenden Kräfte an den Enden des Bogens nur unter sehr stumpfen Winkeln wirken. Man gedenke auch der natürlichen Krümmungen des Rückgraths, die nicht aufgehoben werden dürfen.

Die zweite Art auf die Missstaltung einzuwirken ist daher der Seitendruck, der immer nach der Längenausdehnung eintreten muss. Der Druck muss im Verhältniss zur Ausdehnung stehen, er ist Ergänzungsmittel der Ausdehnung, und kann bei jeder Ausdehnung sowohl in horizontaler Lage, als bei aufrechter Haltung angebracht werden.

Der Seitendruck hat Statt auf die gewölbten Stellen der Krümmung, wenn diese Stellen angreifbar sind.

Der Druck ist ein fester und ein elastischer; der feste geschieht durch Schnürbrüste, Wattirung, Polsterung, Platten von Metall, Pelotten, Schrauben u. s. w.; der elastische wird durch Federn vermittelt.

Der nicht elastische ist möglichst zu vermeiden, indem er die Theile zu sehr angreift, und oft an den Anwendungsstellen Zufälle erzeugen kann.

Der Druck bleibt aber nicht einfach, er bedarf auch Gegendruck. So richtet man den Druck nicht allein auf die Konvexität der Kurven, sondern auch an ihre Enden und zwar in entgegengesezter Richtung.

So kann ein Druck von Rechts gegen Links Statt finden auf die Rippen und Schulter der rechten Seite, und der Gegendruck auf das Becken von Links nach Rechts auf des Beckens linker Seite, oder es sind gar drei Seitenkräfte vorhanden, zwei an den Enden der Krümmung auf der konkaven Seite und eine mittlere auf die Konvexität des Bogens gerichtet, diese leztere mit den ersten beiden im Gegensatze, so dass sie alle drei einander entgegen wirkend die Krümmung aufzuheben streben.

Der Druck muss sich an seiner Anwendungsstelle auf die grösstmöglichste Fläche verbreiten, und durch Federn die Elastizität der Ausdehnung anzunehmen suchen, so dass er selbst zum Theile zu einem von der Seite wirkenden elastischen Zuge wird. Dieses wird zwar nicht überall angehen, wo es aber geschehen kann, wird es unter die Vorzüge der Seitenwirkung zu zählen sein.

Der Druck wirkt direkt und bewahrt Muskeln und Bänder, vornämlich die Zwischenwirbelbandscheiben, vor den Nachtheilen zu grosser Ausdehnung, wenn durch diese leztere allein die Heilung erreicht werden sollte. Der Druck wirkt aber auch noch in vielen Fällen, namentlich bei den Missstaltungen der der Wirbelsäule anhängenden Knochengebilde, bei Verkrümmungen der Brustbeine, Austretungen der Rippen, Ortsveränderungen der Schultern u. s. w. in denen die Ausdehnung sehr wenig vermag.

Die Anbringung des Druckes hat allerdings mehrere Schwierigkeiten. Wären die Bandscheiben oder überhaupt ein Gebilde des Gliedersystems in entzündlichem, geschwollenem Zustande, überhaupt dynamisch erkrankt, so wird zwar oft die Ausdehnung wohlthätig, der Druck aber jedesmal schädlich sein.

Eben so verdient es grosse Berücksichtigung, ob die Wirbel durch Erschlaffung der Ligamente zu leicht verschiebbar sind, und der äussere Druck durch Veranlassung eines innern das Rückenmark gefährden könne. Auch die Anbringung des Druckes selbst ist oft schwierig, z. B. wenn bei Wölbung des Rückgraths nach einer Seite durch Druck auf die Rippen auf die Wirbel gewirkt werden soll. Hier erleidet nun die drückende Kraft eine Zerlegung, und wirkt grossentheils nur auf die Bogen der Rippen und deren hintere Winkel.

Diese Schwierigkeiten sind jedoch nicht unüberwindbar, indem auch die Rippen, wenn sie sonst fest sind, den Seitendruck recht wohl vertragen und weiter leiten.

Beschreibung unserer Abbildungen.

Dritte Tafel. Streckbett.

Die Bettstelle. Diese ist etwas schmaler, als eine gewöhnliche, dagegen nach Verhältniss der Grösse des Patienten länger, weil die Federapparate oben und unten vermehrten Raum erfordern. Uebrigens muss sie genau gearbeitet, stark und haltbar sein.

Das Rahm. Dieses besteht aus aufrechtstehenden Längen- und Queerleisten. Dieser leztern sind mehrere, sie sind nach Oben etwas gewölbt und wiederum durch eine eingelassene Längenleiste vereinigt.

Die Matratze. Auf dieses Rahm werden Gurte gezogen, darüber Leinwand gespannt und darauf die Matratze gepolstert, so dass diese dadurch in der Mitte etwas gewölbt wird. Diese Rahmenmatratze ist nun unten auf einer Queerleiste der Bettstelle aufruhend, oder durch Charnierbänder beweglich angeschraubt; oben sind Riemen daran befestigt, die am Kopfbrett der Bettstelle über kleine Rollen laufen, und dadurch kann die Matratze mittelst Schnallen höher oder tiefer gestellt werden, so dass sie eine mehr oder minder schiefe Fläche bildet.

Der Streckapparat. Er besteht aus den beiden Federn, dem Kopfkranz, Halsband und Lendengürtel.

Die Kopffeder ist an einem runden eisernen Stäbchen am Kopfbrette befestigt, und kann je nach der Stellung der Matratze daran höher oder tiefer gestellt werden. Eine kleine Scheide um das Stäbchen mit Druckfeder, um die Beweglichkeit der Kopffeder zu beschränken und solche festzustellen, haben wir nicht abgebildet.

Der Gürtel. Ein breiter lederner Gurt, innen wohl gepolstert, vornen geschnallt. Er kommt über die Hüften zu liegen, man kann aber hier wechseln, und ihn zur Zeit so über die Hüften legen, dass er sich an die Hüftbeinkämme stemmt, zu anderer Zeit ihn um das Becken zwischen die Hüftbeinkämme und die Rollhügel befestigen. Bei Kindern und sehr zarten Personen kann noch ein dünnes gepolstertes Kissen mit wulstigen Rändern untergelegt werden.

Die Riemen. Von diesem Gürtel gehen auf beiden Seiten starke Riemen ab und werden an die Fussfeder geschnallt.

Das Stellrad. Am Fussbrette befindet sich ein senkrecht stehender viereckiger eiserner Stab, er ist beweglich, oben mit einem gezähnten Rade und Sperrhacken versehen, und kann mit einer Kurbel umgedreht werden. In seiner Mitte hat er ein Häckchen, an dieses wird der Riemen der Fussfeder befestigt, und durch Umdrehen diese gespannt.

Der Druckapparat besteht aus Federn, Pelotten, Riemen u. s. w.

Die Federn sind stählerne Stäbe, 3 bis 4 Fuss lang, 1½ Zoll breit, 2 Linien dick, nach Oben zu dünner und schmäler verlaufend. Sie stecken in eisernen an die Seitenwandungen des Bettes geschraubten Hülsen, auf der entgegengesezten Seite, als auf die sie wirken sollen.

Die Pelotten bestehen aus verhältnissmässigen Stücken Blech, sind gepolstert und am treffenden Orte auf der Seite, an der die Feder steht, durch zwei Riemen befestigt.

Soll nun dieser Druckapparat in Thätigkeit gesezt werden, so werden die Pelotten unter und an die seitlich ausgewichenen Stellen gelegt, und ihre Riemen an die Federn befestigt, die dann den seitlichen Zug üben.

Unsere Abbildung hat wiederum die Rechtskrümmung der Nacken- Rücken- und Linkskrümmung der Rücken- Lendengegend zum Beispiel genommen, und man sieht, wie die obere Feder und Pelotte ihre Wirkung von Rechts gegen Links, die untere von Links gegen Rechts äussert.

Einige andere Vorrichtungen zum Seitendruck mittelst Pelotten und Druckfedern, an senkrechten, horizontalen, gebogenen, gespaltenen, eisernen Lamellen mit Schrauben u. s. w., so wie eine eigene Art von Presse, indem auf einer Seite ein Schwengel mit Pelotte an die Bettstelle angeschraubt, an der andern eingehakt wird, um die Rippen zu komprimiren, haben wir nicht abgebildet.

Vierte Tafel. Kopfapparat und Federn.

Die zweite und dritte Figur stellen die Federn vor, und zwar im Dritttheil der natürlichen Grösse. Diese Abbildungen sind so deutlich, dass hierüber nichts Weiteres zu sagen ist.

Das Härten der Federn ist ein Hauptmoment der gesammten Orthopädie. Wer nicht mit sehr geschickten Arbeitern in Verbindung steht wird dieses bald empfinden müssen.

Die erste Abbildung dieser Tafel stellt den Kopfkranz und das Halsband vor. Der Kopfkranz besteht aus einer dünnen Lamelle um den Kopf, an den Stellen der Ohren nach Oben ausgebogen, oben mit einem Kopfbügel versehen, zur Befestigung an die Feder.

Das Halsband besteht aus einem hufeisenartig gestaltetem Blech oder starkem Leder, ersteres dann hinten durch Charnier beweglich, ist gut gepolstert und vornen geschnallt.

Von diesem Halsband laufen auf jeder Seite zwei oder drei Riemen an den Kopfkranz, die dort an Knöpfen befestigt werden.

Kopfkranz und Halsband, vorzüglich lezteres, müssen genau nach den Theilen, an die sie zu liegen kommen, abgemessen und gearbeitet sein. Es muss das Halsband am untern Rande des Unterkiefers und am Hinterhaupte anliegen und so lange es nicht ganz gut liegt abgeändert und verbessert werden.

Die Anwendung dieser Apparate scheint nun so leicht, dass sie nur weniger Worte bedarf.

Das Rahm mit der Matratze wird durch die Riemen in die erforderliche, der horizontalen möglichst nahe, Richtung gebracht, und mit Leintuch bedeckt,

an das Stäbchen am Kopfbrette wird die obere Feder, an diese der Kopfkranz und das Halsband befestigt,

die untere Feder wird durch ihren Riemen mit dem Häckchen der Spindel vereinigt,

der Gürtel über das Leintuch ausgebreitet,

die Pelotten an ihre Stellen gelegt, desgleichen die Seitenfedern in ihre Hülsen gesteckt.

Nun besteigt der Patient das Bett, er schnallt den Lendengürtel, den Kopfkranz und das Halsband und streckt sich aus. Nun werden die Riemen des Lendengürtels an die Fussfeder geschnallt, gerade so, dass die Federn beginnen in Wirksamkeit zu treten, endlich dreht man die Kurbel und spannt dadurch die Federn noch stärker.

Nun sezt man die Riemen der Pelotten mit ihren seitlichen Federn in Verbindung, und sind noch mehrere Druckwerkzeuge da, so werden sie nach und nach in Anwendung gesezt.

Die Streckung muss mit Behutsamkeit begonnen und mit Vorsicht fortgesezt werden. Das „sensim extendendo" ist hier stets zu beachten.

Ziehen, Reissen, Schmerz der gestreckten Glieder sind Zeichen, dass die Einwirkung zu stark ist, und sobald dergleichen Erscheinungen eintreten, muss nachgelassen werden.

Dass die Ausdehnung längere Zeit in Anwendung sein müsse, ehe man den Druck eintreten lässt, ist schon genugsam erörtert.

Fünfte Tafel. Tragbare Maschinen.

Um den Patienten nicht immer auf das Lager zu fesseln, um den Muskeln wenigstens einige Uebung zu gönnen, überhaupt um alle Lebensfunktionen durch fortwährendes Liegen in einerlei Richtung nicht allzusehr zu stören, und doch dabei dem Hauptübel entgegen zu arbeiten, und um das im Liegen Gewonnene in aufrechter Haltung nicht wieder zu verlieren — werden die tragbaren oder Leibmaschinen angewendet.

Die erste Abbildung der fünften Tafel zeigt die kleinere Maschine.

Diese Maschine besteht aus einem Beckenring von starkem Eisenblech, er ist mit Leder überzogen, wird um das Becken zwischen die Hüftbeinkämme und Rollhügel angelegt, vornen übereinander geschoben und durch Schnallen befestigt. An den Seiten befinden sich bewegliche Klammern, durch die Schrauben gehen, und durch diese werden die Achselstützen befestigt, die sich mit der Klammer nach Vor- und Rückwärts bewegen können.

Die Achselstützen, überzogen, oben gut gepolstert, sind der Krümmung angepasst, auf beiden Seiten verschieden, und müssen im Verlaufe der Kur verändert werden. In der Schultergegend werden sie durch einen über den Rücken oder um den ganzen Thorax laufenden Riemen in ihrer Lage erhalten. Mittelst der Schrauben am Beckengürtel sind sie auch in verschiedene Höhe verstellbar.

Hinten in der Mitte steht, ebenfalls durch Klammer und Schraube verstellbar, aber unbeweglich, die Kopfstange. Sie steigt senkrecht empor, übt durch eine kleine Platte auf die Wirbelsäule mässigen Druck, ist im Nacken und über den Kopf gebogen, und verläuft bis über die Mitte des Scheitels.

Diese Stange hat Federkraft, dehnt daher elastisch aus, und es gilt von diesen Stangen in Beziehung des Schmiedens und Härtens was von den Federn gesagt worden ist.

An diese Stange befestigt man den Kopfkranz.

Der Kopfkranz besteht aus einem stählernen Reif über Stirn und Hinterhaupt, der an den Ohren ausgebogen ist, und dem Scheitelbügel, mit einem Oehre, gerade so wie bei dem Streckapparat im Bette, nur dass statt des Halsbandes dort, hier nur ein unter dem Kinn durchgezogenes Band an die Knöpfchen des Kopfkranzes befestigt wird.

Die zweite Abbildung zeigt die grössere Maschine. Diese ist durchaus grösser, fester, stärker.

Der Beckenring ist ausser dass er etwas stärker ist, ganz derselbe wie in der vorigen Figur, die Armstützen eben so, nur dass an diese unten noch stählerne Streifen befestigt sind, die etwas niedriger als die Armstützen selbst und durch einen vornen über die Brust queerlaufenden Streifen von Stahl verbunden sind.

Es ist auch hier eine Ausweichung der Wirbelsäule nach Rechts angenommen.

In diesem Falle ist an jenen queerlaufenden Stahlstreifen rechts mittelst Riemen eine Pelotte befestigt, die die Rippen und Schultern, überhaupt den ausgewichenen Theil, von der Seite umfasst, und an der linken Armstütze ist nach Hinten eine Art von Flügel angebracht, von dem mehrere Riemen abgehen, um diese in die Schnallen der Pelotte zu befestigen.

Scheint es nöthig, so wird auch noch die Rückenstange mit dem Kopfapparate hinzugefügt, wie es bei der kleinern Maschine angegeben ist.

Unter den Beckenring jeder dieser beiden Maschinen gehört ein wohl wattirter leinwandner Gurt mit wulstigem Rande, um die Theile vor dem starken Drucke der Maschine zu schützen.

Bei der Anlegung wird zuerst der leinwandene Gurt mittelst Riemens und Schnalle um das Becken gelegt, über den Gurt kommt der Beckenring, die Armstützen werden in verhältnissmässige Höhe gestellt, hierauf wird der Kopfapparat angelegt, die Rückenstange eingesezt, mit dem Kopfkranz mittelst Stiftes verbunden, und die Stange selbst so gestellt, dass sie verhältnissmässige Ausdehnung übt. Endlich, ist es die grössere Maschine, wird die Pelotte gegen den Flügel links mit ihren Schnallen in die Riemen befestigt.

Die beiden Maschinen können leicht unter der Kleidung getragen werden, ein weiter Mantel und etwas grosser Hut bedecken sie so ziemlich.

Für Alle, welche grössere Ausführlichkeit suchen, verweisen wir nochmals auf die oben angegebenen Schriften,, namentlich auf die Verbandlehren von Stark und Henkel.

Mechanische Behandlung der einzelnen Formen.

Diese von uns abgebildeten und so eben beschriebenen Werkzeuge, von denen wir schon mehrmals gesagt haben, dass es die Heine'schen sind, werden fast in allen Fällen anwendbar sein, wenn überhaupt der Mechanismus seine Anwendung finden kann, und wer bis jezt uns gefolgt ist, der wird auch leicht in jedem Falle seine Maschinen so abzuändern wissen, dass sie für den gegebenen Fall passend werden.

Die Behandlung der einzelnen Formen erfordert aber immer noch einige Berücksichtigung.

Die Nackenkrümmung oder der schiefe Hals.

Wir empfehlen in jeder Art dieser Missstaltung unsere kleinere Maschine, wie sie auf der fünften Tafel ersten Figur abgebildet ist.

Der Beckenring und die Kopfstange bleiben unverändert, die Achselstützen mit ihrem Verbindungsriemen fallen weg. Die Rückenplatte, durch deren Oehr die Stange läuft, wird grösser, nach Unten und den Seiten verlängert, bekommt an ihrer Rückseite Knöpfe oder Schnallen, und wird mittelst gepolsterter Riemen, die um die Schultern geführt werden, befestigt. Dadurch erlangt der ganze Apparat Festigkeit und wird in seiner Richtung erhalten. Der Kopfkranz mit Kinnband wird dahin verändert, dass die federnde Rückenstange gerade nur auf die verkürzte oder verdrehte Stelle ihren Zug äussert. Diese Modifikation scheint uns sehr leicht zu treffen, und die Maschine wird sich durch ihre Einfachheit empfehlen.

Ausserdem liefert die chirurgische Mechanik für das gedachte Uebel noch eine Menge Maschinen und Bandagen.

Gegen seitliche Neigung des Kopfes, die immer mit etwas Verdrehung verbunden ist, und von einseitiger Kontraktur eines Kopfnickers ausgeht,

Stark empfiehlt eine eigene Binde aus Gurt um den Kopf und unter die Achsel der gesunden Seite.

Köhler gab eine lederne Mütze an, die um den Kopf befestigt wurde, von der Riemen abgehen, die an einen Gurt mit Schenkelriemen geschnallt werden.

Gerdy beschreibt eine Mütze, eine Art von Halfter oder auch nur ein Stirn- und Kinnband; an diesen Kopfapparat wird ein gespaltener Riemen befestigt und das ungespaltene Ende desselben auf der gesunden Seite an ein Leibchen mit Aermeln geschnallt.

Bells Maschine aus zwei Bügeln, einem Stabe und Riemen, scheint unzweckmässig, indem sie sich leicht verrückt und beschwerlich ist.

Jörgs Maschine besteht aus einem Kopfapparate, der sehr einfach, oft nur ein Ring um den Kopf ist, einem Leibchen, das hinten geschnallt wird, den Zugriemen und einer Trommel mit Feder und Stellrad.

Die Trommel ist mittelst Messingblechs vornen an das Leibchen befestigt, an sie verlauft der Richtriemen vom Kopfkranz, und die Feder wird mittelst Schlüssels gespannt. Gegen das Ende der Kur wird der Riemen hinten an das Leibchen geschnallt.

Delpech empfiehlt seinen Rotateur, von dem wir in der Folge noch sprechen, oder die Ausdehnung im Streckbett, an Kopf und Becken, wobei er mittelst einer über eine Rolle laufenden Schnur und Gewicht auf den Hals wirkt.

Delacroix hat eine sehr zweckmässige Maschine erfunden, nur dass ihre Komplikation ihre Anschaffung und Gebrauch sehr erschwert.

Stark hat dieselbe vereinfacht. Der Kopfapparat besteht aus Stirnband, Scheitelbogen und Kinnband. Eine Rückenplatte wird mittelst Schulterriemen und Leibgürtel befestigt, in der Hülse der Platte befindet sich ein Stab, in dem die Kopfstange mittelst durch Schrauben zu befestigenden Kugelgelenkes endet.

Vermöge dieses Kugelgelenkes und der Schrauben kann die Kopfstange verschieden gestellt und befestigt werden.

Gegen Vorwärtsneigung des Kopfes, wenn dieser nach Vornen überhängt und der Brust zu sehr genähert ist, sei es durch Schwäche der Kopf- und Rückgrathsmuskeln oder übermässige Kontraktion der Kopfnicker.

Hier gebrauchte man die geradhaltende Binde, Fascia caput fulciens.

Boyer empfahl einen Kopfapparat, aus Mütze, Korb, Halfter, oder dergleichen Etwas, einen Gürtel unter die Achselhöhlen (nöthigenfalls mit Schenkelriemen) und einen durch eingenähte gewundene Federn elastischen Riemen, der vom Kopfapparat an den Gürtel befestigt wird, und vom Hinterhaupte gegen den Rücken verlauft.

Bei Kindern empfiehlt Gerdy ein elastisches Halsband aus gewundenen Federn, das den Kopf vornen in die Höhe treibt.

Gegen Rückwärtsneigung des Kopfes, allenfalls nach Wunden der Nackengegend, die Verkürzung dieser Muskeln erzeugt hätten.

Hier würden wir einen ähnlichen Verband, nur zwei Riemen, nämlich an jeder Seite einen, vor dem Ohre an der Schläfegegend herablaufend, empfehlen.

Shaw heilte eine Vorwärtsneigung des Kopfes, wo also ein Uebergewicht der Kopfnicker bestand, das vielen Heilversuchen nicht weichen wollte, dadurch, dass er vornen den Kopf durch Gewicht beschwerte, wodurch die Rückenmuskeln zu grösserer Thätigkeit angeregt wurden und endlich den Kopf zurückhielten.

Gegen die Achsendrehung des Kopfes.

Gerdy empfiehlt einen geschnallten Verband. Der Apparat für den Kopf ist derselbe wie oben, eine lederne Mütze, ein Ring um die Stirne mit gekreuzten Riemen von der Stirn zum Hinterhaupte und einem Schläfebein zum andern, eine Art von Korb, Halfter, Zaum, oder dergleichen Etwas; das Leibchen mit Aermeln bleibt ebenfalls dasselbe, wie oben, nur werden die Schnallen so angebracht, dass die zwei am Kopfapparat in der Gegend der Stirne und des Kaumuskels, die dritte sich hinter der Schulter befindet. In die ersten beiden kommen die gespaltenen Enden des Richtriemens, in die lezte das ungespaltene Ende desselben.

Ferner empfiehlt Gerdy gegen dasselbe Uebel eine Maschine. Sie besteht aus einer Rückenplatte, die mittelst Schulterriemen und Brustgürtel befestigt wird. Aus dieser entspringt die Kopfstange, an dieser befindet sich ein Federhaus mit Spiralfeder, die an ihrem innern Ende einen Stift dreht, der an den Scheitelbügel befestigt ist, so dass durch dessen Verbindung mit dem übrigen Kopfapparat, der Kopf nach der treffenden Seite gedreht und gerichtet wird. Diese Feder könnte noch mit Gesperre versehen sein und durch einen Schlüssel gespannt werden.

Die Schlangen- und Winkelkrümmung.

Die Maschinen, die wir abgebildet haben, sind eigentlich ausschliesslich gegen die Schlangen- und Winkelkrümmung bestimmt, und wir haben schon genugsam gelehrt, wie Ausdehnung und Druck durch dieselben geübt werden.

Wir haben auch schon zu Anfange des Abschnitts von der mechanischen Behandlung aus der grossen Menge empfohlner Maschinen die tauglichsten ausgehoben und im Allgemeinen ihre Konstruktion und Wirkungsart geschildert. Es ist jedoch der Vorrath empfohlner Mechanismen noch nicht erschöpft. Wir führen noch an:

den Drehwagen des Delpech, eine Maschine, in

der der Patient auf einem Karren mit vier Rädern in der Art an Kopf und Becken ausgespannt sizt, dass bei Fortbewegung der Karrenräder auch der Patient umgedreht wird; ein Werkzeug, an dem wir nur die Komplikation der Zusammensetzung und die Unsicherheit der Anwendung, keineswegs aber die Vorzüge seiner Wirksamkeit erkennen.

Ferner den Reduktor des Delacroix, eine komplizirte Maschine, wie alle Werkzeuge dieses Mechanikers, zur Geradrichtung des Rumpfes bei Seitenhöcker, Verkrümmung des Brustbeins, hoher Hüfte u. s. w. Wie der obigen Maschine desselben Erfinders steht ihr nur die erschwerte Anschaffung im Wege.

Sehr brauchbar dagegen finde ich eine Vorrichtung von Delpech, die er Corset à inclination laterale nennt. Sie besteht aus einem Beckenring mit Stahlfeder wohl gepolstert und vornen geschnallt; an diesem befindet sich eine nach Oben einfache nach Unten in zwei Schenkel sich theilende Eisenlamelle, die beiden Schenkel sind durch Stellschrauben mit dem Beckenring verbunden, am obern einfachen Ende befindet sich ein breiter Gürtel von Leder oder Blech, der den Rumpf unter den Brüsten und Achseln umfasst und vornen geschnürt wird. Vornämlich bei Abweichungen der Wirbelsäule in der Lendengegend sehr zu empfehlen.

Die Behandlung der ausgetretenen Rippen, Brustbeine, Schlüsselbeine und Schultern, wenn sie auch in Folge der Rückgrathskrümmung entstanden sind, bei deren Heilung aber nicht von selbst verschwinden, ist gerade so, als ob diese Uebelstände idiopathisch bestünden. Davon weiter unten.

Im Allgemeinen empfehlen wir hier unsere Korsetts mit Achselstützen und Wattirungen.

Gegen die Verdrehung der Wirbelsäule besitzen wir keine direkte Heilmittel. Uebrigens lehrt deren Entstehungsart, dass die Längenausdehnung, die die verrückten Gelenkfortsätze auseinander zieht, auch der Drehung entgegen wirken werde. Seitendruck auf Rippen und Beckenknochen mag diese Wirkung unterstützen.

Je mehr unsere ganze bisherige Behandlung die Schlangen - und Winkelkrümmung im Auge hatte, desto kürzer konnten wir uns hier darüber fassen.

Die Beckenverkrümmung.

Diese besteht bekanntlich in der zu grossen oder zu geringen Neigung oder in der Seitenkrümmung. Ist die Beckenkrümmung Folge der Rückgrathskrümmung, so wird zuerst leztere behandelt. Abhängig bleiben beide aber immer von einander und bedingen sich gegenseitig, jede kann Ursache, jede kann Folge der andern sein.

Bei zu geringer Inklination oder Rückwärtsneigung würde ich erhöhte Absätze unter den Schuhen versuchen, um den Körper von Hinten nach Vornen zu treiben. Wie diese hohen Absätze durch Vergrösserung der Neigung sonst nachtheilig wirken, so möchten sie jezt zum Heilzweck dienen.

Bei Seitenkrümmung des Beckens in Folge einer schwachen oder verkürzten untern Extremität ist der Ursache abzuhelfen, der verkürzte Fuss durch eine Korksohle zu verlängern.

Ein keilförmiger Absatz ist aber nur täuschende Hülfe, der Fuss gleitet auf der geneigten Fläche ab, und alle Last ruht auf den Zehen, die dadurch gebeugt werden, und das Fersenbein ruht keinen Augenblick auf der Basis des Keiles. Der Absatz von Kork muss so geschnitten sein, dass er eine Aushöhlung bildet, um das Fersenbein aufzunehmen, und eine Erhabenheit, in die sich die Höhlung der Fusssohle legt. Das Uebrige muss nach Vornen unmerklich abfallen und sich gegen die Mitte des Mittelfusses verlieren.

Ist nur eine einzige etwas grosse Seitenkrümmung der Wirbelsäule vorhanden, oder deren Gegenkrümmung nur gering, so sind sich Hüfte und Schulter der konkaven Seite genähert, und dieselbe Kraft der Ausdehnung durch Streckung oder Achselstützen, die die tiefere Schulter in die Höhe treibt, wird auch die hohe Hüfte nach Unten drängen.

Die Austretung der Rippen.

Diese wird durch Druck behandelt. Wie solches im Streckbette durch Pelotten mit seitlichen Federn, durch eine Art von Presse, und an den tragbaren Maschinen durch Pelotten und Riemen geschehe, ist bereits gezeigt worden.

Es wird auch Jeder, der unsere bisherige Mechanik verfolgt hat, im Stande sein, theils an seine Streckbetten, theils an die Leibmaschinen, Federn und durch Stellschrauben verschiebbare Pelotten anzubringen, wo er sie nöthig zu haben glaubt.

Jörg empfiehlt auch dazu seine Druckmaschine, wir empfehlen dazu Korsetts, deren Struktur noch angegeben wird.

Die Verkrümmung des Brustbeins.

Sie wird ebenfalls durch Druck auf die nach Vornen ausgewichene Stelle behandelt.

Wir selbst haben von dem Gebrauche einer Feder, die den ganzen Thorax umgab, an ein paar Bändern wie an Hosenträgern über die Schultern hing, und mit ihren zwei vornen vereinigten Endpunkten auf eine Pelotte drückte, die auf der am Meisten ausgewichenen Stelle des Brustbeins lag, ziemlichen Erfolg gesehen.

Für jezt würden wir dazu eine Maschine empfehlen, die leichte Achselstützen an einen ledernen Beckengürtel befestigt hat, wobei der Thorax um die am Meisten ausgewichene Stelle mit einem zweiten Gürtel umgeben wird, der über einer Pelotte an jener Stelle zu schnallen ist.

Auch hier unsere Korsetts.

Die Verkrümmung der Schlüsselbeine.

Diese wird kaum ohne Missstaltnng der Schultern vorkommen, und durch Achselbänder der Korsetts oder Schulterriemen der Achselstützen zu behandeln sein.

Die Verunstaltungen der Schultern.

Die hohe Schulter möchte durch einen elastischen Riemen gleich dem Jörg'schen Gürtel herabzuziehen sein, Achselbänder an unsern Korsetts, oder besonders zu diesem Zwecke daran befestigte, in gehörig angebrachte Schnallen zu ziehende Riemen, dürften vielleicht noch kräftiger wirken. Hier können, so wie auch bei der vollen Schulter, die gewöhnlichen Schulterriemen oder Geradhalter ihre Anwendung finden. Auch die Sternbinde könnte angewendet werden.

Desgleichen bei der vollen Schulter, hier werden weit nach Oben hinaufreichende Korsetts, oder die so eben angegebenen Bandagen, die den untern Winkel des Schulterblattes bis über seine Mitte umfassen, an ihrem Orte sein.

Beschreibung unserer Korsetts.

Sie werden aus fester Leinwand, Barchent, oder irgend einem starken Zeuche gefertigt, und müssen dem Körper auf das Genaueste angepasst sein. Sie reichen bis zu den Hüftbeinkämmen herab, und werden dort noch mit einem besondern Gürtel aus demselben oder einem andern Zeuche versehen. Dieser Gürtel wird zwischen den Hüftbeinkämmen und Rollhügeln um das Becken gelegt, so dass also der unterste Theil des Korsetts gerade so, wie der Beckenring unserer tragbaren Maschine zu liegen kommt. Da der Gürtel nur einen Theil des Korsetts ausmacht, so wird er, wie dieses selbst, hinten geschnürt oder auf andere Weise befestigt.

Zu beiden Seiten, wo der Gürtel an den Hüftknochen anliegt, ist er mit einem Streifen von starkem Leder oder dünnem Messingblech versehen, vornen, wo er über die Mitte des Leibes verläuft, und hinten zu beiden Seiten der Schnürlöcher, können gewundene Federn eingenäht werden, um ihn elastisch zu machen.

An die Seiten des Korsetts von den Achseln bis zum Gürtel sind Scheiden genäht, in die die Achselstützen geschoben werden.

Die Achselstützen selbst sind von Stahl, 5 bis 6 Linien breit, eine halbe Linie dick, und nach dem Körper gebogen. Oben befinden sich kleine Krücken daran, die wohl gepolstert werden, um die Schultern unter den Achseln zu stützen; die Biegung dieser Stützen ist aber so, dass sie nur unten an den Hüften am

Gürtel und oben unter der Achsel, höchstens an den am Meisten hervorragenden Punkten der Konvexität anliegen, die konkave Seite aber hohl lassen, und sogar vor dem Drucke des Korsetts selber bewahren.

Diese Stützen werden nun unten am Leder oder Blech des Gürtels in verhältnissmässiger Höhe befestigt, und zwar so weit nach Hinten gerückt, dass sie den hervorstehenden Hüftbeinkamm nicht drücken.

Diese Korsetts werden Anfangs gefertigt, als ob sie für eine gesunde Person gehörten, und beim erstmaligen Anziehen werden sie erst nach Verhältniss der Missstaltung abgeändert, je nachdem Erweiterung oder Verengerung, Auslassen oder Einziehen nöthig wird. Das Korsett muss auch nach Hinten sehr hoh gemacht werden, damit es den grössten Theil der Schulterblätter umfassen kann.

Vornen auf das Brustbein kommt ein hölzernes oder stählernes Blankscheit zu liegen, hinten zu beiden Seiten der Schnürlöcher desgleichen schmälere Stahllamellen oder starke Fischbeine, um die Wirbelsäule zwischen sich zu fassen.

Will man noch besondern Druck üben lassen, so kann man noch mehrere Modifikationen anbringen.

Man wattirt die Gegenden, an denen man ausgetretene Stellen der Rippen, Schultern, Brustbeine will komprimiren lassen, man legt Pelotten aus Fischbeinstäbchen, Platten von Leder, von Metall an die Stellen, an denen der Druck Statt finden soll.

Man könnte auch, z. B. um das Brustbein zu komprimiren, einen elastischen Druck anbringen, indem man an die erste grössere Stahllamelle eine zweite auf dieser federnde und an diese eine Pelotte befestigt.

Gegen hohe und volle Schulter kann man sich noch der Zugriemen bedienen, z. B. man sezt unter die Achsel der rechten Seite einen breiten Riemen, der über die Schulter an den Rücken geführt und an der linken Schulter, über die er wegläuft, vornen geschnallt wird.

Oder man sezt an die vordern Enden der Achselstützen Riemen, die man über die Schultern wegführt, auf dem Rücken kreuzt, und an das hintere Ende der entgegengesezten Achselstützen durch Schnallen befestigt.

Man hebt auf diese Weise die niedrigere Schulter in die Höhe, drängt die volle nach Vornen, drückt die höhere herab und zieht sie nach Hinten.

So vortheilhaft auch diese Konstruktion unserer Korsetts erscheinen mag, so sehr müssen wir vor ihrer Anwendung warnen, wenn sie das einzige Hülfsmittel ausmachen sollen. Wir selbst haben uns in solchen Fällen von ihrer Unwirksamkeit überzeugt, daher wir uns auch hier vor Missbrauch unserer Werkzeuge verwahren.

Gymnastik.

Die gymnastischen Uebungen sind ein wesentliches Erforderniss zur Ausbildung des Körpers. Wie der Geist geübt und geschärft werden muss, um zu der nöthigen Kraft zu gelangen, eben so muss es auch mit dem Körper geschehen.

Ueber die Verhältnisse unserer körperlichen Erziehung zur geistigen überhaupt zu sprechen und nachzuweisen, wie geistige und leibliche Ausbildung gleichen Schritt halten und dem vollkommenen Menschen Keines mangeln solle, wäre hier zu weitläufig.

Die neuere Zeit hat übrigens angefangen die Leibesübungen in ihre alten Rechte wieder einzusetzen, wovon die Turnübungen der männlichen Jugend genugsame Beweise liefern, und auch für das weibliche Geschlecht hat man solche Uebungsplätze errichtet und mit Vortheil angewendet.

In England wird es jezt schon übertrieben; Mädchen verrichten Dinge, die nur für Athleten passen, so dass man auch sogar hier schon gegen Missbrauch warnen muss.

Es ist aber ein Gesetz der thierischen Oekonomie, dass Thätigkeit nicht nur zur Vervollkommnung, sondern auch zur Erhaltung nöthig sei. Unthätige Organe verlieren ihre erlangte Vollkommenheit und arten aus.

Durch Leibesübung werden die verschiedenen Theile des Körpers erst völlig entwickelt, und wenn die Uebung regelmässig ist, vervollkommnet.

Nicht ohne Grund wirft man der Gymnastik vor, dass sie in manchen Fällen unsicher und bei Missbrauch sogar gefährlich sei.

Man wirft diesen Uebungen vor, dass sie die Schultern vergrössern, den jungen Leuten den Gang der Matrosen geben, die Hände gross, die Haut rauh machen, und mehrere körperliche Gebrechen veranlassen.

Wir selbst müssen nicht nur dieses Alles bestätigen, sondern noch hinzufügen, dass durch vieles Turnen die Schultern höher und voller werden, dass sich ein runder Rücken bilde, dass der Oberleib eine Neigung nach Vorwärts annehme, der Gang schwerfällig und schiebend werde, dass die Hände gross, rauh, zitternd werden, dass nicht selten dicker Hals, Kongestion nach dem Kopfe, Blutspeien oder dergleichen Etwas entstehe, überhaupt das ganze Benehmen eines Turners den Ausdruck von Trotz und Rohheit verrathe.

Geht es auch nicht immer so weit, so wird doch immer beim weiblichen Geschlechte eine Verbildung zarter Formen, und Unfähigkeit zu feinen Handarbeiten eintreten müssen.

Diese Vorwürfe alle treffen aber nur Uebertreibung und Missbrauch, und verwerflich sind alle Uebungen, die die brodlose Kunst der Seiltänzer und Gaukler entfaltet, die Gefahr bringen, die überhaupt unnütz und zwecklos sind; und der Werth, den körperliche Uebungen zur Ausbildung noch nicht vorhandener, zur Erhaltung bestehender, und Wiedererlangung verlorner Kräfte und Fähigkeiten für Knaben und Mädchen besitzen, kann dadurch nicht geschmälert werden.

Ich will hier keinen Unterricht in der Gymnastik geben, sondern nur diesen Uebungen als Mittel zur Verhütung und Heilung der Verunstaltungen des Leibes ihre Stelle anzuweisen suchen.

Hier ist nun vor Allem zu betrachten die Vernachlässigung, die unsere weibliche Jugend in körperlichen Uebungen erfahren muss. Nicht nur dass man ihr alle solche Uebungen entzieht, wird noch durch Kleidung und Art und Weise des Unterrichts ungünstig auf die Gestaltung des Körpers eingewirkt.

Knaben müssen zwar auch viel sitzen, es wird aber durch die unruhigere Natur der männlichen Jugend in der Erholungszeit durch ausgelassenere Bewegung wieder gut gemacht, was allenfalls in körperlicher Hinsicht die Lehrstunden geschadet haben. Diesen unruhigen Knaben vergönnt man nun noch das Turnen, aber für Mädchen, die der natürlichen Bewegung ohnehin mehr entbehren müssen, will man es ungeeignet finden.

Freilich mag es gegen die weibliche Sittsamkeit verstossen, in eigens dazu erforderlicher Kleidung an Gerüsten und Balken zu klettern,. an Seilen zu hüpfen, an Stäben zu springen u. s. w.; die Richtigkeit dieses Einwurfes lässt sich allerdings nicht läugnen; es hat jedoch in denjenigen orthopädischen Instituten, in denen solche Uebungen angewendet wurden, die Erfahrung gelehrt, dass nach dem Aufhören der Uebungen und dem Ablegen der eigenthümlichen Kleidung die frühere Zartheit alsbald zurückkehrte, und keine nachtheiligen Eindrücke davon zurückblieben, sondern nur die wohlthätigen Folgen und das Selbstvertrauen auf eigene Kraft.

Unsere Schulen, so lange sie Volksschulen sind, gestatten, wie überhaupt den niedern Klassen, auch den Mädchen mehr Freiheit der Bewegung, die in höhern Ständen für Unart gilt. Daher unter den niedern Volksklassen nur seltener solche Krümmungen, oder nur in Folge innerer Krankheitsanlagen zum Vorschein kommen. Auch gestattet die bald schon, mit dem dreizehnten oder vierzehnten Jahre, erfolgende Freiheit von Schulen und Unterricht der Natur manches begonnene Uebel noch auszugleichen.

Je höher aber die Bildungsstufe, je höher der Stand der Aeltern ist, und je zarter oder verzärtelter die Erziehung der Tochter wird, um so höher steigt auch das Bedürfniss künstlicher Bildung, um so grösser ist der Aeltern oder des Mädchens Eitelkeit durch Kenntnisse und Fertigkeiten zu glänzen.

Um so mehr giebt es also täglich Lehrstunden, um

so länger wird die Dauer der Schulzeit. Bis in das siebzehnte, gegen das achtzehnte, ja neunzehnte Jahr ist durch Beschäftigung am Schreibpulte, Nähtische, Stickrahm, Zeichenbrette, Harfe, Guitarre oder Flügel der ganze Tag erfüllt, und zu nothwendiger und naturgemässer Erholung keine Zeit übrig gelassen. Zu solcher Kultur gelangen zwar nicht alle, die sie aber erreichen, erwerben sie auf Kosten ihres Körpers.

Nehmen wir nach einem sehr mässigen Anschlage an, dass im Durchschnitte ein Mädchen vom Anfange des sechsten bis Ende des siebzehnten Jahres ungefähr täglich acht Stunden bei Unterrichtsgegenständen sitzen müsse, so ergiebt sich in dieser Periode eine Zeit von vier vollen Jahren, die es in dieser Situation zubringen muss.

Sezt man hiezu noch den Einfluss zweckwidriger Kleidung und den Mangel an naturgemässer Erholung, so kann man sich die Folgen denken, die dieses Verfahren nach sich ziehen muss, und wird die Nothwendigkeit einsehen, der körperlichen Ausbildung etwas mehr Recht zu gestatten.

Man entgegnet freilich wieder, dass durch den Unterricht im Tanze genugsam für körperliche Ausbildung, für Haltung, Anstand u. s. w. gesorgt werde.

Wie mangelhaft und einseitig aber dieses geschehe, bedarf kaum der Erwähnung. Nachdem man Eines und Anderes über Haltung gesagt hat, wird eine oder die andere Stellung gezeigt, eine niedliche Verneigung gelehrt, und nun geht es an das Hüpfen und Springen, das bald zum Rasen und Toben ausartet, und was die Füsse an Fertigkeit allenfalls gewinnen, müssen reichlich die Lungen entgelten.

Hier werden keine Stellungen gelehrt, die das Ebenmass des Körpers erhalten oder wiederherstellen; mit gänzlicher Vernachlässigung des Oberkörpers wird nur die Ausbildung der Füsse betrieben, und die Anwendung der erlernten Fertigkeiten auf einem Balle selbst ist in der Regel mit den Anforderungen der Gesundheitslehre in Widerspruch.

Wir wollen hier keinen Philister machen und die Freuden der Jugend vergällen, wir wollen dem Tanze sein volles Recht gestatten — nur haben wir zeigen wollen, dass der Tanzunterricht die übrigen körperlichen Uebungen nicht ersetze, indem er bei einseitiger Uebung der Fertigkeiten der Füsse eine vollkommene Vernachlässigung der Ausbildung des Oberkörpers mit sich bringe.

Wir empfehlen also auch für Mädchen, die gesund und wohlgebildet sind, die gymnastischen Uebungen in zweckmässiger Auswahl, mit Maas und Ziel, wir schlagen die frühere Jugendzeit dazu vor, wir überlassen aber dieses den Erziehern und treten von diesem Felde wieder ab, indem wir diese Leibesübungen bloss als Mittel der Heilung, und in unserer orthopädischen Hinsicht betrachten.

Die Gymnastik aber auf unsern Heilzweck bezogen soll folgenden Aufgaben zu entsprechen suchen.

Sie soll Muskeln und Ligamente stärken, sie soll die Verhältnisse der Theile erhalten, in die der Mechanismus missstaltete Organe zurückgebracht hat, sie soll das Muskelsystem zur Zusammenziehung reizen, in höhere Thätigkeit versetzen, und überhaupt die errungenen Vortheile nicht nur zu erhalten, sondern zu vergrössern suchen.

Diese Uebungen sollen bezwecken, dass kein Muskel sich der Thätigkeit und Kontraktion entziehen kann, sie sollen geschwächte Muskelaktion verstärken, erloschene wieder erwecken. Es ist anerkannt, dass bei Missstaltungen, die die natürliche Lage der Theile verändern, die Wirkung der Muskeln durch übermässige Kontraktion oder Expansion aufgehoben und vernichtet werden kann. Ein direkter Reiz und Aufregung ist nöthig, um diejenigen Theile in Thätigkeit zu erhalten, die durch die Missstaltung am Meisten gelitten haben. Jede Missstaltung veranlasst eine bestimmte Haltung, oft zwingt das Schmerzgefühl sie anzunehmen und fortzusetzen. Die Antagonisten der kranken Seite sind in beständiger Ruhe, und müssen daher nothwendig geschwächt werden, an Masse und Kraft verlieren. Um diese Schwierigkeiten zu überwinden und jeden Muskel zur Kontraktion zu reizen, muss man das Gleichgewicht des Körpers stören und alle, selbst natürliche, Kombinationen aufheben.

Dieses geschieht nun durch die gymnastischen Uebungen, und diese werden durch Stärkung der geschwächten und Wiedererweckung der erloschenen Muskelkraft sogar Mittel zur Einrichtung ausgewichener Knochen.

In diesen Uebungen suchen wir also nicht allein Mittel zur Ausdehnung der Wirbelsäule und eine Weise sie vom Druck der aufliegenden Theile zu befreien, ohne sie der Ruhe und deren nachtheiligen Folgen auszusetzen, sondern auch die geeigneten Mittel um die Thätigkeit der Muskeln mit Kraft und Ausdauer aufzuregen, um sowohl die Rekonstruktion der ausgewichenen Gebilde, als das Beste der ganzen Konstitution zu befördern.

Zwei Aufgaben sind hier zu lösen:

1) dass alle Muskeln ohne Ausnahme geübt werden,

2) dass Ausdehnung und Druck die kranken Punkte der Wirbelartikulation berühren.

Anwendbar und zuträglich sind die gymnastischen Uebungen wo Muskeln und Bänder erschlafft sind, die Muskeln schwach die Bänder schwammig scheinen; in diesen Fällen, die überhaupt meist zur Curvatura habitualis und muscularis gehören werden, werden auch diese Uebungen vortheilhaft sein.

Man sei aber auch mit diesem Heilmittel vorsichtig. Bei dynamischen Krankheiten des Knochensystems sind alle Uebungen verwerflich.

Bei Entzündlichkeit, Schmerz und Geschwulst der Knochen oder Bandscheiben, bei deren Erweichung, Vereiterung, bei deren beginnender Heilung durch Verwachsung, also im Allgemeinen bei Caries, Rachitis, Anchylose, würden die körperlichen Uebungen nur schädlich sein.

Daher können nicht alle orthopädische Patienten diese Uebungen gebrauchen; so sind sie auch nicht dienlich wo die Formveränderung zu gross ist. Im Durchschnitt passen sie am Besten für die niedern Grade der Verkrümmungen oder Rekonvaleszenten, die der Mechanismus von den höhern Graden bereits auf die niedern zurückgebracht hat.

Dass auch die Gymnastik vorzüglich nur dazu empfohlen werde, die orthopädischen Kuren dauernd und haltbar zu machen, haben wir oben schon bestimmt genug ausgesprochen.

Die Anwendung dieser Uebungen ist nun nach Grad und Zeit sehr verschieden. Wir haben oben schon im

Allgemeinen eine Tagesordnung angegeben, nach der Morgens und Abends jedesmal einige Stunden dazu zu verwenden wären, und wir können dieses auch hier nicht anders bestimmen.

Ein Muskel allein kann keine Bewegung bestimmen, die geringste Veränderung einer Stellung verändert alle Beziehungen. Z. B. den Schenkel vorwärts aufzuheben erfordert die Zusammenziehung des Lenden- Becken- und geraden vordern Schenkelmuskels. Diese Bewegung muss aber bestimmt werden, und während des Erhebens wird der Schenkel nach Innen oder Aussen durch die anziehenden Muskeln, durch den schlanken und Kammmuskel auf der einen, durch die Schenkelbinde deren eigenen Muskel und die Gesässmuskeln auf der andern Seite gerichtet. Diese Bewegung wird aber beschränkt und beendigt durch die Thätigkeit der hintern Muskeln, den zweiköpfigen, halbsennigen und halbhäutigen.

Diese Bewegung nur für sich allein ohne Beziehung auf die Last des Körpers oder eine fremde diesem noch zugefügte beruht auf so vielen entgegengesezten Muskelthätigkeiten.

Bloss allein die stehende Haltung erfordert das Ineinandergreifen aller Muskeln. Bei kleinen Kindern und schwachen Personen kann man es deutlich sehen, welche Anstrengung die aufrechte Haltung kostet.

Abweichungen, Austretungen, übermässige Senkungen einzelner Knochenparthieen, die es durch unverhältnissmässige oder fehlende Muskelkräfte geworden sind, erfordern wahre Anstrengung, um in das Gleichgewicht zurückgebracht zu werden.

Geht es auch in gesundem Zustande, in dem die

natürliche Kraft der Muskeln keine Abweichungen gestattet, sehr leicht, und kann jeder Muskel durch eine leise Kontraktion seinen Knochen verschieben, so ergiebt sich doch daraus, wie viele Muskeln und wie stark diese in Thätigkeit gesezt werden müssen um eine Bewegung zu veranlassen und auszuführen.

Beim Stehen ist also schon grosse Muskelthätigkeit nöthig und beim Gehen noch mehr; denn es muss im Gehen der ganze Körper auf einem Gliede im Gleichgewicht erhalten werden. Ist das Gleichgewicht hergestellt, so können kleine Anstrengungen kleine Abweichungen ausgleichen, dieses gilt aber nur für die Theile, durch die die Neigungslinie der Schwere fällt, oder die dieser sehr nahe liegen. Die obern Theile und die seitwärts gelegenen, namentlich aber die Extremitäten, nehmen ein seitliches Schwanken an, das nur durch grosse Muskelthätigkeit ausgeglichen und auf das Gleichgewicht zurückgeführt werden kann.

Was hier so eben vom Stehen und Gehen gezeigt worden ist, gilt noch viel mehr von andern Uebungen.

Bei einer grossen Zahl solcher Uebungen ist der Leib durch die obern Extremitäten aufgehangen und das Gewicht der ganzen Masse ist durch eine Reihe von Anstrengungen der Muskelaktion auf einen andern Stützpunkt hingewiesen. (Handeln, deambulation par les mains). Man könnte glauben diese Anstrengungen erstreckten sich nur auf die Streckung und Beugung der Finger, Hände und Vorderarme, höchstens noch auf die Masse des Körpers unter den Schultern, so dass sich diese Uebungen nur ausschliesslich auf die Muskeln des Vorderarmes, Armes, der Schulter und höchstens noch auf den grossen Brust-, Schlüsselbein-, grossen Rücken- und grossen Säge Muskel verbreiteten.

Dieser Irrthum ist aber so gross, als wenn man glauben wollte, dass bei dem Gehen auf den Füssen bloss die Muskeln der untern Extremität einzig und allein in Thätigkeit wären.

Aus diesen Betrachtungen ergiebt sich als allgemeine Bemerkung:

1) jede Bewegung ist das Resultat der Zugleichwirkung aller Muskeln des Gliedes, und wird nur von einigen vorzüglich wirkenden beherrscht;

2) jeder Wechsel einer Stellung in einem Theile des Skeletts bedingt einen anderen, und wenn ein Theil des Muskelsystems aufgeregt wird, so erstreckt sich diese Aufregung auch über andere entgegengesezte Theile.

In spezieller Beziehung auf unsere gymnastischen Uebungen ergeben diese Betrachtungen:

1) jede Uebung sezt das ganze Muskelsystem in Thätigkeit, nur dass einzelne Muskeln oder Muskelparthieen vorzugsweise in Anspruch genommen und geübt werden;

2) durch verschiedene und abwechselnde Uebungen können alle Muskeln gleichförmig in Thätigkeit gesezt, und alle geübt, einzelne Parthieen aber vorzugsweise bethätigt werden.

Anfängliche Muskelschwäche bei den Uebungen verschwindet bald, und bald erstarken alle Muskeln.

Wir übergehen hier Jahn's Turnübungen, die grösstentheils nur für die männliche Jugend sind, und wenden uns zu Clias, das unseres Wissens zuerst die körperlichen Uebungen auch für Mädchen versucht und mit grossem Vortheil ausgeführt hat.

Clias in seinem Schriftchen, Kallisthenie oder Uebungen zur Schönheit und Kraft für Mädchen, Bern 1829, kat die Art seines Verfahrens bekannt gemacht. Es sind diese Uebungen zunächst nur für gesunde und wohlgestaltete Mädchen bestimmt, sie sind aber so einfach und so einleuchtend, dass man ihre Vorzüge unmöglich verkennen kann, daher wir wenigstens die Namen derselben anführen wollen.

Nachdem nämlich Clias die Vernachlässigung der körperlichen Uebungen und die nachtheilige Art der weiblichen Erziehung, die Bildung des Geistes auf Kosten des Körpers, den unvollkommenen Ersatz der Tanzkunst für die übrige Versäumniss an Körperbildung, die mangelhafte und unbefriedigende Wirkung der orthopädischen Maschinen, den nachtheiligen Einfluss der Schnürbrüste, Schulterriemen u. s. w. gerügt und getadelt hat, wendet er sich zu den Leibesübungen als Gegenstand der physischen Erziehung junger Mädchen, und seine vielfältigen Erfahrungen in diesem Fache lassen ihn glaubwürdige Worte sprechen.

Um Kraft und Stärke mit Schönheit und Zartheit zu vereinigen und der geistigen Bildung ein Gegengewicht in der des Körpers zu geben, empfiehlt er folgende Uebungen.

Vorbereitende Uebungen.

Uebungen der untern Gliedmaassen.

Uebungen, welche dem Gehen verwandt sind, als: Kniebeugung, Bewegung des Niedersitzens, Zehentritt,

Kreuzschritt, Aufsprung mit Berührung, Bodentritt, Kniehebung im Schrittmaass, trabende Kniehebung, gallopirende Kniehebung, auf einem Fusse schwebend, vor- und rückwärts.

Uebungen, welche dem Laufen verwandt sind, als: Laufen auf gleicher Stelle, Lauf in Sätzen, Laufen im Viereck und Kreise, Spirallauf, Schlangenlauf, scharfe Wendungen, Stocklauf zu drei, gemässigter Lauf, Schnelllauf, Raschlauf, Zehengleiten.

Springen, Laufen, Tanzen beim Umschwunge eines Seiles, als: Seitenseilsprung, Fersenaufwurf, Knieaufwurf, Kniehebung im Gallop, gerade Sprünge, Gemsensprung, im Laufe überspringen, unter dem Seile durchlaufen, Uebersprung und Rückgang, die Jagd, einander kreutzen.

Uebungen der obern Gliedmaassen.

Pendelschwingungen der Arme, Heben und Senken der Arme, Wurfbewegung, Vorstreckung, Hebung und Senkung der Arme, Seitwärtshebung der Arme, Halbkreisumschreibung, Bodenzeichnung, Hebung des Oberleibes im Liegen.

Uebungen mit Instrumenten.

Uebungen mit dem Stocke.

Gerade Hebung, der Stock schräg zur Seite, der Stock senkrecht zur Seite, Stock zum Nacken, Stock zum Rücken.

Ring- und Ballspiel.

Abwärtsschlagen in halber Körperhöhe, Abwärtsschlagen in ganzer Körperhöhe, Mauerballwurf, Mauerwurf und Aufsprung, Rikoschettschritt, Doppelball.

Das Seilspiel.

Vor- und Rückschwung, Seilsprung mit Kreutzung der Hände, gerader und gekreuzter Doppelschwung.

Uebungen am schwebenden Stabe (Triangel).

Kniehebung am Triangel, Niederknieen auf einem Fusse, Niedersitzen auf die Fersen, wechselnd Sitzen und Knieen, Vorwärtsschwingung, Rückwärtsschwingung, abwechselndes Vor- und Zurückschwingen, Pendelschwingung ohne Wurf, Pendelschwingung mit Wurf, Fluglauf, Schaukeln im Gleichgewicht, Schwimmbewegung.

Uebung an der Zapfensäule.

Spiralsteigen, Durchbiegung unter den rechten Arm, Durchgang unter dem linken Arm.

Wir glauben durch dieses Namenverzeichniss bei unsern Lesern nicht Langeweile, sondern vielmehr Bewunderung erregt zu haben, über die Natürlichkeit, Einfachheit, Gefahrlosigkeit und Mannigfaltigkeit der Bewegungen und Uebungen, die Clias aufgeführt hat, und halten alle weitere Empfehlungen und Anpreissungen für überflüssig, da die Sache sich selbst empfiehlt.

Delpech, der übrigens von der teutschen Turnkunst keine Kenntniss zu haben scheint, empfiehlt diejenigen Uebungen, die sich seiner Erfahrung als zweckmässig gezeigt haben. Meist sind sie mehr künstlicher und komplizirter Art und in seinem Atlas abgebildet.

Vorerst führt er auf den Karren an einem Seile. Dieser Karren oder Wagen ruht mittelst einer Rolle auf einem Seile, der Patient legt sich mit der Brust darauf, oder wird durch einen Gürtel daran befestigt Das Seil läuft schief, Hände und Knie stemmen sich an seitliche Rahmen, und so muss der Patient auf und nieder gleiten. Atlas, Tafel 61 u. 67, Seite 87 u. 99. Diese Vorrichtung wird bei grossen Verkrümmungen, Leiden der Knochen, allgemeiner Muskelschwäche, ja für Solche empfohlen, die sich nicht aufrecht halten können.

Die Schneckensteige, Atlas Tafel 51 und 59, Seite 87 und 90, ist ein vertikaler Balken oder Baum mit Queerzapfen. Die Uebung besteht in Auf- und Niedersteigen und wird mit Händen und Füssen, oder den Händen allein gemacht.

Die Strickleitern werden in dreifacher Art angewendet, eine Strickleiter mit hölzernen Queersprossen, eine Leiter ganz von Stricken in einen Winkel von 45 Grad befestigt, und eine solche vertikal hängend, oben befestigt unten frei schwebend. Die Uebungen geschehen mit Händen und Füssen oder mit den Händen allein.

Die Uebungen an Seilen sind ähnlich, erst an einem Seile mit hölzernen Queerpflöcken, dann an einem Knotenseile, endlich an einem freihängenden einfachen Seile.

Die Kletterstange ist eine 18 Fuss hohe, unten 5 oben 3½ Zoll dicke Stange, vertikal stehend, unten und oben befestigt. Die Uebungen geschehen mit Händen und Füssen oder den Händen allein.

Der Karren oder Wagen zum Aufsteigen an zwei Seilen, ähnlich wie beim Wagen an einem Seile.

Das Aufsteigen mit Spulen. Zwei schief neben einander laufende Seile haben jedes eine oder zwei

Spulen, man legt diese Spulen unter die Achseln, oder Achseln und Fusswurzeln, und auf diese Weise wird das Aufsteigen und Herabgleiten geübt. Atlas Tafel 55, Seite 96.

Zwei gleichlaufende Seile unter einem Winkel von 45 Graden geben Gelegenheit zu einer Menge von Uebungen.

Das Seilspringen, Schaukeln, Lattengehen, der Schwebebaum, die fliegende Brücke, geben ebenfalls Veranlassung zu einer Menge mehr oder weniger zusammengesezter Bewegungen und Uebungen.

Das Weitere muss in Delpechs Werke selbst nachgesehen werden.

Wir fühlen es recht wohl, dass wir in dieser Ausführung der Gymnastik bei Weitem hinter der Idee zurückbleiben müssen, die wir uns früher davon gebildet hatten. Theils gebricht es an genugsam belehrenden Vorarbeiten, theils verschmähen wir auch nicht zu bekennen, dass es uns in dieser Hinsicht für einzelne Fälle an eigener Erfahrung fehle.

Lachaise, dessen wir schon oft gedachten, gegen dessen Ansichten über Ausdehnung und Streckung wir uns jedoch verwahren, hat sich unserer Idee von einzelnen gymnastischen Uebungen gegen einzelne Formen der Verkrümmungen am Meisten genähert, und wir wollen wenigstens andeutungsweise noch Einiges davon ausheben.

Man vergleiche Lachaise über die Verkrümmungen der Wirbelsäule, aus dem Französischen von Siebenhaar. Leipzig 1829.

Bei der Seitenkrümmung der Hals-Brustgegend nach Rechts, die meist aus überwiegender Muskelkraft der rechten Seite entsteht, müssen die Muskeln der konkaven Seite und namentlich diejenigen geübt werden, die von der Schulter gegen die Wirbelsäule verlaufen. Die erhöhte Kraft dieser Muskeln wird dann den überwiegenden Antagonisten der rechten Seite nicht nur das Gleichgewicht halten, sondern auch die Ausweichung zur natürlichen Stelle zurückführen.

Am Einfachsten erreicht man diesen Zweck, wenn man mit der linken Hand eine Kurbel drehen lässt, die mit der Höhe der Schulter in Verhältniss steht. Der Schenkel der Kurbel muss so lang sein, dass ihn der Arm des Kranken in seiner grössten Entfernung gerade noch erreichen kann, ja er darf diesen Punkt sogar etwas überschreiten.

Steht nun im Punkte der höchsten Entfernung der Griff der Kurbel, den die drehende linke Hand nicht loslassen darf, so hoch, dass der Patient ihn kaum erreichen kann, so muss derselbe sich links erheben, sich auf den rechten Schenkel stützen und den Kopf nach Rechts neigen. Dadurch aber wird die linke Rückengegend gewölbt, nach Links gezogen, und auf der rechten Seite entsteht eine Konkavität, beides dem Krankheitszustande geradezu entgegengesezt.

Der Zapfen der Kurbel, um den diese sich dreht, muss höher als die Schulter des Patienten stehen, weil dieser sonst um den tiefsten Punkt des Griffes zu erreichen, sich nach Links neigen müsste, was die Missstaltung befördern würde und also vermieden werden muss.

Die Mädchen dürfen bei dieser Uebung nicht geschnürt sein um alle mögliche Freiheit der Muskelbewegung zu haben, und die Kurbel kann mit einer Druckschraube versehen werden, um ihre Bewegung nach Bedürfniss leichter oder schwerer zu machen.

Geraderichtung der Wirbelsäule und regelmässige Entwicklung der Brust sind die wichtigsten Folgen dieser Uebung.

Ist mit dieser Seitenkrümmung nach Rechts eine Neigung des Kopfes nach Vornen verbunden, so empfiehlt sich das Federballspiel mit der linken Hand getrieben.

Die beständige Thätigkeit des linken Armes wird die Muskeln dieser Seite erkräftigen, dass sie zur Zurückbringung der Wirbelsäule in die natürliche Richtung beizutragen vermögen, und die Aufmerksamkeit, mit der das Auge dem unvermutheten Fluge des Balles folgen muss, wird die Mädchen zwingen den Kopf zurückzubeugen, und dadurch werden die hintern und seitlichen Muskeln des Halses geübt und so viele Kraft erlangen, dass sie den Kopf von selbst in der natürlichen Lage erhalten.

Bei der Seitenkrümmung in der Rücken-Lendengegend, die meist von überwiegender Kontraktur der Muskeln herrührt, die die Brust gegen das Becken herabziehen, hat man empfohlen auf der Seite der Konkavität eine Last zu tragen, um dadurch eine Neigung nach der konkaven Seite und Zusammenziehung der expandirten Muskeln zu veranlassen.

Durch den Druck, den eine solche Last auf die Wirbelsäule selbst ausübt, wird aber dieses Verfahren unsicher.

Eine sehr einfache Uebung gegen diese Art von Missstaltung ist folgende. Man befestigt ein Stück

Holz, ungefähr 6 — 8 Pfund schwer, mittelst einer Schnur oder eines Bandes so an den Fussboden, dass es aufgehoben werden kann und in derselben Richtung immer wieder zurückfällt. An der Seite, an der es aufgehoben werden soll, wird es mit einem Ringe oder Handgriffe versehen.

Etwas davon entfernt macht man Vertiefungen in den Fussboden zur Aufnahme der Füsse, oder befestigt ein paar Sandalen oder Schuhe in der natürlichen Stellung, die die Füsse haben sollen, jedoch so, dass der Patient mit der gewölbten Seite seiner Krümmung gegen den Griff oder Ring des Holzes gekehrt stehen muss.

Nun lässt man den Patienten in die Schuhe oder Sandalen treten, und er muss das Holz an dem Handgriffe abwechselnd aufheben und zurücksinken lassen.

Auf diese Weise wird die gewölbte Seite durch diese Seitenbeugung zur konkaven, die konkave zur gewölbten gemacht, die expandirten Muskeln werden zusammengezogen, die kontrahirten ausgedehnt.

Besorgt man, der Patient möchte sich beim Aufheben des Holzes gegen die konkave Seite neigen, so kann man mittelst einer Krücke oder eines Leibchens mit Achselstützen auf der konkaven Seite diesem Umstande zu begegnen suchen.

Ist Seitenkrümmung mit Gegenkrümmung vorhanden, so wird das Fechten empfohlen, und zwar mit demjenigen Arme, der der Konkavität der Rückenkrümmung entspricht. Wäre die Rückenkrümmung also nach Rechts, die Gegenkrümmung in der Lendengegend nach Links gewölbt, so müssten die Fechtübungen mit dem linken Arme vorgenommen werden.

Abgesehen von der Uebung der Muskeln, die dadurch stärker und fester werden, wird in dem gegebenen Falle vornämlich beim Ausfallen zum Hiebe oder Stosse die linke Schulter nach Vornen gezogen und der rechte Schenkel nach Hinten gestreckt; ziehen nun die Muskeln, die die linke Schulter mit der Wirbelsäule verbinden, leztere mit sich nach Vornen und Links, und die Muskeln, die den rechten Schenkel und die Wirbelsäule verbinden, leztere mit sich nach Hinten und Rechts, so wird in der Rücken- und in der Lendengegend eine Bewegung erzeugt, die der Verkrümmung geradezu entgegengesezt ist, und sie aufzuheben strebt.

Der Rückwärtskrümmung der Rückengegend soll, wenn es Gewohnheit der Kinder z. B. beim Schreiben das Vorwärtslegen ist, durch Arbeiten an hohen Tischen entgegengewirkt werden.

Oder man lässt den Patienten einen etwas schweren Körper, ein Fussstühlchen, platten überzogenen Gewichtstein oder dergleichen Etwas auf dem Kopfe tragen. Um zu verhüten, dass der Körper nicht herabfalle, werden die Rückenmuskeln angestrengt und werden bald die nöthige Kraft erlangen, die Wirbelsäule gerade zu halten.

Das Herabgehen von einer schiefen Fläche oder ziemlich steilem Abhang trägt sehr viel zur Einrichtung dieser Verkrümmung bei, und man kann den Patienten einen weniger steilen Abhang rückwärts hinauf-, einen mehr steilen vorwärts herabgehen lassen, in beiden Fällen wird derselbe durch die natürliche Schwere seine Muskeln gezwungen sehen, der Verkrümmung entgegen zu arbeiten.

Eine Art sich an einem Pfahle mittelst eines oben daran befestigten beweglichen Klobens zu drehen, während man die Füsse an die Basis des Pfahles stemmt, sich an einem im Kloben hängenden Seile festhält und den Oberkörper zurückwirft — ferner ein Spiel der Kinder, das Wasserpumpen genannt, indem zwei Mädchen Rücken und Füsse an einander stemmen und sich wechselseitig heben und bücken — geben ungefähr dieselben Resultate. Nur ist lezteres nicht ganz gefahrlos.

Gegen die Vorwärtskrümmung der Lendengegend, bei der man sich von den übrigen Mitteln so ziemlich verlassen sieht, kann man die Patienten eine schiefe Ebene hinaufsteigen lassen, während sie allenfalls noch eine Last auf den Schultern tragen. Man kann sie auch auf der Rückseite einer Leiter hinaufsteigen lassen.

Man sucht bei dieser Missstaltung gerade das Gegentheil dessen, was man bei der vorigen zu erreichen sucht; bei der Rückwärtskrümmung sucht man die Zusammenziehung der Muskeln, die vornen von der Brust zum Becken laufen und die Brust hinabziehen, aufzuheben, und bei der Vorwärtskrümmung sucht man diese zu befördern.

In dieser leztern Absicht empfiehlt man auch den Patienten sich auf den Rand eines Stuhles zu setzen, die Arme über die Lehne zurückzuschlagen, sich so zu stützen und dann die Füsse in die Höhe zu heben.

Bei einer Komplikation dieser Zustände, bei Mädchen, die an Vorwärtskrümmung der Lendengegend,

Vorwärtshängen des Kopfes und Zurücktreten der Schultern leiden, müssen dreierlei Muskelparthieen, die Bauchmuskeln, die die untere Krümmung ausgleichen, die eigentlichen Brustmuskeln, die die Schultern nach Vornen ziehen, und die hintern Nackenmuskeln, die den Kopf zurückhalten sollen, in das Spiel gezogen werden.

Dieses geschieht indem man an einem in verhältnissmässigen Zwischenräumen mit Knoten versehenen Seile, das über eine Rolle in der Höhe läuft, ein Gewicht hinaufziehen und dabei einen Hut tragen lässt, der sobald der Kopf nicht gerade gehalten wird herabfällt.

Sollte eine Schulter mehr entwickelt sein, so müsste die entgegengesezte Hand mehr beschäftigt werden.

Gegen falsche Stellungen des Kopfes könnte man bei Vorwärtsneigung vornen ein Gewicht an die Mütze befestigen, das an einem Bande auf der Erde streift und das Kind am Gehen hindert, wenn es den Kopf nicht zurückzieht, wodurch die hintern Halsmuskeln bald die nöthige Stärke erhalten werden; und bei Verdrehung das Kind so am Tische oder überhaupt setzen und legen, dass es Niemanden sehen kann, ohne den Kopf nach der entgegengesezten Seite zu drehen.

Auch das Schwimmen, abgesehen von der Wirkung des Bades, ist ein vortreffliches Mittel zur Muskelstärkung, indem es nicht nur alle Muskeln in Thätigkeit sezt, sondern auch vorzüglich die Streckung des Rückgrathes und Aufrechthaltung des Kopfes nöthig macht.

Nach diesen systematischen Darstellungen wird man es uns erlassen, noch mehrere Vorrichtungen und Uebungen anzugeben, die in einzelnen Fällen empfohlen worden sind. Wir wollen uns mit unsern Andeutungen begnügen, und werden uns freuen wenn die Zukunft etwas Besseres liefern wird.

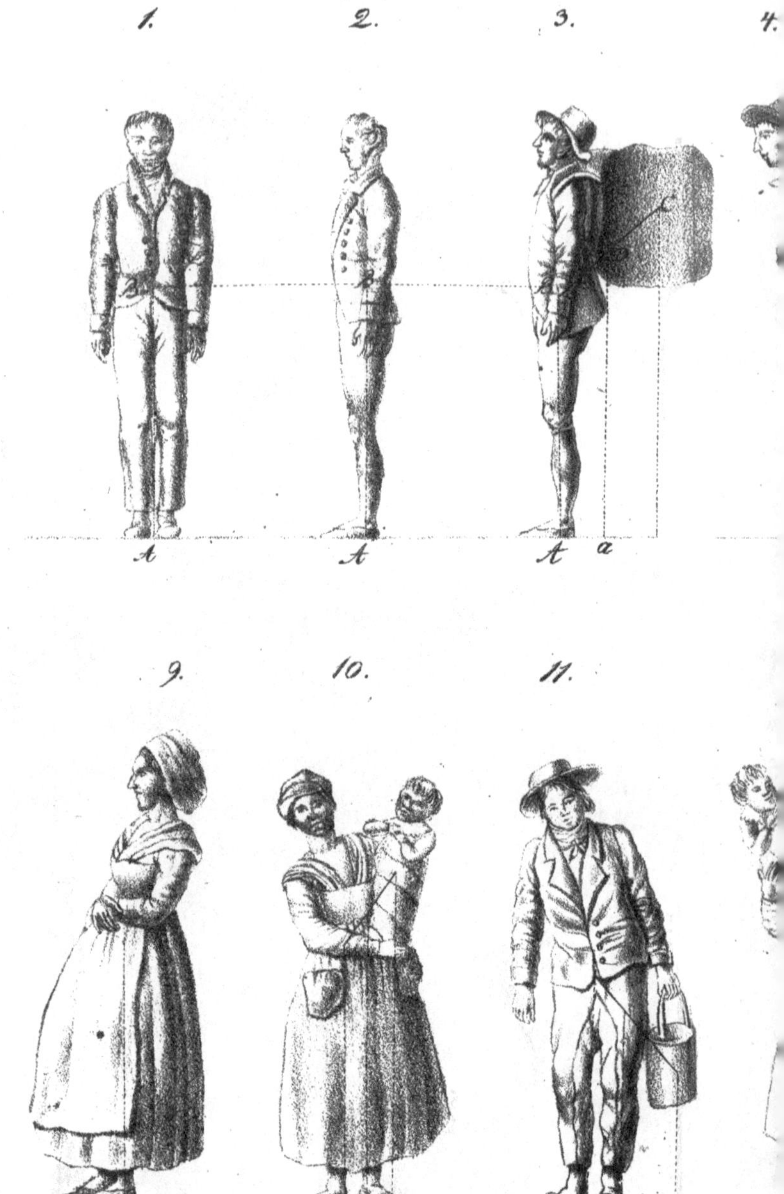
1.
2.
3.
4.
A
A
A
a
9.
10.
11.

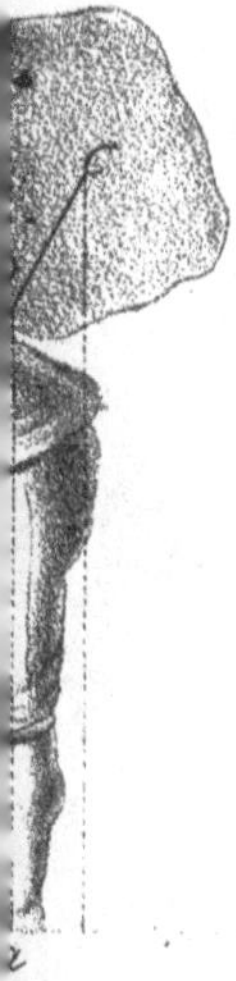

5.

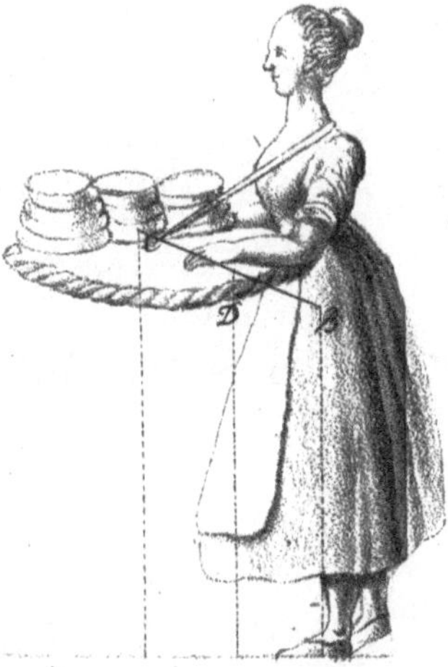

6.

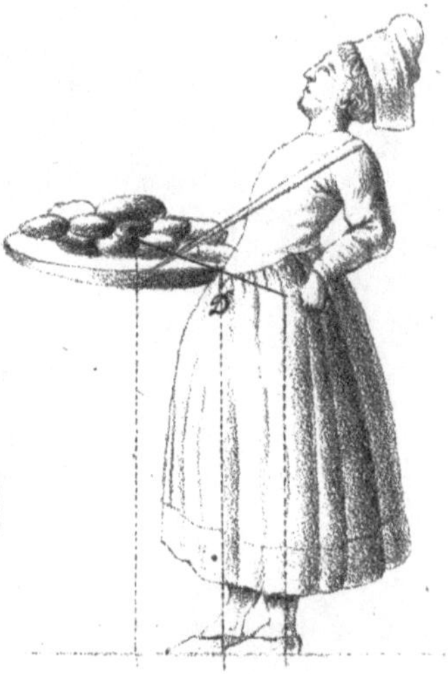

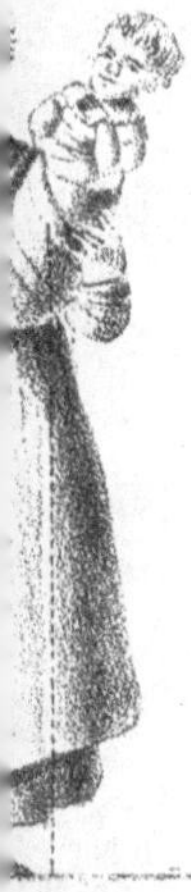

13.

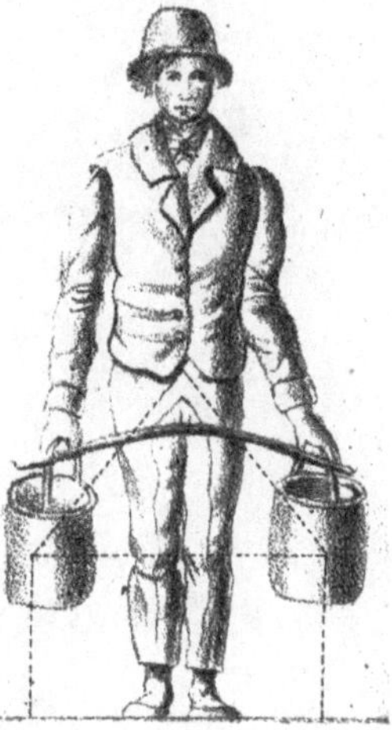

14.

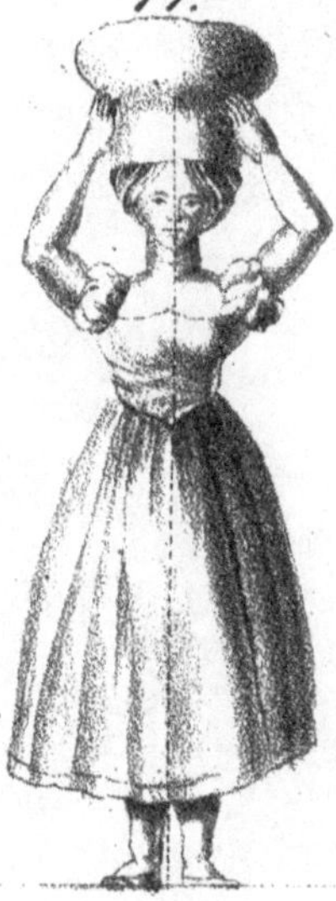

Tafel I.

7.

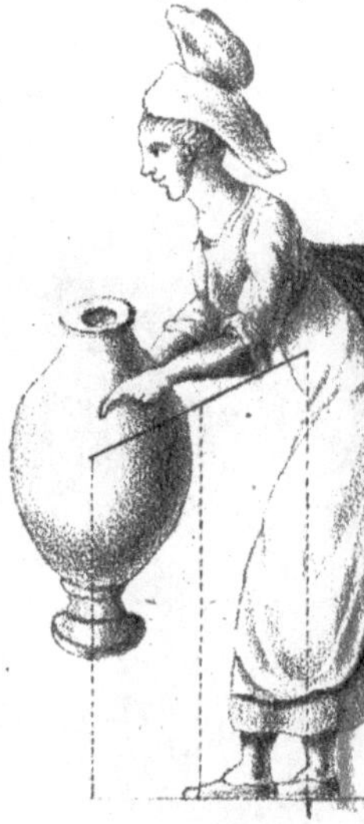

8.

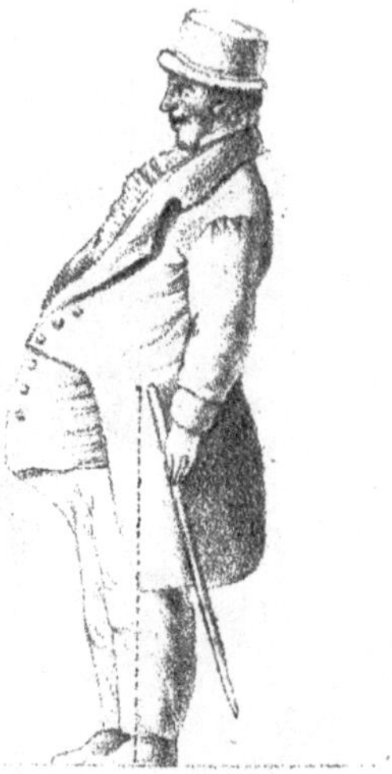

15.

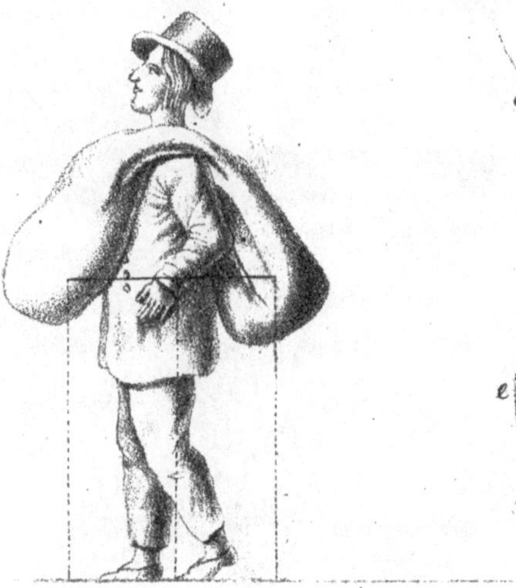

16.

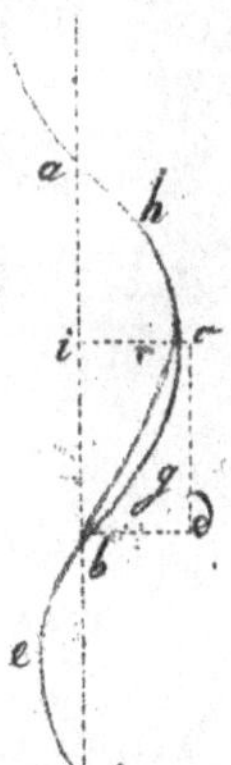

1.

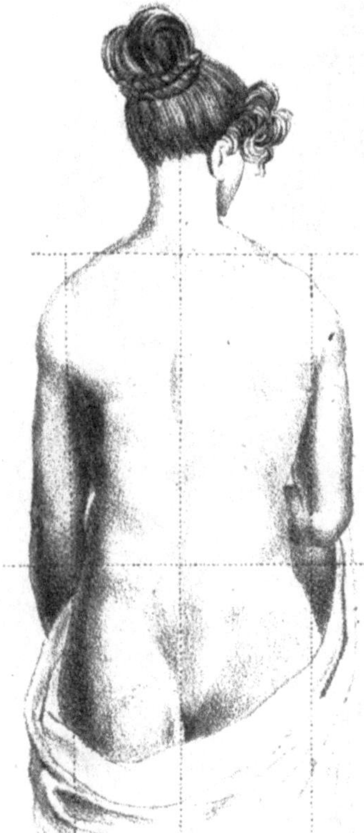

2.

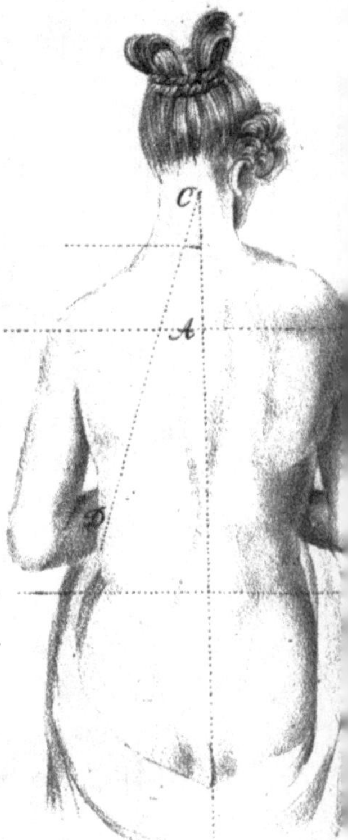

3.

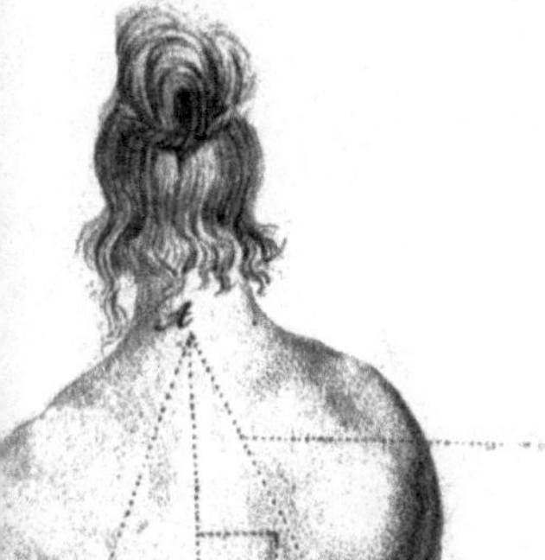

4

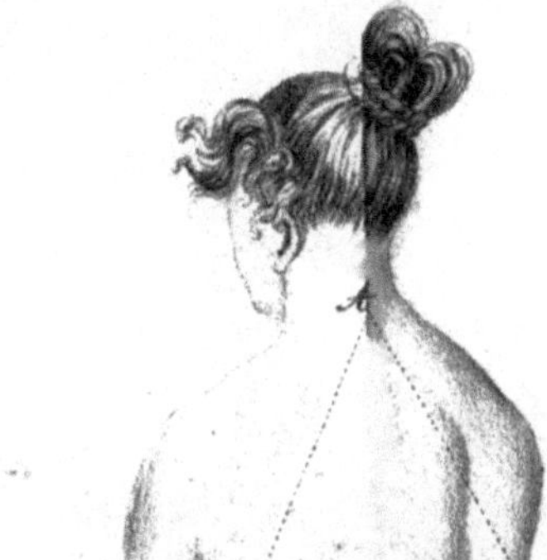

5.

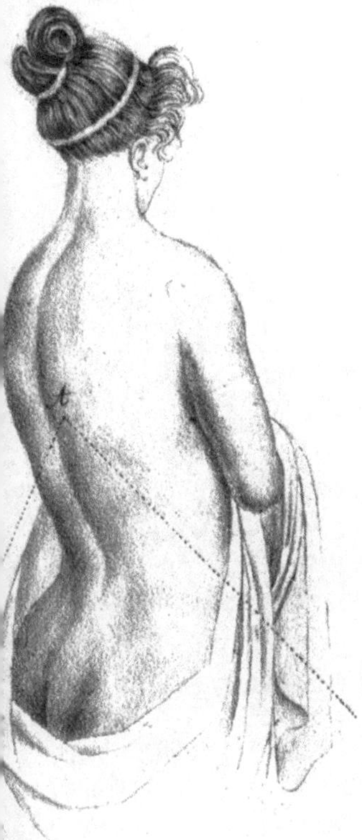

6.

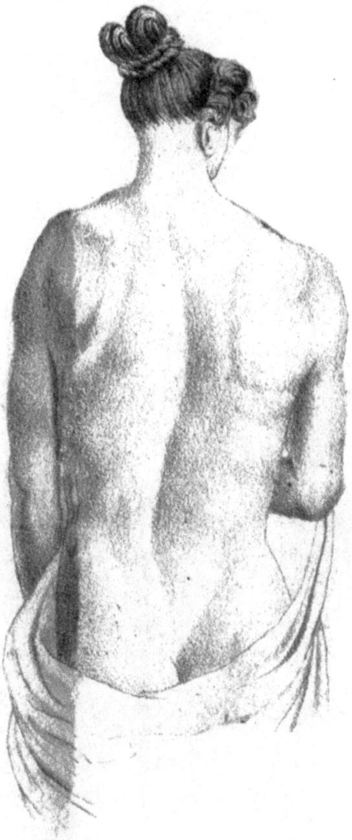

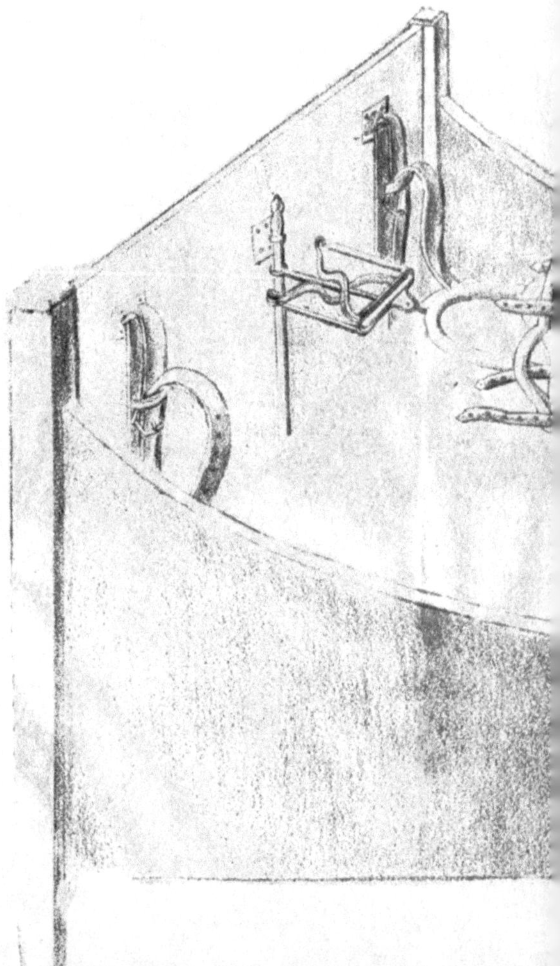

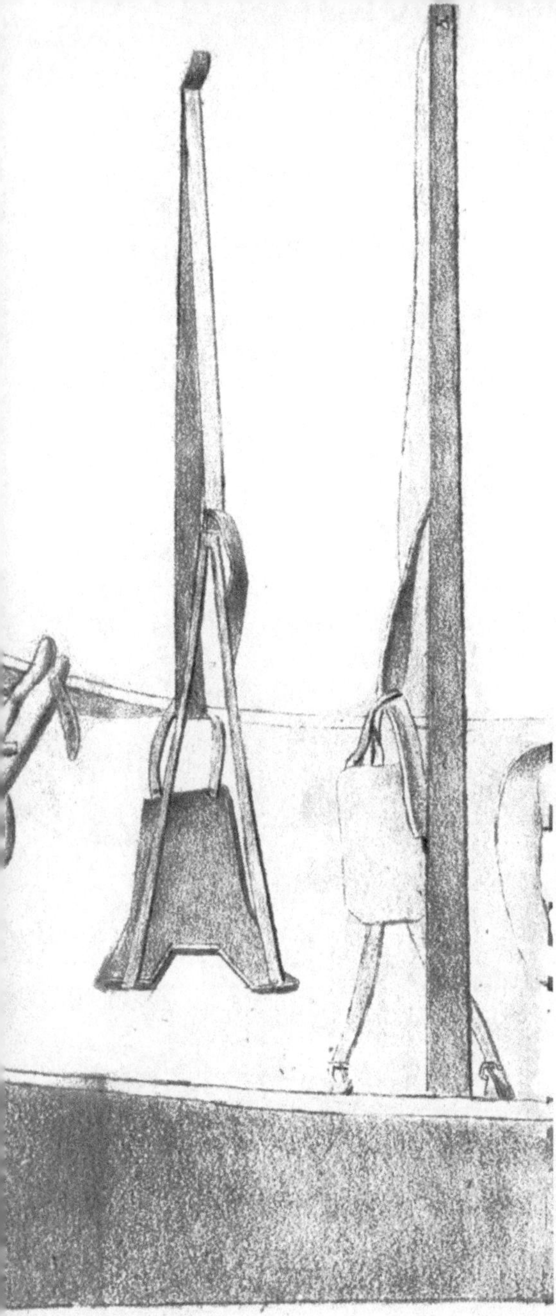

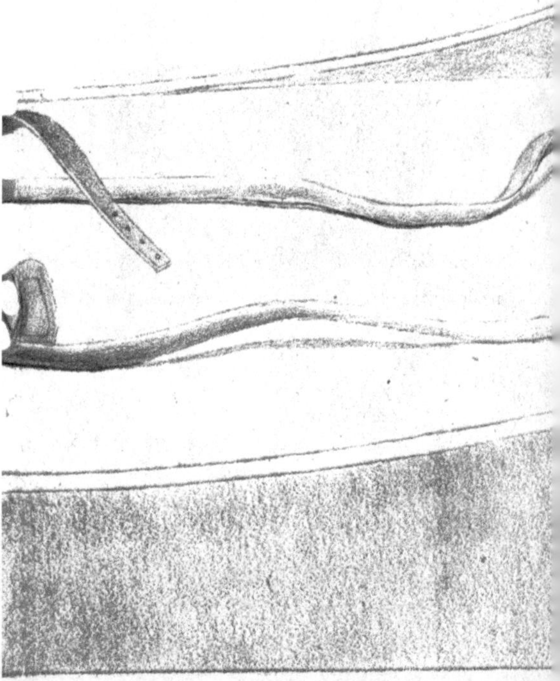

Tafel III.

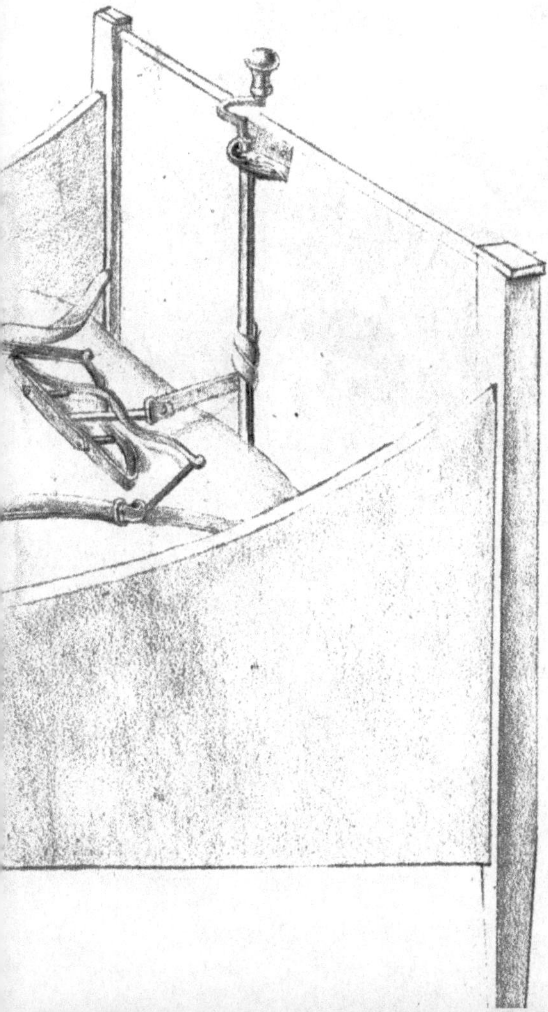

Fig. 2.

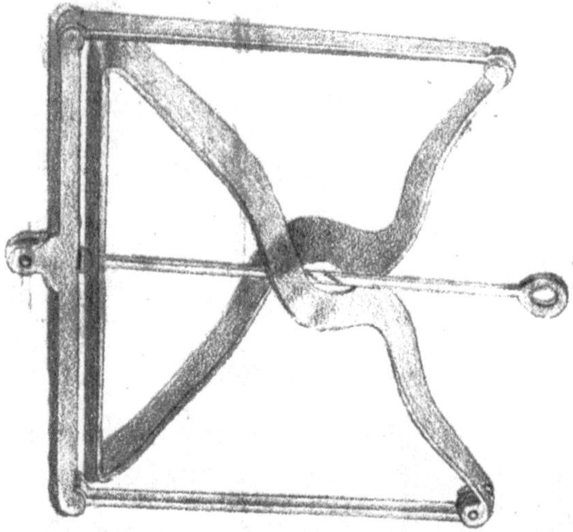

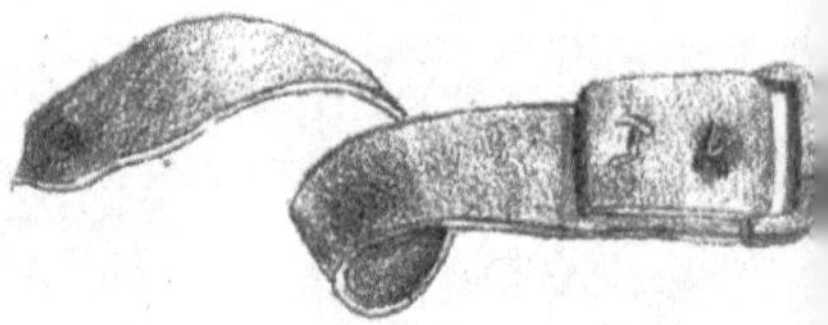

Fig. 3.

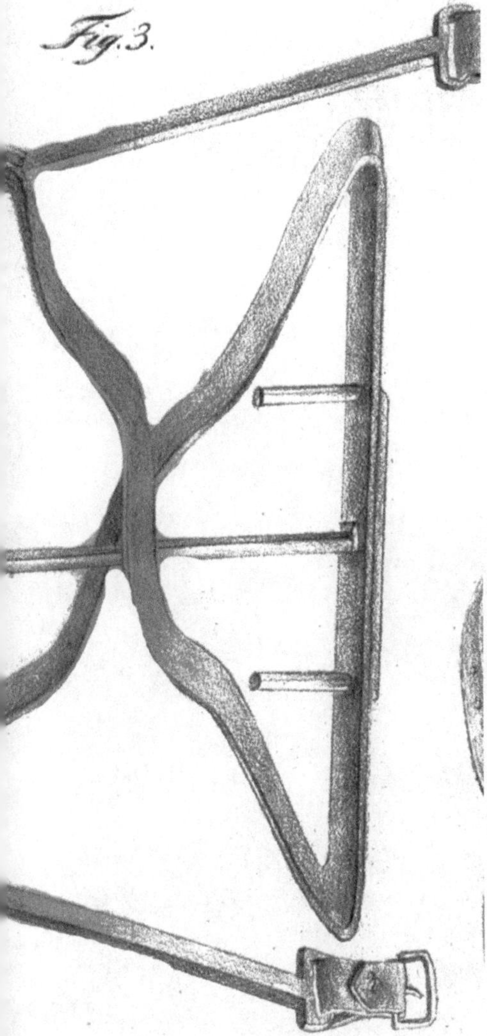

Tafel IV.

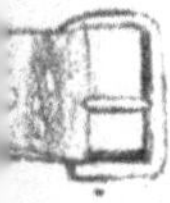

Fig. 1.

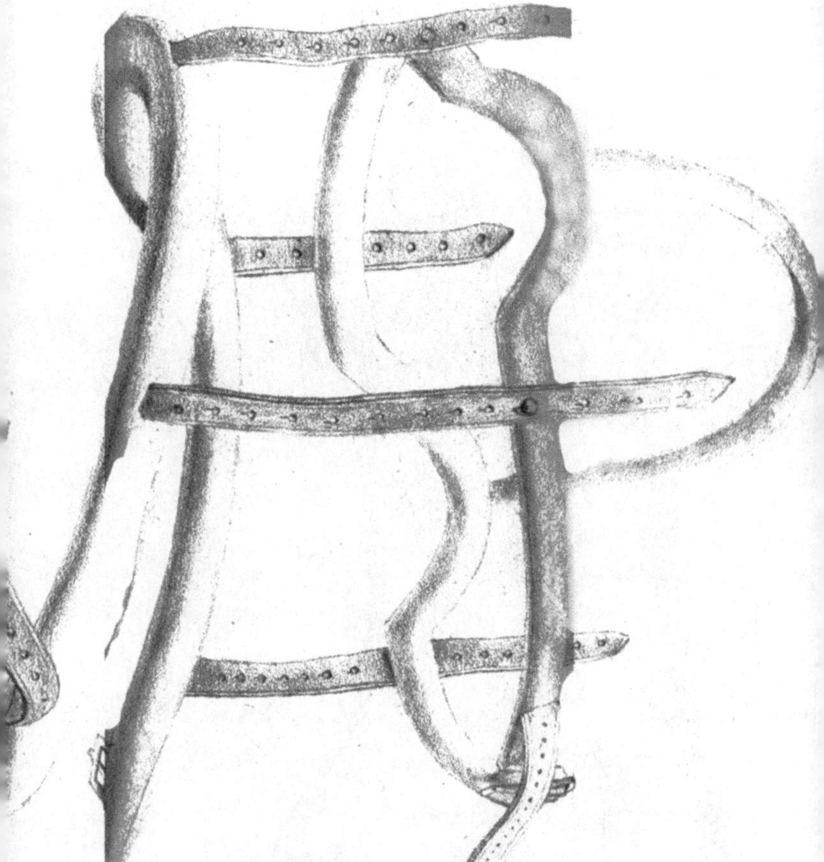

Fig. 2.

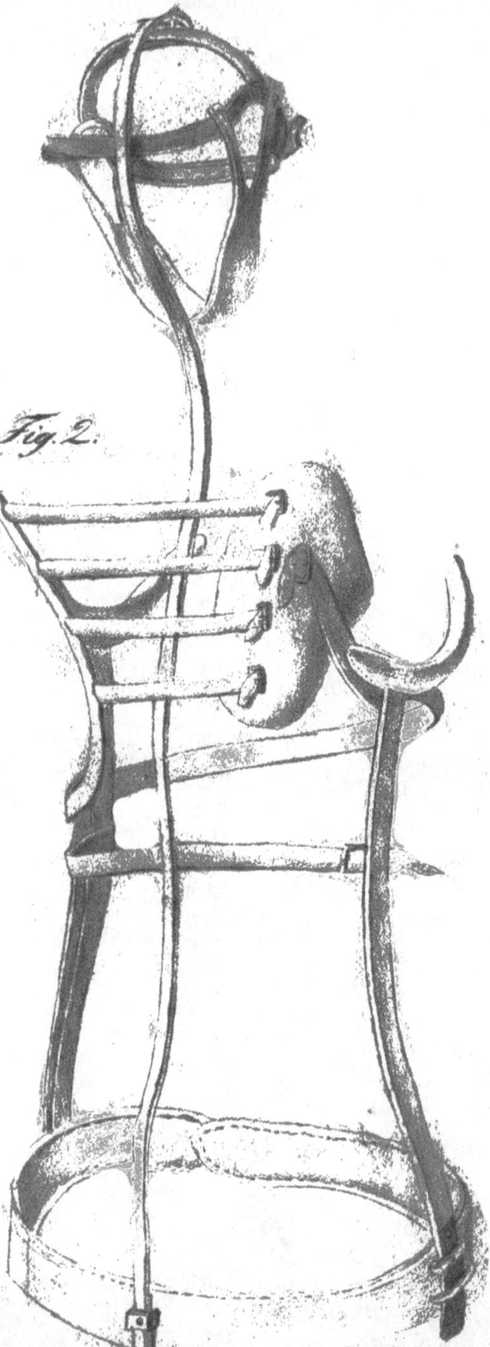

Tafel V.

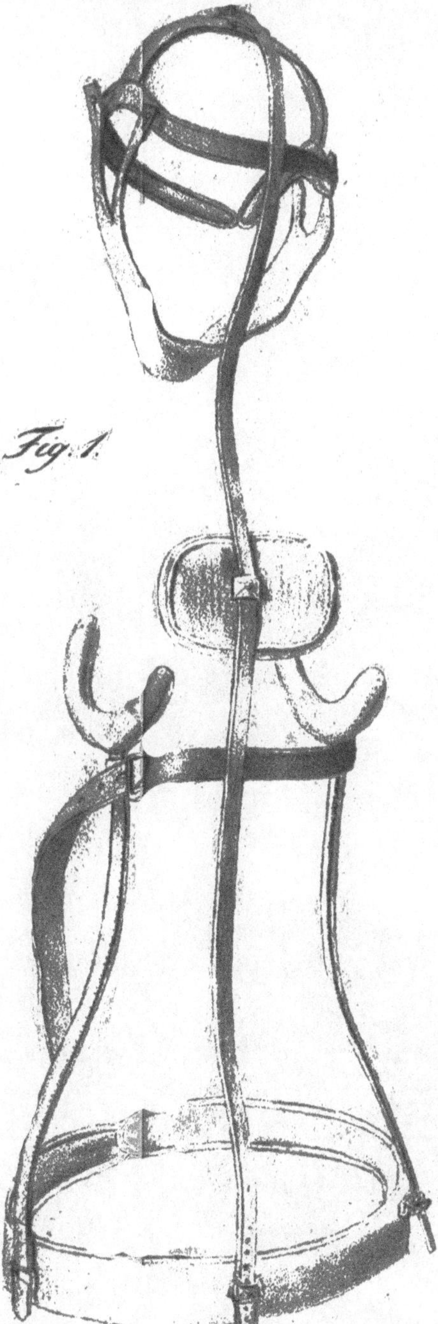

Fig. 1.

MIX
Papier | Fördert gute Waldnutzung
FSC® C083411

Zeitfracht Medien GmbH
Ferdinand-Jühlke-Straße 7
99095 Erfurt, Deutschland
produktsicherheit@kolibri360.de